La dose al paziente in diagnostica per immagini

Davide Caramella • Fabio Paolicchi • Lorenzo Faggioni
(a cura di)

La dose al paziente
in diagnostica per immagini

Presentazione a cura di
Carlo Bartolozzi

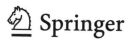 Springer

a cura di
Davide Caramella
Radiologia Diagnostica e Interventistica
Università di Pisa

Fabio Paolicchi
Radiologia Diagnostica e Interventistica
Università di Pisa

Lorenzo Faggioni
Radiologia Diagnostica e Interventistica
Università di Pisa

ISSN 2239-2017

ISBN 978-88-470-2648-3   ISBN 978-88-470-2649-0 (eBook)

DOI 10.1007/978-88-470-2649-0

9 8 7 6 5 4 3 2 1   2012 2013 2014 2015

Layout copertina: Ikona S.r.l., Milano

Impaginazione: Graphostudio, Milano

Springer-Verlag Italia S.r.l., Via Decembrio 28, I-20137 Milano
Springer fa parte di Springer Science+Business Media (www.springer.com)

Presentazione

È per me motivo di soddisfazione il presentare questo volume che, a mio parere, giunge a colmare un vuoto nell'offerta editoriale in ambito radiologico. Infatti questo prodotto compendia in modo efficace gli aspetti biologici, fisici e tecnologici che riguardano la dose radiante in radiologia diagnostica. Gli argomenti sono trattati in modo completo, con un efficace approccio didattico che ne facilita la comprensione e ne favorisce la memorizzazione.

Il libro è idealmente destinato ai Tecnici di Radiologia, che hanno una parte importante di responsabilità nel contenere ai livelli più bassi possibile l'esposizione al paziente, allo stesso tempo salvaguardando la qualità di immagine. Potrà essere al tempo stesso di grande aiuto anche per Radiologi e Specializzandi in Radiologia che desiderano rinfrescare le nozioni acquisite in tema di dose, anche alla luce dei progressi tecnologici in atto, nonché, naturalmente, per tutti i Medici desiderosi di approfondire le problematiche relative alla radioprotezione del paziente.

Mi fa particolarmente piacere sottolineare come questa sia un'opera "corale", frutto dell'ambiente interdisciplinare pisano, a riprova della tradizionale collaborazione tra Università, Ospedale e CNR.

Sono sicuro che i lettori potranno trarre dalla lettura di questo libro un utile orientamento per l'ottimizzazione delle procedure radiologiche, secondo il principio ALA-RA a garanzia dei nostri pazienti.

Aprile 2012

Carlo Bartolozzi
Radiologia Diagnostica e Interventistica
Università di Pisa
Pisa

Indice

1 La dose radiante e l'appropriatezza dell'imaging 1
Fabio Paolicchi, Lorenzo Faggioni, Davide Caramella

1.1   Introduzione 1
1.2   Il rischio dell'inappropriatezza diagnostica 3
1.3   L'inconsapevolezza dell'imaging e la comunicazione del rischio 5
1.4   Le dosi delle metodiche di imaging diagnostico 7
Bibliografia 11

2 Effetti della radiazioni alle basse dosi 13
Maria Grazia Andreassi

2.1   Introduzione 13
2.2   Interazioni radiazioni-DNA 14
2.3   Danno biologico da radiazioni ionizzanti 16
2.4   Effetti clinici delle radiazioni ionizzanti 21
2.5   Biomarcatori dell'esposizione diagnostica a radiazione ionizzante 22
2.6   Conclusioni 24
Bibliografia 25

3 Unità di misura e metodi di calcolo della dose 29
Marco Bonelli

3.1   Introduzione 29
3.2   Radiazioni ionizzanti 30
3.2.1   Radiazioni indirettamente ionizzanti 30
3.2.2   Radiazioni direttamente ionizzanti 31
3.2.3   Trasferimento lineare di energia 32
3.3   Radioattività 33
3.3.1   Decadimenti radioattivi 33
3.3.2   Attività 33
3.3.3   Tempo di dimezzamento effettivo e attività accumulata 34
3.4   Dose assorbita e rateo di dose 35
3.4.1   Premessa 35

3.4.2   Definizione   35
3.4.3   Applicazioni della dose assorbita   36
3.4.4   Rateo di dose   36
3.5   Dose equivalente e fattori di ponderazione per la radiazione   37
3.5.1   Definizione   37
3.5.2   Applicazioni della dose equivalente   38
3.6   Dose efficace e fattori di ponderazione per il tessuto   39
3.6.1   Definizione   39
3.6.2   Applicazioni della dose efficace   40
3.7   Dose equivalente impegnata   40
3.8   Dose efficace impegnata   41
3.9   Kerma e grandezze dosimetriche operative   41
3.9.1   Kerma   41
3.9.2   Equivalente di dose   42
3.10   Descrittori di dose in radiografia convenzionale e radioscopia   43
3.10.1   Dose incidente   43
3.10.2   Dose di ingresso   44
3.10.3   Dose alla cute   44
3.10.4   Prodotto dose-area   44
3.11   Calcolo della dose in radiografia convenzionale e radioscopia   45
3.11.1   Valutazione della dose equivalente   45
3.11.2   Esempio: valutazione della dose equivalente all'utero   46
3.11.3   Valutazione della dose efficace   47
3.12   Descrittori di dose in tomografia computerizzata   49
3.12.1   Introduzione   49
3.12.2   CTDI   50
3.12.3 $CTDI_w$ 53
3.12.4 $CTDI_{vol}$ 53
3.12.5   Prodotto dose-lunghezza, DLP   54
3.12.6   Norme di sicurezza, LDR   54
3.13   Calcolo della dose in tomografia computerizzata   54
3.13.1   Valutazione della dose efficace   54
3.13.2   Valutazione della dose equivalente   55
Bibliografia   56

4   La dose in tomografia computerizzata   57
      Lorenzo Faggioni, Fabio Paolicchi, Emanuele Neri

4.1   Introduzione   57
4.2   Oltre i limiti della radiografia convenzionale: la TC sequenziale   58
4.3   Dalla TC convenzionale alla TC spirale multistrato   60
4.4   Applicazioni avanzate della TCMS   68
4.4.1   La TC cardiaca   68
4.4.2   Dall'anatomia alla funzione: la TC perfusionale   70
Bibliografia   72

**5   Dispositivi e protocolli per la riduzione della dose
      in tomografia computerizzata**   75
Fabio Paolicchi, Jacopo Negri, Lorenzo Faggioni

5.1   Introduzione   75
5.2   I dispositivi di modulazione automatica della corrente   76
5.3   Filtri conformazionali   78
5.4   Regolazione della tensione del tubo   79
5.5   Collimatori asimmetrici   81
5.6   Schermatura del paziente: camici di piombo e filtri in bismuto   82
5.7   Nuovi algoritmi per la ricostruzione delle immagini   84
5.8   Limitazione della lunghezza e del numero di acquisizioni eseguite   85
5.9   Software per il controllo della dose erogata   87
Bibliografia   88

6   La gestione della dose in radiologia interventistica   91
Annalisa Trianni, Anna Negri, Irene Bargellini

6.1   Introduzione   91
6.2   Il rischio associato alle procedure di radiologia interventistica   92
6.2.1 Gli effetti stocastici   93
6.2.2 Gli effetti deterministici   94
6.3   Il monitoraggio della dose   97
6.4   Fattori che influenzano la dose assorbita dal paziente   99
6.4.1 Fattori dipendenti dall'apparecchiatura   99
6.4.2 Fattori relativi alla procedura   102
6.5   Gestione del rischio dei danni da radiazione   105
6.5.1 Prima della procedura   105
6.5.2 Durante la procedura   108
6.5.3 Dopo la procedura   109
Bibliografia   110

7   La gestione della dose in cardiologia   113
Paolo Marraccini, Massimiliano Bianchi, Lorenzo Faggioni, Alessandro Mazzarisi,
Giuseppe Coppini

7.1   Introduzione   113
7.2   La misura della dose   114
7.2.1 Qualità delle immagini e la dose di riferimento   114
7.3   La dose in cardiologia interventistica   115
7.3.1 Strategie per ridurre la dose   116
7.3.2 Sistemi di protezione degli operatori   118
7.4   La dose in cardio-TC   119
7.4.1 Strategie per la riduzione della dose in TC cardiaca   121

7.5   La dose in cardiologia nucleare 124
Bibliografia 124

8   **La gestione della dose in medicina nucleare** 127
      Ducio Volterrani, Federica Guidoccio

      8.1   Radiofarmaci e dose 127
      8.2   Dosimetria interna 128
      8.3   Limitare la dose al paziente in medicina nucleare 132
      8.3.1   Scelta del radiofarmaco 132
      8.3.2   Ottimizzazione della dose 134
      8.4   La problematica delle apparecchiature ibride 137
      Bibliografia 138

9   **Strumenti informatici per la comunicazione del rischio** 141
      Marco Paterni

      9.1   Introduzione 141
      9.2   La comunicazione del rischio 142
      9.3   Lo strumento informatico 142
      9.4   Disponibilità di tutorial 143
      9.5   Formati multipli e personalizzati 143
      9.6   Valutazione personalizzata del rischio 145
      9.7   Aggiornamento automatico delle evidenze 145
      9.8   Assistenza alla decisione 145
      9.9   Un esempio: RadioRisk 146
      Bibliografia 148

10   **I mass media e la comunicazione del rischio radiologico** 149
      Giuliano Kraft

      10.1   Cartelloni pubblicitari 150
      10.2   Radio 151
      10.3   Internet 152
      10.4   Quotidiani e riviste 154
      10.5   Cinema 155
      10.6   Televisione 156
      Letture consigliate 157

11   **La gestione dell'informazione dosimetrica: gli standard tecnologici** 159
      Francisco Sureda, Annalisa Trianni, Anna Negri

      11.1   Introduzione 159
      11.2   Standard DICOM per la raccolta e lo scambio delle informazioni dosimetriche   160

11.2.1   DICOM *Image Headers* 160
11.2.2   DICOM *Modality Performed Procedure Step* (MPPS) 161
11.2.3   DICOM *Radiation Dose Structured Report* (RDSR) 162
11.3   Il profilo REM (*Radiation Exposure Monitoring*) IHE 164
11.3.1   Attori 165
11.3.2   Workflow 166
11.3.3   Limiti 166
11.3.4   Utilizzo 167
11.3.5   Applicazione 167
11.4   PAS IEC 61910-1 167
Bibliografia 168

12   Il decreto 187/2000: basi di teoria per migliorare la pratica 169
Michele Fruzzetti, Fabio Paolicchi, Lorenzo Faggioni

12.1   La normativa: il principio di giustificazione e ottimizzazione ... 169
12.2   Il principio di giustificazione nella norma 170
12.3   Il principio di giustificazione nella pratica 171
12.4   Il principio di ottimizzazione nella norma 174
12.5   Il principio di ottimizzazione nella pratica 175
12.6   Il pericolo della sovraesposizione 176
Bibliografia 179

**13   Aspetti medico-legali in radiodiagnostica: profili di responsabilità,
        informazione e consenso** 181
Giuseppina Terranova, Francesco Schillirò

13.1   Le responsabilità del professionista sanitario 181
13.2   Obiettivi 182
13.3   Responsabilità penale e civile 183
13.4   Fonti di responsabilità nel setting radiologico 183
13.4.1   Nella fase di preparazione 184
13.4.2   Nella fase di esecuzione ed elaborazione delle immagini 185
13.4.3   Nella fase di lettura 185
13.4.4   Nella fase di refertazione e comunicazione dei risultati 186
13.4.5   Fattori contribuenti 186
13.5   Responsabilità per violazione dei principi della radioprotezione ... 187
13.5.1   Giustificazione 188
13.5.2   Ottimizzazione e limitazione delle dosi individuali 188
13.5.3   Responsabilità delle figure professionali esterne al setting radiologico 190
13.6   Risvolti medico-legali dell'inappropriatezza: uno sguardo
          nel vaso di Pandora 190
13.7   Gestione delle risorse e responsabilità erariale 191
13.8   Responsabilità disciplinare 192
13.9   Informazione e consenso 193

13.9.1   La comunicazione dei rischi   194
13.10   Responsabilità per omessa o incompleta informazione sui rischi connessi
          con le radiazioni ionizzanti   195
13.11   Strategie di governo clinico per coniugare qualità, appropriatezza e sicurezza
          nell'utilizzo dell'imaging radiologico e prevenire il contenzioso   196
13.11.1   Formazione   196
13.11.2   Implementazione di linee guida e buone pratiche   197
13.11.3   L'*audit* clinico: uno strumento per verificare appropriatezza e rispetto
          dei principi della radioprotezione   197
13.11.4   Registrazione delle esposizioni: la cartella radiologica   198
13.11.5   Informazione sui rischi: possibili strategie per uscire
          dall'inferno comunicativo   198
Bibliografia   199

Elenco degli Autori

Maria Grazia Andreassi
Istituto di Fisiologia Clinica
CNR Pisa

Irene Bargellini
Radiologia Diagnostica e Interventistica
Università di Pisa

Massimiliano Bianchi
UO Medicina Generale IV
Azienda Ospedaliero-Universitaria Pisana

Marco Bonelli
Servizio di Fisica Sanitaria
Azienda Sanitaria della Provincia di Bolzano

Davide Caramella
Radiologia Diagnostica e Interventistica
Università di Pisa

Giuseppppe Coppini
Istituto di Fisiologia Clinica
CNR Pisa

Lorenzo Faggioni
Radiologia Diagnostica e Interventistica
Università di Pisa

Michele Fruzzetti
UO Radiologia
ASL 2 Lucca

Federica Guidoccio
Centro Regionale di Medicina Nucleare
Università di Pisa

Giuliano Kraft
Istituto di Informatica e Telematica
CNR Pisa

Paolo Marraccini
Istituto di Fisiologia Clinica
CNR Pisa

Alessandro Mazzarisi
Istituto di Fisiologia Clinica
CNR Pisa

Anna Negri
SOC Fisica Sanitaria
AOU "S. Maria della Misericordia" Udine

Jacopo Negri
Dipartimento di Radiologia
Ospedale di Macerata

Emanuele Neri
Radiologia Diagnostica e Interventistica
Università di Pisa

Fabio Paolicchi
Radiologia Diagnostica e Interventistica
Università di Pisa

Marco Paterni
Istituto di Fisiologia Clinica
CNR Pisa

Francesco Schillirò
Dipartimento Medico-Chirurgico
Magrassi-Lanzara
II Università di Napoli

Francisco Sureda
X-Ray Interventional Engineering
GE Healthcare Technologies
Buc, Francia

Giuseppina Terranova
UO Medicina Legale
USL 5 Pisa

Annalisa Trianni
SOC Fisica Sanitaria
AOU "S. Maria della Misericordia" Udine

Duccio Volterrani
Centro Regionale di Medicina Nucleare
Università di Pisa

La dose radiante e l'appropriatezza dell'imaging

1

F. Paolicchi, L. Faggioni, D. Caramella

Indice dei contenuti

1.1 Introduzione
1.2 Il rischio dell'inappropriatezza diagnostica
1.3 L'inconsapevolezza dell'imaging e la comunicazione del rischio
1.4 Le dosi delle metodiche di imaging diagnostico
    Bibliografia

1.1
Introduzione

Negli ultimi tre decenni si è verificato un consistente incremento del numero di procedure radiologiche effettuate in sanità. Il ricorso sempre più frequente e sistematico alle tecniche di diagnostica per immagini ha fatto sì che queste abbiano assunto il ruolo di strumento indispensabile per definire il corretto percorso terapeutico dei pazienti. Oggi le diverse metodiche di imaging radiologico (radiologia, ecografia, risonanza magnetica e medicina nucleare) producono oltre 5 miliardi di esami all'anno e questo numero è probabilmente destinato a crescere ulteriormente nel prossimo futuro. Mentre l'ecografia e la risonanza magnetica non impiegano radiazioni ionizzanti e sono quindi generalmente ritenute innocue, la radiologia e la medicina nucleare sono basate su energie ionizzanti, che pertanto comportano rischi per i pazienti. Sono proprio queste ultime ad aver registrato il maggior incremento e la sola tomografia computerizzata (TC) arriva attualmente a erogare oltre il 65% della dose radiante prodotta da attività mediche [1]. Mentre negli ultimi trent'anni l'esposizione alle radiazioni ambientali – quali raggi cosmici e radon – è rimasta sostanzialmente invariata, abbiamo invece assistito a un aumento dell'esposizione dovuta a procedure mediche intorno al 600%, che oggi rappresentano circa il 50% dell'esposizione totale, contro il 15% degli anni Ottanta [2].

La dose al paziente in diagnostica per immagini. Davide Caramella, Fabio Paolicchi, Lorenzo Faggioni (a cura di)
© Springer-Verlag Italia 2012

Questo marcato incremento della quantità di radiazioni ha prodotto, sia tra i ricercatori che nei diversi mezzi di comunicazione, una crescente preoccupazione per i possibili rischi dei pazienti, sia di tipo oncologico che, più recentemente, non oncologico. Nel 2006 la National Academy americana ha reso noto il rapporto BEIR VII (*Biological Effects of Ionizing Radiation*), in cui vengono riportati nuovi dati epidemiologici su importanti popolazioni di studio [3]. Fra queste, particolare importanza riveste il Life Span Study, basato su 86.572 sopravvissuti delle esplosioni nucleari di Hiroshima e Nagasaki, che sono stati seguiti nel tempo dal 1950 fino al 1997 [4]. L'analisi di questa ampia coorte di sopravvissuti indica che sussiste un rischio statisticamente significativo di sviluppare un tumore radio-indotto anche a basse dosi (0-100 mSv), suggerendo la validità del modello di relazione lineare senza soglia (*Linear No Threshold*, LNT) su cui si fonda il nostro sistema di radioprotezione. Questo modello si basa sul principio che "non esiste una dose sufficientemente piccola che non possa produrre un danno e ad ogni incremento di esposizione si associa un proporzionale incremento del rischio di dare luogo ad una neoplasia radioindotta". Anche dati provenienti da altre popolazioni di studio, come i lavoratori di stabilimenti nucleari e soggetti sottoposti a radiazioni per scopi medici, indicano un significativo incremento del rischio di sviluppare un cancro. Alla luce di queste informazioni, il rapporto BEIR VII afferma che esiste un incremento dell'1% del rischio di sviluppare un tumore a seguito dell'esposizione a radiazioni pari a 100 mSv, con un intervallo di confidenza compreso fra 1 su 30 e 1 su 300. Facendo seguito a questi studi, un lavoro prodotto nel 2007 stima che ogni anno negli Stati Uniti vengano prodotti 29.000 tumori a seguito delle esposizioni mediche dovute al solo utilizzo della TC [5].

Nonostante sussistano dubbi sulla precisa entità del pericolo derivante dalle radiazioni per uso medico, è comunque unanimemente riconosciuto che il problema è reale e non può quindi essere sottovalutato. Nel 2009 la Food and Drug Administration (FDA), a seguito della scoperta di gravi casi di sovraesposizione verificatisi in ospedali americani, ha lanciato una campagna di verifica dei protocolli delle strumentazioni radiologiche. In particolare, ha suscitato molto clamore la scoperta, propagandata dai mass media, di un grave caso di sovraesposizione verificatosi al Cedars-Sinai Center di Los Angeles (California), dove oltre 200 pazienti hanno manifestato effetti deterministici, quali eritema della cute e alopecia, dopo essere stati sottoposti a una TC di perfusione dell'encefalo. Il superamento di dose erogata tale da produrre effetti deterministici (e non stocastici, gli unici che dovrebbero essere tenuti in considerazione nelle procedure di imaging diagnostico) ha fatto sì che venisse alla luce una diffusa e preoccupante *malpractice* nell'utilizzo delle metodiche basate sull'impiego di radiazioni ionizzanti, che altrimenti non sarebbe probabilmente emersa.

Numerosi elementi inducono a ipotizzare che questa scarsa attenzione nei confronti dei rischi derivanti dalle procedure radiologiche non sia un fenomeno esclusivamente americano, ma rappresenti una realtà globale. Recenti campagne di sensibilizzazione, come *Image Wisely* e *Image Gently*, stanno cercando di diffondere nel personale dell'area radiologica maggiore consapevolezza e attenzione nei confronti dei potenziali rischi conseguenti a un'inappropriata esposizione, identificando nella formazione l'elemento fondamentale per modificare il comportamento di tutti gli operatori [6, 7].

1.2
Il rischio dell'inappropriatezza diagnostica

La grande evoluzione tecnologica avvenuta negli ultimi anni con la disponibilità di mezzi diagnostici sempre più sofisticati e diversificati non è purtroppo andata di pari passo con un utilizzo sempre consapevole e appropriato di tali risorse. Recenti stime hanno evidenziato come molti degli esami radiologici eseguiti quotidianamente siano parzialmente o totalmente inappropriati, producendo quindi rischi ingiustificati per i pazienti, oltre che costi sempre più difficilmente sostenibili [8]. Un uso non oculato e indiscriminato di queste importanti tecnologie ne riduce i benefici ottenibili, aumentando invece i costi in termini di rischi per il paziente e per l'intera società.

La valutazione dell'appropriatezza di una procedura radiologica costituisce il punto di partenza per una corretta utilizzazione delle tecniche di imaging diagnostico, che risultano vantaggiose solo quando le informazioni ottenibili superano i potenziali effetti negativi derivanti dal loro impiego. Ovviamente, per poter eseguire correttamente questa valutazione occorre conoscere sia i benefici che i rischi; se non sussistono dubbi sui benefici che le procedure di imaging diagnostico possono apportare, ponderare i rischi è un compito assai delicato. La valutazione dell'appropriatezza di un esame può essere raffigurata da una bilancia sui cui due piatti si pongono un cerchio – che rappresenta il beneficio – e un triangolo, che rappresenta il rischio; i tre vertici del triangolo indicano i tre tipi di rischio (acuto, subacuto e tardivo).

Mentre i rischi acuti (per esempio, una reazione da ipersensibilità al mezzo di contrasto) sono ben conosciuti da decenni e in tempi recenti si è iniziato a considerare seriamente quelli di tipo subacuto (per esempio, nefropatia da contrasto), ben diversa è la valutazione del rischio tardivo (quale il pericolo di contrarre un tumore radioindotto), che si cela dietro una cortina di inconsapevolezza e superficialità difficile da eliminare. L'American Heart Association (AHA), l'American College of Cardiology (ACC) e la European Society of Cardiology (ESC) hanno proposto delle linee guida classificando l'appropriatezza delle procedure in quattro diverse classi (I appropriata, IIa probabilmente appropriata, IIb possibilmente appropriata, III inappropriata) riportate nella Figura 1.1.

Il tema dell'appropriatezza riguarda, in particolare, la TC. Questa tecnica diagnostica ha conosciuto negli ultimi dieci anni uno sviluppo tecnologico spettacolare, che ne ha esteso l'applicabilità in moltissimi campi della patologia grazie alla sua elevata risoluzione spaziale e alla possibilità di ottenere una grande quantità di informazioni diagnostiche in tempi estremamente rapidi. Per questo motivo la TC viene a torto ritenuta l'unica tecnica in grado di risolvere virtualmente qualsiasi problema clinico-diagnostico. Inoltre, se in passato le limitazioni dei primi tomografi TC imponevano di circoscrivere il più possibile il volume di scansione (e, prima ancora, il quesito diagnostico), oggi la grande rapidità di acquisizione e la possibilità tecnica di effettuare studi total body con un'unica iniezione di mezzo di contrasto iodato ha moltiplicato il numero di richieste di esami multifasici estesi ad ampi volumi, anche quando l'esame TC potrebbe essere validamente eseguito con poche scansioni condotte su territori anatomici molto più ristretti (Fig. 1.2). A questo atteggiamento concorrono diversi fattori, come un'eccessiva importanza attribuita alla valutazione morfologica quale elemento necessario per formulare diagnosi, un sempre più dif-

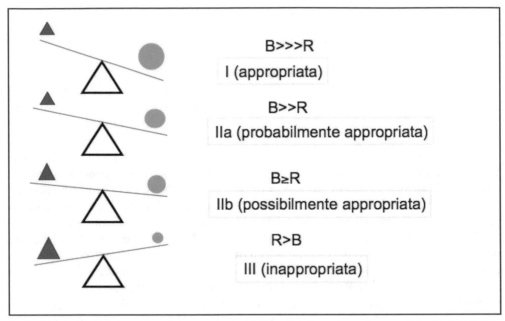

Fig. 1.1 Rappresentazione grafica del rapporto rischio/benefici di una procedura cardiologica secondo le linee guida AHA-ACC-ESC del 2007. Modificata da [9] con autorizzazione

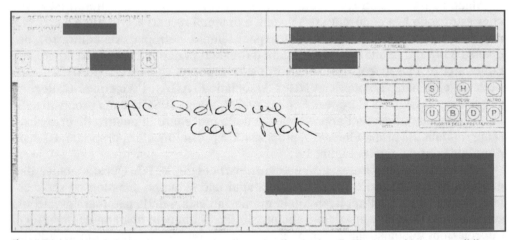

Fig. 1.2 Richiesta di TC addome con mdc priva di quesito diagnostico. Dall'anamnesi è stato possibile stabilire che l'indagine doveva essere mirata a escludere la presenza di epatocarcinoma in un soggetto cirrotico con riscontro ecografico di noduli epatici sospetti. Per tale quesito è sufficiente lo studio del fegato, da effettuare con una tecnica multifasica finalizzata alla tipizzazione di lesioni focali epatiche, a meno di rendere l'indagine non diagnostica (ovvero l'irradiazione inutile)

fuso difensivismo medico [10, 11] e la tendenza da parte di taluni clinici di gestire autonomamente la richiesta degli esami TC senza consultare lo specialista radiologo su come programmare al meglio l'iter diagnostico [12, 13], cosa che presumibilmente contribuirebbe a ridurre il numero di esami inappropriati [14]. In particolare, in un recentissimo studio [13] è emerso che, in un ospedale specialistico, la TC rappresentava la tipologia di esame ripetuto più frequentemente (43,2%, mentre l'ecografia – la seconda metodica ripetuta con maggior frequenza – si attestava al 20,6%) e che ben l'88,2% degli esami erano ripetuti senza indicazione posta da un radiologo. Una conseguenza pericolosa di questo "Far West" radiologico è il sempre più comune ricorso alla TC come metodica panesplorante, utilizzata come indagine preliminare per formulare rapidamente *qualche* diagnosi, anziché in situazioni particolari e negli stadi finali dell'iter diagnostico per confermare *una* diagnosi. Tutto ciò concorre a far lievitare la dose radiante assorbita dai singoli pazienti (e, su vasta scala, dalla popolazione) e a determinare un uso inappropriato delle risorse con possibile ritardo della diagnosi e aumento dei tempi di ricovero e della spesa sanitaria.

1.3
L'inconsapevolezza dell'imaging e la comunicazione del rischio

Numerosi studi presenti in letteratura indicano una non corretta conoscenza da parte degli operatori sanitari relativamente alla dose radiante erogata dalle diverse procedure radiologiche. Uno studio condotto nel 2004 su radiologi nordamericani ha evidenziato un'allarmante inconsapevolezza delle dosi prodotte dalle procedure radiologiche utilizzate quotidianamente, sottostimando da 50 a 500 volte la dose di una comune TC dell'addome [15]: il 5% degli intervistati riteneva che una TC dell'addome (responsabile di una dose mediamente pari a quella di circa 500 radiografie del torace) erogasse una dose inferiore a quella di una radiografia del torace, mentre il 56% la riteneva equivalente a circa 10 radiografie del torace. In un ulteriore studio effettuato nel 2007 in tre ospedali universitari americani, il 93% del personale intervistato sottostimava il valore della dose erogata dalle comuni procedure radiologiche [16].

L'inconsapevolezza radiologica non si limita alla valutazione del livello di dose erogata, ma si può estendere anche all'incapacità di differenziare le metodiche ionizzanti da quelle non ionizzanti. Uno studio inglese pubblicato nel 2003 indicava che il 20% dei medici internisti britannici intervistati riteneva la risonanza magnetica ionizzante, mentre il 10% considerava l'ecografia ionizzante [17]. Un altro studio effettuato su pediatri riportava che il 4% degli intervistati riteneva l'ecografia ionizzante e il 12% considerava la scintigrafia una metodica non ionizzante [18]. L'inconsapevolezza medica sulle dosi e sulla natura energetica che caratterizza le diverse metodiche di imaging diagnostico pone seri interrogativi sulla capacità di parte del personale medico di programmare un percorso diagnostico-terapeutico appropriato e giustificato. Un articolo pubblicato sull'International Journal of Cardiology conferma questa preoccupazione, indicando che la maggior parte dei medici non possiedono una sufficiente conoscenza sui rischi connessi agli esami radiologici che giornalmente prescrivono [19].

Di fronte a questo scenario rimane difficile capire come possa essere trasmessa ai pazienti una corretta informazione sui potenziali danni biologici connessi all'imaging radiologico, senza correre il pericolo di sottostimare i rischi di certe procedure, ma anche di creare reazioni di ingiustificato allarmismo. In un articolo del 2004 [20]

Picano afferma che esistono attualmente tre diverse strategie della comunicazione del rischio:

1. non fornire alcuna informazione sui rischi delle procedure basate su radiazioni ionizzanti, anche nel caso di esami caratterizzati dalla somministrazione di elevate dosi radianti, come alcune procedure interventistiche (posizionamento di stent coronarico), di medicina nucleare (scintigrafia miocardica con tallio) o di tomografia computerizzata (TC cardiaca con ECG-gating retrospettivo o esami multifasici del distretto toraco-addominale);

2. sottostimare i rischi, fornendo informazioni più o meno volutamente imprecise e frammentarie, probabilmente per evitare timori nei confronti di un rischio inevitabile. Spesso il consenso informato non prevede certe informazioni o, se le prevede, esse vengono fornite al paziente in modo disattento e svogliato dal personale radiologico, se non addirittura dal personale amministrativo, privo di formazione radioprotezionistica [21];

3. informare correttamente il paziente sia per quanto riguarda i benefici che i possibili rischi, rispettando un diritto universalmente sancito, ovvero quello del paziente all'informazione.

Ovviamente l'informazione dei pazienti sui possibili rischi non è pratica semplice, in quanto richiede l'utilizzo di un linguaggio che rispetti criteri di veridicità, leggibilità, comprensibilità ed equilibrio. Invece, i moduli di consenso informato solitamente utilizzati contengono frasi e termini inaccessibili e sono spesso incomprensibili per persone di cultura medio-bassa. Parlare in termini di megabequerel, millicurie, millirem, millisievert, dose efficace, DLP, ecc. genera un vero e proprio labirinto da cui medici prescriventi, clinici e pazienti – quando non addirittura gli stessi radiologi – non riescono più a uscire. Occorre quindi identificare un linguaggio diverso, utilizzando una terminologia semplice e comprensibile anche per pazienti di bassa formazione culturale, utilizzando ad esempio paragoni con semplici e ben conosciuti esempi di vita quotidiana. Potremmo paragonare il rischio di una procedura radiologica ionizzante con il rischio di percorrere un certo numero di chilometri in auto o il numero di sigarette fumate. Per esempio, possiamo informare il paziente che l'esecuzione di una TC del torace equivale a circa 300-350 radiografie del torace, pari al rischio di subire un incidente ogni 4000 chilometri percorsi in auto o di fumare 700 sigarette. Recentemente sia lo United Kingdom College of Radiology che le linee guida della Commissione Europea hanno fortemente suggerito di esprimere il rischio radiologico in termini di equivalenti di radiografie del torace e hanno prodotto una classificazione del rischio dove ciascuna procedura radiologica viene classificata con un numero crescente di icone raffiguranti sostanze radioattive al crescere della loro pericolosità. Un'altra possibilità è l'utilizzo di grafici come quello proposto da Picano e recentemente adottato dall'Agenzia Internazionale per l'Energia Atomica, in cui sulle ascisse viene riportata la dose erogata e sulle ordinate il rischio di contrarre una neoplasia dipendente dalle radiazioni ricevute per una determinata procedura: in base all'età di esposizione, al sesso e alla dose ricevuta, il rischio viene indicato con una retta che origina dallo zero (in quanto, secondo il modello LNT, non esiste una soglia al di sotto della quale non sussista un rischio) e assume diversa pendenza in base al variare della pericolosità. Poiché un'immagine risulta molto più incisiva di mille parole, possiamo visualizzare il rischio dei diversi esami radiologici disegnando un grafico dove sulle ascisse è ripor-

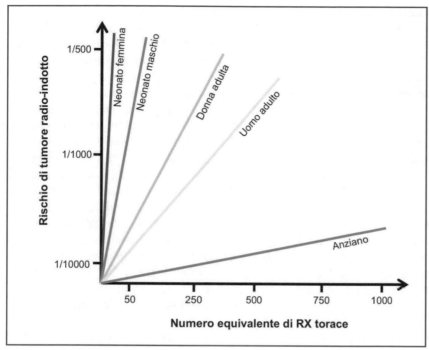

Fig. 1.3 Rappresentazione del rischio di una TC in base alla dose radiante, all'età di esposizione e al sesso. Modificata da [9] con autorizzazione

tato il valore dosimetrico delle procedure (espresso in numero equivalente di radio-grafie del torace) e sulle ordinate la percentuale di rischio: la possibilità di contrarre una neoplasia dipenderà quindi dalla dose assorbita, dal sesso e dall'età in cui av-viene l'esposizione, rappresentate da rette passanti per l'origine con diverse pen-denze (Fig. 1.3). Una rappresentazione grafica del rischio potrebbe consentire un semplice passaggio di informazioni sul rischio da medico a medico e da medico a pa-ziente.

1.4
Le dosi delle metodiche di imaging diagnostico

Ma qual è la dose radiante erogata dai principali esami di diagnostica per immagini? Rispondere a questa domanda è tutt'altro che semplice, in quanto pochi sono gli studi in letteratura che riportano dati basati su misurazioni reali, ovvero effettuate nella pratica quotidiana e non riferite a misurazioni standard su fantocci più o meno antropomorfi, che possono essere ben lontani dalla realtà. Oltre tutto, diverse atti-vità radiologiche risultano difficilmente standardizzabili in quanto legate alle carat-teristiche della singola procedura, all'abilità dell'operatore e alla strumentazione disponibile.

Il settore dell'imaging caratterizzato da una minor erogazione di dose è sicuramente quello della cosiddetta radiologia tradizionale, metodica ormai centenaria, ma che rappresenta ancora una valida opzione diagnostica in molti ambiti clinici. All'interno di questa, l'esame più frequentemente eseguito è la radiografia del torace che è caratterizzata da una dose di circa 0,02 mSv nel caso di una singola proiezione postero-anteriore o di circa 0,1 mSv se viene eseguita anche la proiezione latero-laterale. La singola radiografia del torace può quindi essere considerata una specie di "unità di misura radiologica", che consente di paragonare le altre procedure in termini di "numero equivalente di radiografie del torace" e ottenere un semplice, anche se approssimativo, valore del differente impatto dosimetrico delle varie metodiche radiologiche. Possiamo quindi affermare che una radiografia del cranio (circa 0,1 mSv) equivale a 5 radiografie del torace, o che una radiografia dell'addome (circa 0,7 mSv) equivale a 35 radiografie del torace. In alternativa, le diverse procedure radiologiche possono essere paragonate alla radiazione ambientale cui ogni individuo è naturalmente esposto, esprimendo il valore della singola procedura in numero di giorni di radiazione ambientale in grado di produrre la radiazione prodotta dal singolo esame (*Background Equivalent Radiation Time*, BERT). In questo caso, potremo dire che una radiografia del torace equivale alla radiazione che riceviamo in 3 giorni di radiazioni ambientali e che una radiografia dell'addome equivale a poco più di 100 giorni di esposizione.

Nella Tabella 1.1 vengono riportati i valori di dose delle principali procedure di diagnostica radiologica tradizionale [22]. Il passaggio registrato negli ultimi anni da una radiologia su pellicola a una radiologia digitale non sembra aver particolarmente influito sulla dose erogata [23, 24]. Nonostante la radiologia digitale abbia tutte le potenzialità per ridurre la dose erogata rispetto ai sistemi schermo-pellicola, non sempre ciò si è verificato e anzi sono documentati casi in cui la dose erogata tende addirittura ad aumentare. Invece, il settore dove sicuramente è stata registrata una riduzione della dose è quello dell'imaging senologico, in cui i sistemi digitali consentono di diminuire il valore della dose ghiandolare media. Le dosi erogate in radiologia tradizionale sono comunque generalmente contenute, eccetto per alcune procedure più complesse come urografia e clisma a doppio contrasto, dove l'intervallo di dose osservato può essere particolarmente ampio a seconda delle diverse condizioni di esame e del grado di esperienza dell'operatore che esegue la procedura (numero di radiogrammi acquisiti e tempo di fluoroscopia).

Una situazione più complessa emerge dagli esami di medicina nucleare (Tabella 1.2), dove la tipologia di radionuclide somministrato può influire notevolmente sull'impatto dosimetrico per il paziente [22]. Per esempio, l'esecuzione di una scintigrafia cardiaca con tecnezio (^{99m}Tc) può produrre una dose media di circa 10 mSv (equivalente a 500 radiografie del torace), mentre con il tallio – oggi fortunatamente sempre meno utilizzato – la dose può arrivare fino a 40 mSv (equivalente a 2000 radiografie del torace). L'utilizzo del ^{18}F-FDG nelle procedure PET può comportare esposizioni di circa 15 mSv, che possono raddoppiare nelle procedure combinate PET-TC.

Ma la situazione sicuramente più allarmante deriva dagli esami TC e dalle procedure di radiologia interventistica (Tabella 1.3). Nel primo caso i valori di dose possono essere contenuti in valori di 1-4 mSv (equivalente a 50-200 radiografie del torace) nel caso di una TC del cranio, ma si possono registrare valori di 15-20 mSv

Tabella 1.1 Dosi delle principali procedure di radiologia tradizionale. Modificata da [22]

Esame	Dose efficace (mSv)	Range valori da letteratura (mSv)
Torace PA	0,02	0,007-0,05
Torace PA + LL	0,1	0,05-0,24
Cranio	0,1	0,03-0,22
Rachide cervicale	0,2	0,07-0,3
Rachide lombo-sacrale	1,5	0,5-1,8
Addome	0,7	0,04-1,1
Bacino	0,6	0,18-2,71
Mammografia	0,4	0,1-0,6
Urografia	3,0	0,7-3,7
Clisma doppio contrasto	8,0	2,0-18

Tabella 1.2 Dosi delle principali procedure di medicina nucleare. Modificata da [22]

Esame	Dose efficace (mSv)	Range valori da letteratura (mSv)
Tiroidea (^{99m}Tc)	4,8	370
Cardiaca (^{99m}Tc-Tetrofosmina)	11,4	1500
Cardiaca (Tallio)	40,7	185
Cardiaca (^{18}F-FDG)	14,1	740
Perfusione polmonare (^{99m}Tc-MAA)	2,0	185
Ventilazione polmonare (^{99m}Tc-TTPA)	0,2	1300
Renale (^{99m}Tc-DTPA)	1,8	370
Renale (^{99m}Tc-MAG3)	2,6	370
Leucociti (^{99m}Tc)	8,1	740
Ossea (^{99m}Tc-MDP)	6,3	1110
Oncologica (^{18}F-FDG)	14,1	740

Tabella 1.3 Dosi delle principali procedure di tomografia computerizzata e radiologia interventistica. Modificata da [22]

Esame	Dose efficace (mSv)	Range valori da letteratura (mSv)
Cranio	2	0,9-4
Torace	7	4-18
Addome	8	3,5-25
Pelvi	6	3,3-10
Rachide lombo-sacrale	6	1,5-10
Fegato trifasico	15	---
Angio-TC	16	5-32
Angiografia coronarica	7	2-15,8
Angioplastica	15	6,9-57,0
Angiografia o arteriografia addominale	12	4-48
TIPS	70	20-180
Embolizzazione arteria pelvica	60	44-78

(equivalente a 750-1000 radiografie del torace) per un esame TC multifasico del fegato [22]. Uno studio prodotto in quattro diversi presidi radiologici dell'area di San Francisco ha mostrato come le dosi erogate per l'esecuzione di un singolo esame TC possano variare di oltre 13 volte, indicando una mancanza di ottimizzazione e di condivisione dei protocolli di indagine utilizzati [25]. Il lavoro rivelava, inoltre, dosi medie tutt'altro che trascurabili per lo studio di diversi distretti, che potevano raggiungere valori di oltre 90 mSv (4500 radiografie del torace) nel caso di un esame TC multifasico dell'addome. Se prendiamo questi valori e li moltiplichiamo per il numero di esami TC eseguiti ogni anno, ne deriva che la dose e i conseguenti rischi per la popolazione non sono affatto trascurabili. Va inoltre sottolineato che i valori riportati in tabella si riferiscono a una popolazione adulta; recenti pubblicazioni hanno sollevato numerose preoccupazioni sulle dosi erogate su bambini, spesso calcolate in modo inaccurato per la mancanza di idonei strumenti di misurazione e i cui esami vengono frequentemente effettuati con parametri non ottimizzati alla massa corporea e all'età del paziente in questione [26]. Il bambino viene spesso erroneamente visto come un "piccolo adulto", mentre deve essere considerato in modo del tutto diverso per le sue peculiarità anatomiche e biologiche che richiedono procedure e protocolli ottimizzati.

La radiologia interventistica, pur non registrando un numero di procedure così elevate come quelle osservate in TC, rappresenta la branca della radiologia in cui possono essere erogate le più alte dosi di radiazioni, che non solo interessano i pazienti, ma anche gli operatori situati in prossimità del tubo radiogeno [22]. Procedure interventistiche come la sostituzione percutanea di una valvola cardiaca, l'embolizzazione di un'arteria ipogastrica o il posizionamento di uno shunt transgiugulare intraepatico (TIPS) possono essere caratterizzate da dosi abbondantemente superiori a 100 mSv (5000 radiografie del torace) e risulta assai difficile definire una dose media per procedure strettamente legate alle caratteristiche del singolo intervento e all'esperienza dell'operatore.

In conseguenza di quanto esposto, risulta evidente come occorra ottimizzare e standardizzare i protocolli radiologici mediante un approccio scientifico e sistematico che si ponga l'obiettivo di minimizzare le dosi erogate, evitando di sovraesporre il paziente a causa di errori generati da scarsa preparazione e inconsapevolezza del personale radiologico e non. Radiologi e tecnici di radiologia, ma anche i medici che prescrivono esami radiologici devono essere informati sull'importanza di rispettare i criteri di appropriatezza e ottimizzazione diagnostica. La mancata osservanza di tali criteri può ridurre gli indiscutibili benefici che si ottengono dalle procedure radiologiche, esponendo il paziente a un rischio ingiustificato e aumentando i costi della sanità. Tutto quanto detto non deve assolutamente produrre reazioni di ingiustificato allarmismo nei confronti di procedure che ogni giorno salvano la vita ai pazienti, aiutando i clinici nell'identificare con accuratezza e rapidità il corretto iter terapeutico. Allo stesso tempo, però, abbiamo l'obbligo di utilizzare le tecnologie disponibili in modo corretto e sicuro sia per i pazienti che per gli stessi operatori, valutando con attenzione non solo i benefici, ma anche i possibili rischi connessi, rispettando criteri di appropriatezza e ottimizzazione.

Bibliografia

1. Mettler FA, Wiest PW, Locken JA, Kelsey CA (2000) CT scanning: patterns of use and dose. J Radiol Prot 20:353–359
2. Hall EJ, Brenner DJ (2008) Cancer risks for diagnostic radiology. Br J Radiol 81:362–378
3. Committee to Assess Health Risks from Exposure to Low Levels of Ionizing Radiation, National Research Council (2005) Health risks from exposure to low levels of ionizing radiation: BEIR VII-Phase 2. National Academies Press, Washington, DC
4. Preston DL, Pierce DA, Suyama A et al (2003) Studies of mortality of atomic bomb survivors report 13: solid cancer and non cancer disease mortality: 1957-1997. Radiat Res 160:381–407
5. Berrington de Gonzalez A, Mahesh M et al (2009) Projected cancer risks from computed tomographyc scans performed in the United States in 2007. Arch Intern Med 22:2071–2077
6. Brink J, Amis ES (2010) Image Wisely: a campaign to increase awareness about adult radiation protection. Radiology 257:601–602
7. Goske MJ, Applegate KE, Boylan J et al (2008) The 'Image Gently' campaign: increasing CT radiation dose awareness through a national education and awareness program. Pediatr Radiol 38:265–269
8. Herzog C, Rieger CT (2004) Risk of cancer form diagnostic X-rays. Lancet 363:340–341
9. Picano E (2009) The risks of inappropriateness in cardiac imaging. Int J Environ Res Public Health 6:1649–1664
10. Rohacek M, Albrecht M, Kleim B et al (2012) Reasons for ordering computed tomography scans of the head in patients with minor brain injury. Injury (in press); doi 10.1016/j.injury.2012.01.001
11. http://www.auntminnie.com/index.aspx?sec=sup&sub=mri&pag=dis&ItemID=94267. Ultimo accesso 7 aprile 2012
12. Lee SI, Saokar A, Dreyer KJ et al (2007) Does radiologist recommendation for follow-up with the same imaging modality contribute substantially to high-cost imaging volume? Radiology 242:857–864
13. Ip IK, Mortele KJ, Prevedello LM, Khorasani R (2012) Repeat abdominal imaging examinations in a tertiary care hospital. Am J Med 125:155–161
14. Linet MS, Slovis TL, Miller DL et al (2012) Cancer risks associated with external radiation from diagnostic imaging procedures. CA Cancer J Clin (in press); doi 10.3322/caac.21132
15. Lee CI, Haims AH, Monico EP et al (2004) Diagnostic CT scans: assessment of patient, physician, and radiologist awareness of radiation dose and possible risks. Radiology 23:393–398
16. Arslanoglu A, Bilgin S, Kubal Z et al (2007) Doctors' and intern doctors' knowledge about patients' ionizing radiation exposure doses during common radiological examinations. Diag Interv Radiol 13:53–55
17. Shiralkar S, Rennie A, Snow M et al (2003) Doctor's knowledge of radiation exposure: questionnaire study. BMJ 327:371–372
18. Thomas KE, Parnell-Parmley JE, Haidar S et al (2006) Assessment of radiation dose awareness among pediatricians. Pediatr Radiol 36:823–832
19. Correia MJ, Hellies A, Andreassi MG et al (2005) Lack of radiological awareness among physicians working in a tertiary-care cardiological centre. Int J Cardiol 103:307–311
20. Picano E (2004) Informed consent and communication risk from radiological and nuclear medicine examinations: how to escape from a communication inferno. BMJ 329:849–851
21. Lewars M (2004) Sustainability of medical imaging: to obtain informed consent from everyone is impossible. BMJ 328:1201
22. Mettler FA, Huda W, Yoshizumi TT, Mahesh M (2008) Effective doses in radiology and diagnostic nuclear medicine. Radiology 248:254–263
23. Vano E, Fernandez JM, Ten JL et al (2007) Transition from screen film to digital radiography: evolution of patient radiation doses at projection radiography. Radiology 243:461–466
24. Neofotistou V, Tsapaki V, Kottou S et al (2005) Does digital imaging decrease patient dose? A pilot study and review of the literature. Radiat Prot Dosimetry 117:204–210
25. Smith-Bindman R, Lipson J, Marcus R et al (2009) Radiation dose associated with common computed tomography examinations and the associated lifetime attributable risk. Arch Intern Med 169:2078–2086
26. Nievelstein RAJ, Van Dam IM, Van der Molen AJ (2010) Multidetector CT in children: current concepts and dose reduction strategies. Pediatr Radiol 40:1324–1344

Effetti delle radiazioni alle basse dosi

2

M.G. Andreassi

Indice dei contenuti

2.1 Introduzione
2.2 Interazioni radiazioni-DNA
2.3 Danno biologico da radiazioni ionizzanti
2.4 Effetti clinici delle radiazioni ionizzanti
2.5 Biomarcatori dell'esposizione diagnostica a radiazione ionizzante
2.6 Conclusioni
Bibliografia

2.1
Introduzione

Le procedure mediche che impiegano radiazioni ionizzanti rappresentano uno strumento fondamentale in medicina per le prestazioni diagnostiche e terapeutiche.

Negli ultimi decenni, l'innovazione costante in questo settore ha permesso l'introduzione di nuove tecnologie cliniche di imaging, quali la tomografia computerizzata e il potenziamento di numerose procedure di tipo terapeutico-radiologico (radiologia vascolare e interventistica).

Allo stesso tempo, il crescente uso di esami radiologici nei paesi occidentali ha sollevato preoccupazioni sui rischi clinici a lungo termine dell'esposizione medica a basse dosi di radiazioni ionizzanti [1–7].

L'esposizione dovuta a procedure mediche è la maggior fonte artificiale di esposizione della popolazione e supera l'esposizione naturale [3, 6]. Le fonti mediche di radiazione erano circa un quinto della radiazione naturale (circa 2,4 mSv) nel 1987, si avvicinavano al 50% nel 1993 e sono arrivate oggi a oltre il 100% della radiazione naturale nei paesi industrializzati [3, 6].

La dose al paziente in diagnostica per immagini. Davide Caramella, Fabio Paolicchi, Lorenzo Faggioni (a cura di)
© Springer-Verlag Italia 2012

Una migliore comprensione degli effetti biologici delle radiazioni e dei rischi per la salute è di fondamentale importanza al fine di ottimizzare le misure di radioprotezione dagli effetti negativi e la protezione della salute.

2.2
Interazioni radiazioni-DNA

I raggi ionizzanti sono i più importanti mutageni fisici classificati come cancerogeni di classe 1, in base alle deliberazioni ufficiali della Commissione Internazionale di Radioprotezione [7], dell'Agenzia Internazionale per la Ricerca sul Cancro [8], delle Nazioni Unite [9] e della Commissione Europea [10] e dell'Agenzia Governativa Statunitense [11].

I fenomeni fisici con cui le radiazioni interagiscono a livello atomico con la materia vivente sono le eccitazioni e le ionizzazioni [12, 13]. Tali interazioni fisicochimiche sono la causa degli effetti biologici che si manifestano nelle cellule e nei tessuti irradiati. Il DNA è il bersaglio principale dell'effetto biologico delle radiazioni, anche se altre componenti subcellulari (proteine, membrane, mitocondri, ecc.) possono essere danneggiate dall'esposizione.

L'eccitazione è data dallo spostamento di un elettrone di un atomo o di una molecola a un livello energetico superiore senza che questo sia espulso, per cui l'atomo diventa instabile e tende a emettere energia sotto forma di radiazioni elettromagnetiche di energia pari alla differenza tra gli stati energetici coinvolti (Fig. 2.1).

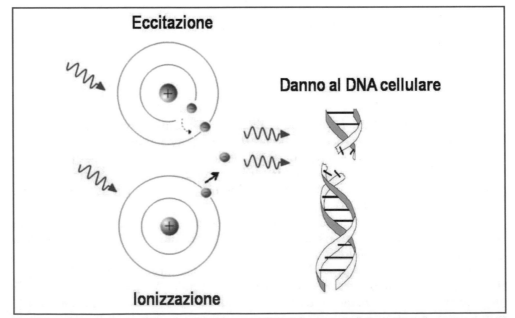

Fig. 2.1 Rappresentazione schematica delle due modalità di interazione della radiazione con la materia: eccitazione e ionizzazione

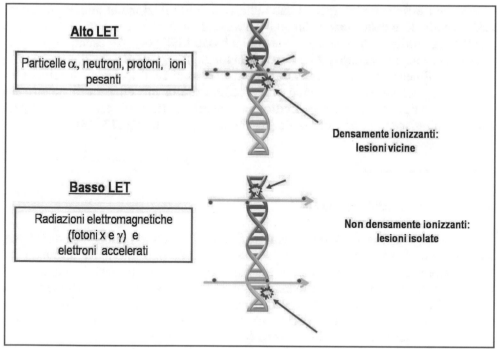

Fig. 2.2 Capacità di ionizzazione delle radiazioni ad "alto LET" e "basso LET"

La ionizzazione si verifica quando una radiazione ha un'energia tale da far espellere uno o più elettroni dagli orbitali atomici, determinando la ionizzazione dell'atomo (Fig. 2.1). L'energia dissipata per evento di ionizzazione è di circa 33 eV, quantità di energia decisamente maggiore rispetto a quella necessaria a rompere, ad esempio, un doppio legame carbonio-carbonio C=C, che risulta essere 4,9 eV.

In radiobiologia, il LET (energia lineare di trasferimento) è la grandezza che permette di comparare la quantità di energia rilasciata dai differenti tipi di radiazione, misurando la densità di ionizzazione lungo la traccia di una particella ionizzante. Il LET è espresso in termini di energia media rilasciata in keV per micrometro (keV/μm) o in MeV per cm di tessuto attraversato (MeV/cm). Al crescere del LET gli eventi di deposizione d'energia lungo il percorso saranno più numerosi e ravvicinati [14].

I raggi X, γ e gli elettroni veloci sono radiazioni con un basso valore di LET (tra 0,3 e 2,5 keV/μm) e danno luogo a eventi di ionizzazione spazialmente ben separati e distanti fra loro; questo tipo di radiazioni viene definito a *ionizzazione sparsa*. Le particelle α, i protoni, i neutroni e gli ioni pesanti sono ad alto LET e danno luogo a una densa colonna di interazioni attraversando il materiale biologico [14]. Si parla in questo caso di radiazione *densamente ionizzante* intorno alla traccia della particella, con valori di energia trasferita superiori a 50-100 keV/μm. Il LET è importante, in quanto un singolo evento densamente ionizzante da radiazioni a elevato LET può facilmente provocare due lesioni vicine necessarie per la formazione di aberrazioni cromosomiche complesse (Fig. 2.2).

Poiché l'efficacia biologica di una radiazione è in relazione al numero di ionizzazioni e alla loro distribuzione lungo il percorso, le particelle con alto LET sono più dannose per unità di dose che le radiazioni a basso LET [14]. Ad esempio, 1 Gy di neutroni produce un effetto biologico di gran lunga maggiore di 1 Gy di raggi X. Bisogna sottolineare, però, che per valori molto elevati di LET, a elevate densità di ionizzazione, nel sistema biologico viene ceduta molta più energia di quanta sia necessaria per produrre un certo effetto e, poiché gran parte dell'energia viene "sprecata", diminuisce di conseguenza l'efficacia biologica relativa [12, 13].

2.3
Danno biologico da radiazioni ionizzanti

Le radiazioni ionizzanti possono interagire direttamente o indirettamente con il DNA all'interno della cellula. Nel primo caso la radiazione può interagire direttamente con gli atomi del bersaglio; questi ultimi, venendo eccitati o ionizzati, danno luogo a una serie di eventi a catena che hanno come evento finale un danno biologico. Questa modalità di interazione è il processo predominante quando siamo in presenza di radiazioni di alto LET. L'interazione indiretta avviene quando la radiazione interagisce con l'acqua cellulare piuttosto che con la molecola del DNA, causando la formazione di radicali liberi, quali la produzione di radicali perossidi, capaci di diffondere a grande distanza e di danneggiare il DNA e altre componenti cellulari. Dal punto di vista del danno biologico non ha alcuna importanza se la molecola del DNA è danneggiata in modo diretto o indiretto. È probabile, comunque, che la maggior parte del danno biologico avvenga per azione indiretta, in quanto cellule e tessuti sono composti per il 70-90% all'incirca di acqua [12, 13].

L'energia depositata nelle singole cellule avviene in tempi estremamente ridotti, da 10^{-24} s a 10^{-14} s, innescando un complesso di reazioni fisiche, fisico-chimiche e biologiche che possono portare a effetti clinici (cancro e difetti ereditari) decine di anni dopo l'esposizione a radiazioni ionizzanti (Fig. 2.3). Gli studi sugli effetti biologici delle radiazioni ionizzanti a livello del DNA hanno chiarito che due tipi principali di danno possono essere indotti: rotture a catena (singola o doppia) e alterazione di basi [12, 13]. La maggior parte degli effetti biologici delle radiazioni ionizzanti sono le rotture a doppio filamento (*Double Strand Breaks*, DSBs) che consistono in due rotture a singolo filamento (*Single Strand Breaks*, SSBs) pressoché opposte su ciascun filamento dell'elica [12–14].

Il danno alla molecola del DNA può avvenire a tre livelli cellulari: 1) nella cellula già differenziata di tipo somatico, quando una cellula sana si trasforma in una alterata geneticamente che può determinare la trasformazione neoplastica (effetto mutagenico ed effetto oncogenico); 2) nella cellula embrionale quando le alterazioni genetiche delle cellule embrionali possono provocare malformazioni, aborti, neonati con gravi malformazioni (effetto teratogenico); 3) nella cellula germinale sessuale: in questo caso i danni possono provocare sterilità sessuale, morte del feto nei primissimi stadi di vita e malattie congenite più o meno gravi.

Le cellule hanno la possibilità di limitare i danni da radiazioni grazie all'intervento di numerosi meccanismi, molti dei quali geneticamente determinati e, proba-

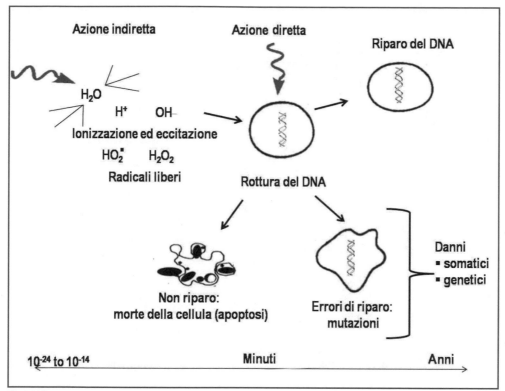

Fig. 2.3 Catena di eventi che determina il danno biologico delle radiazioni ionizzanti. L'interazione fisica dura pochi millisecondi; gli effetti biologici si possono manifestare dopo decenni nel singolo individuo e nella prole

bilmente, molti altri ancora sconosciuti. Questi meccanismi includono sia i sistemi enzimatici di detossificazione dei radicali liberi sia i sistemi enzimatici coinvolti nella riparazione del DNA [15]. Quando il sistema del riparo del DNA risulta insufficiente per le lesioni radioindotte a carico del DNA o se commette errori di riparo, si avrà come conseguenza l'induzione di vari effetti come l'inattivazione cellulare, la morte cellulare (apoptosi) o la produzione di mutazioni e aberrazioni cromosomiche, che determinano la trasformazione neoplastica (Fig. 2.3).

In particolare, le aberrazioni strutturali possono portare un gene in un contesto regolativo completamente diverso inattivandolo o favorendone l'espressione. È noto che la maggior parte dei tumori più diffusi sono caratterizzati da aberrazioni cromosomiche strutturali [16]. Ad esempio, nel 95% dei casi di leucemia mieloide cronica si osserva una traslocazione reciproca tra il cromosoma 9 e il 22 che dà origine al cromosoma Philadelphia [17].

A seconda della loro capacità o meno di persistere nella progenie cellulare, le aberrazioni di tipo strutturale possono essere classificate come instabili o stabili. Le aberrazioni instabili consistono di frammenti dicentrici, ad anello, acentrici, o altri riarrangiamenti asimmetrici e sono, generalmente, letali per la cellula. Le aberrazioni stabili, trasmissibili alla progenie cellulare, sono formate da traslocazioni bilanciate, inversioni e altri riarrangiamenti simmetrici e hanno più o meno la stessa

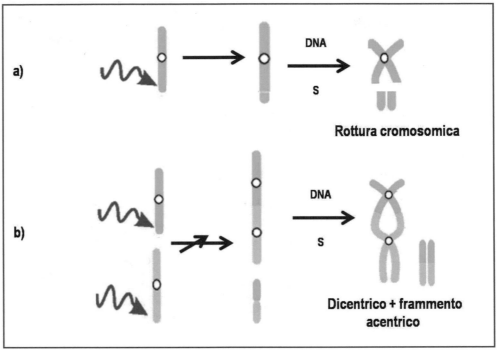

Fig. 2.4 Rottura cromosomica semplice a un colpo (**a**) e interscambio scambio cromosomico asimmetrico a due colpi (**b**)

probabilità di formarsi dei riarrangiamenti asimmetrici [18–20]. Tali aberrazioni sono potenzialmente più dannose delle aberrazioni instabili, in quanto le cellule che sopravvivono possono dare vita a una progenie cellulare trasformata dall'alterazione del materiale genetico. È noto che gli effetti dell'irradiazione sui cromosomi dipendono dalla fase del ciclo cellulare. Nel nucleo il cromosoma si comporta nella fase G1 come un'unica doppia elica di DNA, che viene duplicata nella fase di sintesi S. Nella fase che segue, la G2, i cromosomi si comportano come due doppie eliche di DNA. L'irradiazione delle cellule prima della sintesi di DNA causerà aberrazioni cromosomiche, mentre l'irradiazione dopo la sintesi e durante la G2 provocherà aberrazioni cromatidiche [18]. Le aberrazioni cromosomiche radioindotte possono essere classificate in due tipi, quelle a un colpo arrecato da una singola particella e quelle a due colpi nel caso siano due tracce a interagire (Fig. 2.4). Numerosi studi, mirati a comprendere la relazione che intercorre tra l'induzione di aberrazioni cromosomiche e dose assorbita, dimostrano che la frequenza delle rotture a colpo singolo, aumenta in modo lineare con l'aumentare della dose, mentre la frequenza delle rotture, a due colpi, è di tipo lineare quadratico [19, 20] (Fig. 2.5).

Da questo si evince che il LET è importante in quanto il numero delle aberrazioni a due colpi, come la formazione di dicentrici instabili, dipende dalla probabilità della prima rottura e della seconda rottura di trovarsi in stretta prossimità spaziale e cronologica. Gli scambi complessi sono indotti molto efficacemente da radiazioni di alto LET, mentre radiazioni di basso LET con dosi al di sotto dei 2 Gy

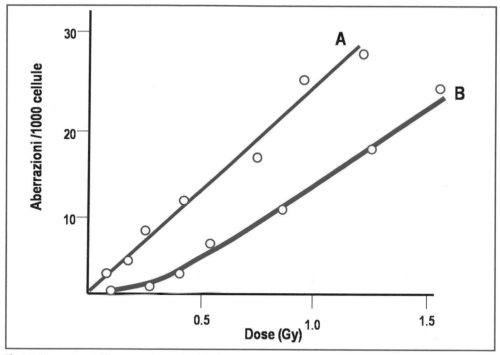

Fig. 2.5 Curva dose/effetto per aberrazioni indotte da raggi X. *La curva A* rappresenta aberrazioni da rottura unica; *la curva B* aberrazioni a due rotture

non inducono una significativa quantità di scambi complessi [19, 20].

La Figura 2.6 schematizza le curve dose/risposta per le aberrazioni a due colpi, a parità di dose con radiazioni di differente LET. Per radiazioni a elevato LET quali neutroni, il risultato delle aberrazioni a due colpi sarà lineare con la dose.

Le aberrazioni cromosomiche forniscono informazioni dirette sui rischi da esposizione e l'uso delle curve di calibrazione consente di ricostruire approssimativamente la dose ricevuta [21, 22]. Nella dosimetria biologica, in particolare, la misura dei cromosomi dicentrici rappresenta l'analisi più specifica per il danno indotto dalle radiazioni ionizzanti [23]. Una valida metodica di dosimetria biologica per la valutazione delle lesioni cromosomiche radioindotte al DNA è quella basata sul test del micronucleo [24]. Il micronucleo è un piccolo nucleo accessorio che si forma al termine di un'irregolare divisione mitotica e ha origine o da frammenti cromosomici acentrici che, essendo privi di centromero, non possono segregare correttamente alla divisione nucleare, o da interi cromosomi, i quali, ritardando la migrazione anafasica, non vengono incorporati nei due nuclei principali. L'attuale applicazione del test estesa alla valutazione di ponti nucleocitoplasmatici, indicatori di riarrangiamento cromosomico, permette di ottenere una misura della presenza di cromosomi dicentrici e ad anello (Fig. 2.7).

In aggiunta, la frequenza di biomarcatori cromosomici nei linfociti estratti dal sangue periferico è un indicatore intermedio di rischio di cancerogenesi e predittore a lungo termine di cancro [25, 26].

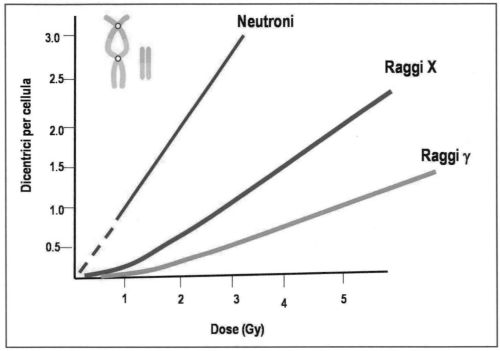

Fig. 2.6 Curve per dicentrici in funzione della dose per radiazione sparsamente (raggi X e γ) e densamente ionizzante (neutroni)

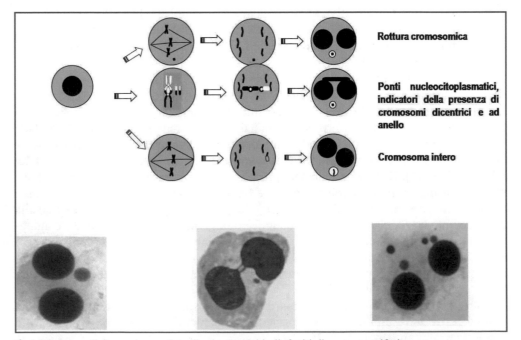

Fig. 2.7 Schema di formazione e foto di micronuclei in linfociti di sangue periferico

2.4
Effetti clinici delle radiazioni ionizzanti

Gli effetti clinici delle radiazioni ionizzanti sono suddivisi in due categorie: danni deterministici e danni stocastici (Tabella 2.1). I danni deterministici (detti anche graduati, non casuali o acuti) includono radiodermite, eritemi cutanei, necrosi della pelle, opacità osservabili del cristallino e cataratta, sterilità temporanea o permanente, sindrome acuta da irradiazione; essi riguardano l'individuo esposto a dosi di radiazioni modeste-alte e insorgono abbastanza rapidamente dopo l'esposizione (giorni o settimane). Generalmente, i danni deterministici hanno una dose soglia al di sotto della quale l'effetto non si manifesta (Tabella 2.1).

Danni deterministici possono essere causati nelle procedure di radiologia interventistica, quando il paziente spesso viene esposto a radiazioni per lunghi periodi di tempo [27, 28]. Nelle pratiche complesse, infatti, si possono superare le soglie di effetti deterministici sulla cute (Tabella 2.2). Negli Stati Uniti recentemente si sono anche verificati alcuni casi di ustioni dovute a radiazioni a seguito di esami con la TC, durante i quali i pazienti sono stati esposti accidentalmente a dosi di radiazioni molto superiori a quelle previste per tali procedure [29].

I danni stocastici sono a carattere probabilistico e sono determinati dall'induzione di mutazioni a livello delle cellule somatiche e germinali. I danni somatici sono correlati al processo cancerogenetico e comprendono le leucemie e i tumori solidi. Il danno alle cellule germinali (ovociti e spermatozoi) può introdurre una mutazione genetica trasmissibile alla progenie. Gli effetti stocastici non richiedono il superamento di una dose soglia per la loro comparsa (danno lineare senza soglia) e possono manifestarsi dopo anni, talora anche dopo decenni dall'esposizione. Tutti gli effetti stocastici sono aspecifici, distribuiti casualmente tra individui esposti alla medesima dose e sono a carattere probabilistico. La loro frequenza di insorgenza è proporzionale alla dose assorbita, mentre l'entità del danno è indipendente dalla dose (Tabella 2.1).

In radioprotezione, per esposizioni alle basse dosi di radiazioni ionizzanti, la valutazione di rischio è basata sulla premessa che qualunque dose di radiazione, non importa quanto piccola, può risultare in effetti negativa, mediante una relazione "lineare senza soglia" (*Linear No-Threshold cancer risk model*, LNT). Tale modello è riconosciuto e adottato da tutti gli Organismi internazionali che si occupano di radioprotezione, quali la Commissione sugli effetti biologici delle radiazioni ionizzanti (BEIR) della National Academy of Science [30].

Tabella 2.1 Effetti clinici delle radiazioni ionizzanti

	Effetti deterministici	Effetti stocastici
Livello dose	Medio-alto	Basso
Periodo di latenza	Corto	Lungo
Dose soglia	Sì	No
Biologia cellulare	Morte cellulare	Danno DNA
Effetti clinici	Caduta dell'emopoiesi, lesioni della pelle	Cancro, effetti genetici

Tabella 2.2 Dosi soglia per danni deterministici da fluoroscopia

Danno	Soglie di dose assorbita (Sv)	Minuti di fluoroscopia a 0,2 Gy/min	Latenza
Eritema transitorio	2	<1	Ore
Eritema acuto	6	30	2 settimane
Epilazione permanente	7	35	3 settimane
Desquamazione umida	14	70	4 settimane
Necrosi dell'epidermide	18	90	>10 settimane
Teleangectasie	10	50	>52 settimane

Secondo le ultime stime di rischio radiologico pubblicate nel rapporto BEIR VII, il rischio per cancro (fatale e non fatale) per una singola dose di 15 mSV di una angio-TC coronarica (dose corrispondente a 750 radiografie del torace) è di 1 su 750 nell'adulto.

Il rischio varia molto in funzione dell'età (minore nell'anziano rispetto all'adulto) e del sesso (maggiore nella donna rispetto all'uomo, a tutte le età della vita). I bambini sono a rischio molto più alto rispetto agli adulti perché hanno cellule in divisione rapida e hanno una maggiore aspettativa di vita al momento dell'esposizione. Per una stessa esposizione radiologica, il bambino di 1 anno ha una probabilità 3-4 volte maggiore rispetto all'adulto di 50 anni di sviluppare un cancro.

In accordo alle stime del BEIR VII, si è stimato che le TC eseguite nel 2007 negli Stati Uniti producano circa 29.000 nuovi cancri, di cui un terzo sarebbero il risultato di un'esposizione nel periodo fra i 35-54 anni e il 15% collegabile a un'esposizione nei pazienti di età inferiore ai 18 anni di età [31]. Le stime riportano che è la TC addominale e pelvica (14.000 cancri) a dare il massimo contributo ai cancri incidenti, seguita dalla TC torace (4.100 cancri), encefalo (4.000 cancri), e dall'angiografia TC (2.700 cancri). Il rischio di sviluppare un cancro da un'esposizione TC è superiore nei pazienti di giovane età e nel sesso femminile [32]. Sottoporsi a una TC o angio-TC corrisponde a un extra-rischio di cancro di 1 caso su 150 esami in donne di 20 anni [32]. Anche le radiazioni da imaging cardiaco aumentano il rischio di cancro [33]. Sono questi i risultati di uno studio recente su oltre 82.000 pazienti sottoposti ad almeno una procedura di imaging cardiaco o terapeutico con radiazioni ionizzanti a basse dosi nel primo anno dopo un infarto miocardico acuto [33]. Ai pazienti durante il follow-up di 5 anni sono stati diagnosticati un totale di 12.020 casi di cancro e gli autori hanno valutato, controllando per l'età e il sesso, che per ogni 10 mSv (dose corrispondente a 500 radiografie del torace) di radiazioni ionizzanti a basse dosi a cui un paziente è stato esposto aumenta del 3% il suo rischio di sviluppare il cancro [33].

2.5
Biomarcatori dell'esposizione diagnostica a radiazione ionizzante

Le doppie rotture nella molecola di DNA sono considerate il tipo di danno più grave indotto dalle radiazioni ionizzanti, essendo queste le più difficili da riparare [34].

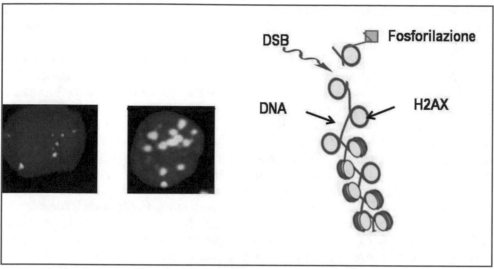

Fig. 2.8 L'istone H2AX fosforilato (γ-H2AX) viene rapidamente fosforilato a ogni sito in cui è presente una rottura a doppio filamento (DSB) Gli anticorpi anti H2AX fluorescenti riconoscono la fosforilazione, individuando la presenza di DSB. Ognuno dei *foci* è la misura diretta di una doppia rottura al DNA

Una delle risposte cellulari più precoci dopo l'induzione di una doppia rottura è la fosforilazione della serina 139 dell'istone H2AX in corrispondenza del sito di danno, che induce il reclutamento di fattori di segnalazione del danno e/o di proteine coinvolte nella riparazione delle doppie rotture [35].

I domini cromatinici fosforilati vengono a formarsi nei pressi del sito di rottura e possono essere rivelati mediante tecniche immunocitochimiche sotto forma di *foci* visualizzati mediante microscopia in fluorescenza con l'impiego di anticorpi fluorescenti specifici per l'istone H2AX fosforilato (γ-H2AX) [36, 37].

L'analisi dei *foci* rende possibile l'individuazione anche di una sola doppia rottura all'interno di un nucleo cellulare e rappresenta uno strumento unico per lo studio dell'induzione delle doppie rotture a basse dosi [37]. È stato osservato, infatti, che 1 Sv di raggi X induce circa 60 DSB per cellula ed è stato recentemente anche dimostrato che 1 mSv di raggi X è in grado di indurre la formazione di un discreto numero di *foci* in fibroblasti umani [37]. Ognuno dei *foci* è la misura diretta di una doppia rottura (Fig. 2.8).

Studi in pazienti hanno inoltre mostrato che l'esposizione a raggi X (TC e cateterismo cardiaco) induce la comparsa di γ-H2AX e, quindi, rotture alla doppia elica del DNA dopo pochi minuti dalla procedura diagnostica [38, 39].

Le lesioni indotte al DNA dalle radiazioni se non riparate in maniera efficiente, determinano mutazioni e aberrazioni cromosomiche e, quindi, possono generare instabilità genetica e cancro.

Mediante l'impiego di biomarcatori cromosomici, i nostri recenti studi hanno dimostrato che modeste dosi di esposizione a radiazioni ionizzanti durante le procedure di cateterismo cardiaco possono indurre danno cromosomico in linfociti di sangue periferico [40–42]. In particolare, è stato osservato un aumento di danno cromosomico in pazienti adulti sottoposti a procedure interventistiche [40] e – in misura più marcata – in pazienti pediatrici con cardiopatie congenite sottoposti a cateterismo cardiaco in età pediatrica [41, 42].

Il danno biologico da radiazioni ionizzanti è risultato rilevante non solo per i pazienti ma anche per l'esposizione professionale in cardiologia interventistica [43]. I cardiologi esposti mostravano un raddoppio del numero di micronuclei (biomarcatore intermedio di cancerogenesi e predittore di cancro a lungo termine) nei linfociti circolanti rispetto a medici non esposti [43], seppure con significative variazioni interindividuali nei livelli di danno genetico correlate alla presenza di specifici polimorfismi genetici nei processi di riparazione del DNA [44]. A tal riguardo, è importante sottolineare che la risposta dell'organismo all'esposizione a radiazioni ionizzanti può dipendere anche dalla diversa suscettibilità individuale [44]. La costituzione genetica di un individuo può influenzare in modo rilevante il suo corredo enzimatico e, di conseguenza, la sua capacità metabolica e di riparazione del danno al DNA. Le diverse capacità metaboliche e riparative connesse ai polimorfismi genetici possono creare le basi per differenze interindividuali nel rischio di sviluppare effetti clinici indotti dalle radiazioni [45-47]. I risultati dello studio "U.S. Radiologic Technologists breast cancer" hanno di recente dimostrato che alcuni polimorfismi genetici, connessi ai sistemi di detossificazione e di riparazione del DNA, creano le basi per le differenze interindividuali nel rischio di sviluppare carcinoma mammario associato all'esposizione cronica a basse dosi di radiazioni ionizzanti [48].

Inoltre, è stato osservato che l'eredità di alterazioni genetiche germinali a livello dei geni BRCA1 e BRCA2, geni essenziali per la riparazione del DNA danneggiato, può aumentare la probabilità di contrarre cancro al seno da 1,5 a 3 volte e il rischio di comparsa di un tumore radioindotto nella mammella controlaterale dopo radioterapia per primo carcinoma [49, 50]. Anche l'esposizione diagnostica a radiografie del torace, soprattutto per esposizioni prima dell'età di 20 anni, si associa a un rischio 2-3 volte più alto di carcinoma mammario in donne portatrici di mutazioni germinali nei geni BRCA1 e BRCA2 [51].

L'individuazione delle varianti genetiche implicate nella risposta alle radiazioni ionizzanti rappresenta attualmente una delle principali sfide della ricerca radiobiologica nell'ottica di migliorare le misure di radioprotezione o piani di trattamenti radioterapici più mirati in base alle caratteristiche genetiche del soggetto.

2.6
Conclusioni

In conclusione, l'esposizione alle radiazioni ionizzanti può determinare effetti dannosi alla salute. Tali effetti possono manifestarsi anche a dosi relativamente basse e non richiedono il superamento di un valore soglia. Questo non significa negare i benefici fondamentali dell'uso delle radiazioni ionizzanti in medicina per diagnosi e terapia. Promuovere una consapevolezza maggiore degli effettivi rischi biologici e dei rischi clinici derivanti dall'esposizione radiologica a fini medici è una strategia efficace per ridurre i rischi connessi all'esposizione medica, migliorare la sicurezza e ottenere il massimo "beneficio" della prestazione medica [52, 53].

Bibliografia

1. Amis ES, Butler PF, Applegate KE et al (2007) American College of Radiology white paper on radiation dose in medicine. J Am Coll Radiol 4:272–284
2. Hall EJ, Brenner DJ (2008) Cancer risks from diagnostic radiology. Br J Radiol 81:362–378
3. Mettler FA, Thomadsen BR, Bhargavan M et al (2008) Medical radiation exposure in the US in 2006: preliminary results. Health Phys 95:502–507
4. Food and Drug Administration (2010) White paper: Initiative to reduce unnecessary radiation exposure. http://www.fda.gov/downloads/RadiationEmittingProducts/RadiationSafety/Radiation-DoseReduction/UCM200087.pdf. Ultimo accesso 7 aprile 2012
5. President's Cancer Panel (2010) Environmentally caused cancers are "grossly underestimated" and "needlessly devastate American lives"; http://www.environmentalhealthnews.org/ehs/news/presidents-cancer-panel. Ultimo accesso 7 aprile 2012
6. Picano E (2004) Sustainability of medical imaging. Education and debate. BMJ 328:578–580
7. Brenner DJ, Hall EJ (2007) Computed tomography. An increasing source of radiation exposure. N Engl J Med 357:2277–2284
8. International Agency for Research on Cancer: Working Group on the Evaluation of Carcinogenic Risks to Humans (2000) Part 1: X and gamma-radiation and neutrons: Views and expert opinions. IARC monographs on the evaluation of carcinogenic risks to humans. Vol. 75
9. United Nations. Sources and effects of ionising radiation. United Nations Scientific Committee on the Effects of Atomic Radiation (1996). Report to the General Assembly with Scientific annexes. United Nations sales publication E.96.IX.3. New York, United Nations
10. European Commission. Radiation protection 118: referral guidelines for imaging. http://ec.europa.eu/energy/nuclear/radioprotection/publication/doc/118_en.pdf. Ultimo accesso 7 aprile 2012
11. US Department of Health and Human Services. 11th Report on Carcinogens (RoC); http://ntp.niehs.nih.gov/ntp/roc/toc11.htm. Ultimo accesso 7 aprile 2012
12. Hall EJ (2000) Radiobiology for the radiologist. 5 edn. Lippincott Williams and Wilkins, Philadelphia
13. Kiefer J (1990) Biological radiation effects. Springer, Berlin Heidelberg New York
14. Smith LE, Nagar S, Kim GJ, Morgan WF (2003) Radiation-induced genomic instability: radiation quality and dose response. Health Physics 85:23–29
15. Frankenberg-Schwager M, Gebauer A, Koppe C et al (2009) Single-strand annealing, conservative homologous recombination, nonhomologous DNA end joining, and the cell cycle-dependent repair of DNA double-strand breaks induced by sparsely or densely ionizing radiation. Radiat Res 171:265–273
16. Vogelstein B, Kinzler KW (1998) The genetic basis of human cancer. McGraw-Hill, New York
17. Stopera SA, Ray M, Riordan D et al (1990) Variant Philadelphia translocations in chronic myeloid leukemia: correlation with cancer breakpoints, fragile sites and oncogenes. Cancer Lett 55:249–253
18. Savage JR (1998) A brief survey of aberration origin theories. Mutat Res 404:139–147
19. Simpson PJ, Savage JR (1996) Dose-response curves for simple and complex chromosome aberrations induced by Xrays and detected using fluorescence in situ hybridization. Int J Radiat Biol 69:429–436
20. Cornforth MN (2006) Perspectives on the formation of radiation-induced exchange aberrations. DNA Repair 5:1182–1191
21. International Atomic Energy Agency (2001) Cytogenetic analysis for radiation dose assessment. Technical Report No. 405
22. Hayata I (1996) Advanced cytogenetical techniques necessary for the study of low dose exposures. In: Wei L, Sugahara T, Tao Z (eds) High levels of natural radiation, radiation dose and health effects. Elsevier, Amsterdam
23. Hoffmann W, Schmitz-Feuerhake I (1999) How radiation-specific is the dicentric assay? J Expo Anal Env Epid 9:113–133
24. Fenech M (1981) Optimisation of micronucleus assays for biological dosimetry. In: Gledhill BL, Mauro F (eds) New horizons in biological dosimetry. Wiley, New York
25. Hagmar L, Bonassi S, Stromberg U et al (1998) Chromosomal aberrations in lymphocytes predict

human cancer: a report from the European Study Group on Cytogenetic Biomarkers and Health (ESCH). Cancer Res 58:4117–4121

26. Bonassi S, Znaor A, Ceppi M et al (2007) An increased micronucleus frequency in peripheral blood lymphocytes predicts the risk of cancer in humans. Carcinogenesis 28:625–631

27. ICRP Publication 85 (2000) Avoidance of radiation injuries from medical interventional procedures extracted from International Commission on Radiation Protection. Ann ICRP 30:1–67

28. Vlietstra RE, Wagner LK, Koenig T, Mettler F (2004) Radiation burns as a severe complication of fluoroscopically guided cardiological interventions. J Interv Cardiol 17:131–142

29. Sidhu M, Coley BD, Goske MJ et al (2009) Image gently, step lightly: increasing radiation dose awareness in pediatric interventional radiology. Pediatr Radiol 39:1135–1138

30. National Research Council, Committee to Assess Health Risks from Exposure to Low Levels of Ionizing Radiation. (2006) BEIR Phase 2. National Academies Press, Washington, DC

31. Berrington de González AB, Mahesh M, Kim KP et al (2009) Projected cancer risks from computed tomographic scans performed in the United States in 2007. Arch Intern Med 22:2071–2077

32. Smith-Bindman R, Lipson J, Marcus R et al (2009) Radiation associated with common computed tomography examinations and the associated lifetime attributable risk of cancer. Arch Intern Med 169:2078–2086

33. Eisenberg MJ, Afilalo J, Lawler P et al (2011) Cancer risk related to low-dose ionizing radiation from cardiac imaging in patients after acute myocardial infarction. CMAJ 183:430–436

34. Hoeijmakers JH (2001) Genome maintenance mechanisms for preventing cancer. Nature 411:366–374

35. Rogakou EP, Boon C, Redon C, Bonner WM (1999) Megabase chromatin domains involved in DNA double-strand breaks in vivo. J Cell Biol 146:905–915

36. Stiff T, O'Driscoll M, Rief N et al (2004) ATM and DNA-PK function redundantly to phosphorylate H2AX after exposure to ionizing radiation. Canc Res 64:2390–2396

37. Rothkamm K, Lobrich M (2003) Evidence for a lack of DNA double-strand break repair in human cells exposed to very low X-rays doses. P Nat Acad Sci 100:5057–5062

38. Rothkamm K, Balroop S, Shekhdar J et al (2007) Leukocyte DNA damage after multi-detector row CT: a quantitative biomarker of low-level radiation exposure. Radiology 242:244–251

39. Beels L, Bacher K, De Wolf D et al (2009) γ-H2AX foci as biomarker for patient x-ray exposure in pediatric cardiac catheterization: are we underestimating radiation risks? Circulation 120:1903–1909

40. Andreassi MG, Cioppa A, Manfredi S et al (2007) Acute chromosomal DNA damage in human lymphocytes after radiation exposure in invasive cardiovascular procedures. Eur Heart J 28:2195–2199

41. Andreassi MG, Ait-Ali L, Botto N et al (2006). Cardiac catheterization and long-term chromosomal damage in children with congenital heart disease. Eur Heart J 27:2703–2708

42. Ait-Ali L, Andreassi MG, Foffa I et al (2010) Cumulative patient effective dose and acute radiation-induced chromosomal DNA damage in children with congenital heart disease. Heart 96:269–274

43. Andreassi MG, Cioppa A, Botto N et al (2005) Somatic DNA damage in interventional cardiologists: a case-control study. FASEB J 19:998–999

44. Andreassi MG, Foffa I, Manfredi S et al (2009) Genetic polymorphisms in XRCC1, OGG1, APE1 and XRCC3 DNA repair genes, ionizing radiation exposure and chromosomal DNA damage in interventional cardiologists. Mutat Res 666:57–63

45. Bentzen SM (2008) From cellular to high-throughput predictive assays in radiation oncology: challenges and opportunities. Semin Radiat Oncol 18:75–88

46. Das AK, Bell MH, Nirodi CS et al (2010) Radiogenomics predicting tumor responses to radiotherapy in lung cancer. Semin Radiat Oncol 20:149–155

47. Broeks A, Braaf LM, Huseinovic A et al (2007) Identification of women with an increased risk of developing radiation-induced breast cancer: a case only study. Breast Cancer Res 9:R26

48. Rajaraman P, Bhatti P, Doody MM et al (2008) Nucleotide excision repair polymorphisms may modify ionizing radiation-related breast cancer risk in US radiologic technologists. Int J Cancer 123:2713–2716

49. Cardis E, Hall J, Tavtigian SV (2007) Identification of women with an increased risk of developing radiation-induced breast cancer. Breast Cancer Res 9:106

50. Broeks A, Braaf LM, Huseinovic A et al (2007) Identification of women with an increased risk of developing radiation-induced breast cancer: a case only study. Breast Cancer Res 9:R26

51. Andrieu N, Easton DF, Chang-Claude J et al (2006) Effect of chest X-rays on the risk of breast cancer among BRCA1/2 mutation carriers in the international BRCA1/2 carrier cohort study: a report from the EMBRACE, GENEPSO, GEO-HEBON, and IBCCS Collaborators' Group. J Clin Oncol 24:3361–3366
52. Picano E (2004) Informed consent and communication of risk from radiological and nuclear medicine examinations: how to escape from a communication inferno. BMJ 29:849–851
53. Malone J, Craven C, Guliera R et al (2011). Justification of diagnostic medical exposures, some practical issues. Report of an International Atomic Energy Agency (IAEA) Consultation. Br J Radiol; doi 10.1259/bjr/42893576

Unità di misura e metodi di calcolo della dose

3

M. Bonelli

Indice dei contenuti

3.1 Introduzione
3.2 Radiazioni ionizzanti
3.3 Radioattività
3.4 Dose assorbita e rateo di dose
3.5 Dose equivalente e fattori di ponderazione per la radiazione
3.6 Dose efficace e fattori di ponderazione per il tessuto
3.7 Dose equivalente impegnata
3.8 Dose efficace impegnata
3.9 Kerma e grandezze dosimetriche operative
3.10 Descrittori di dose in radiografia convenzionale e radioscopia
3.11 Calcolo della dose in radiografia convenzionale e radioscopia
3.12 Descrittori di dose in tomografia computerizzata
3.13 Calcolo della dose in tomografia computerizzata
Bibliografia

3.1
Introduzione

Nel campo della medicina, le procedure che utilizzano le radiazioni ionizzanti sono diventate uno strumento fondamentale e indispensabile sia nella diagnostica che nella terapia. Le discipline mediche che ne fanno maggiormente uso sono la radiodiagnostica, la radiologia interventistica, la medicina nucleare, la radioterapia. Un problema che in generale si pone quando si eseguono esposizioni mediche è la valutazione degli effetti biologici anche in riferimento ai potenziali danni che esse potrebbero apportare.

Infatti le radiazioni ionizzanti, interagendo con gli atomi e le molecole dei tessuti, inducono eccitazioni elettroniche e ionizzazioni che a loro volta si trasformano in deposizioni di energia termica (agitazioni atomiche e molecolari) e in mutazioni chimiche, ossia in effetti biologici.

Data la complessità di tali processi microscopici e quindi la difficoltà di descriverli matematicamente e poiché ognuno di questi processi è connesso alla deposizione di energia, lo studio degli effetti biologici viene effettuato tramite grandezze che derivano dall'energia depositata nei tessuti.

La grandezza base introdotta per cercare di quantificare tali effetti e, quindi, per valutare il rischio radiologico, è la dose assorbita che, come vedremo più avanti, corrisponde alla quantità di energia depositata dalla radiazione nel mezzo irradiato per unità di massa. Tale grandezza non è però in grado, da sola, di tenere conto della diversa efficacia biologica dei vari tipi di radiazioni ionizzanti. Si è inoltre osservato che i tessuti non hanno tutti la stessa radiosensibilità, anzi vi sono tessuti, come per esempio il seno, il midollo osseo, il polmone e lo stomaco, che sono molto più radiosensibili di altri, come il tessuto cerebrale, la superficie dell'osso, il muscolo, ecc. Ciò ha reso necessaria l'introduzione di ulteriori grandezze, dette grandezze radioprotezionistiche, come la dose equivalente e la dose efficace.

L'obiettivo di questo capitolo è di fornire una visione panoramica su tali grandezze e gli strumenti necessari per la loro determinazione. Verranno inoltre presentati degli esempi pratici di calcolo di dose e valutazione del rischio radiologico stocastico, che potranno essere facilmente estesi ad altri tipi di esposizioni mediche, per poter effettuare valutazioni del rapporto rischio/beneficio.

3.2
Radiazioni ionizzanti

Le radiazioni che, propagandosi in un mezzo, sono in grado di produrre ionizzazione (nei gas e nei liquidi essa si manifesta come coppie di ioni, nei solidi come coppie elettrone-lacuna e, nel caso vengano liberati atomi dai loro siti, anche come coppie di ioni) vengono dette radiazioni ionizzanti. Affinché possano produrre ionizzazione, l'energia minima dei corpuscoli della radiazione deve essere superiore a quella di prima di ionizzazione del mezzo attraversato; tale energia è generalmente di alcuni eV.

3.2.1
Radiazioni indirettamente ionizzanti

Le radiazioni costituite da corpuscoli neutri (X, γ, n) sono dette radiazioni indirettamente ionizzanti in quanto, interagendo con gli atomi, cedono tutta o parte della propria energia a particelle secondarie direttamente ionizzanti (e, p, α, ecc.), le quali, a loro volta, dissipano la loro energia principalmente tramite ionizzazioni ed eccitazioni. Anche nelle interazioni delle particelle neutre vengono prodotte direttamente coppie di ioni e/o coppie elettrone-lacuna, il loro numero è però trascurabile rispetto al numero di coppie prodotte dalle particelle secondarie, che in tali interazioni sono messe in moto, e perciò è giustificata la locuzione "indirettamente ionizzanti".

Le principali interazioni tra i fotoni X e gamma e la materia sono: l'effetto fotoelettrico, dove il fotone viene assorbito e la sua energia trasferita a un elettrone; l'effetto Compton, nel quale il fotone viene diffuso da un elettrone, a cui cede parte della sua energia; per energie superiori a 1022 keV, la creazione di coppie elettrone-positrone; per energie elevate, le reazioni nucleari. L'effetto fotoelettrico predomina alle basse energie, per i tessuti biologici fino ad alcune decine di keV, l'effetto Compton alle energie intermedie, fino ad alcune decine di MeV, la materializzazione di coppie per energie superiori.

3.2.2
Radiazioni direttamente ionizzanti

Le radiazioni costituite da particelle cariche (e, p, α, ecc.) sono dette radiazioni direttamente ionizzanti, perché esse, penetrando nella materia, perdono energia essenzialmente tramite collisioni anelastiche (eccitazioni e ionizzazioni).

Nelle collisioni anelastiche l'energia cinetica persa dalle particelle in parte viene trasferita ai gradi di libertà interni degli atomi (eccitazioni) e in parte alle particelle cariche secondarie (elettroni) liberate (ionizzazioni). In queste interazioni non c'è conservazione della quantità di moto e quindi neanche dell'energia cinetica; per questo motivo, esse vengono dette collisioni anelastiche. Le collisioni anelastiche si distinguono in due grandi classi: le collisioni prossime, dove la particella incidente interagisce direttamente con i singoli elettroni; le collisioni distanti, nelle quali la particella interagisce con l'atomo come fosse un tutto unico.

Le particelle cariche sono soggette anche ad altri tipi di interazioni con la materia la cui sezione d'urto (probabilità di interazione) dipende dalla loro energia, dalla loro massa e dal numero atomico degli atomi costituenti il mezzo.

Per le particelle cariche leggere (elettroni, positroni) con energie superiori a qualche MeV, diventa importante il processo di produzione di radiazione di frenamento (*Bremsstrahlung*)[1]: gli elettroni incidenti interagiscono con i nuclei della materia e parte della loro energia cinetica viene trasformata in raggi X. Per particelle cariche pesanti con elevate energie diventano finite (apprezzabili) le sezioni d'urto delle eccitazioni coulombiane del nucleo e delle reazioni nucleari; a basse energie quelle delle collisioni elastiche, nelle quali le particelle vengono diffuse elasticamente dal nucleo.

Gli elettroni liberati dalla radiazione incidente (primaria) che hanno energia sufficiente per produrre a loro volta ionizzazione, detta secondaria, vengono denominati elettroni secondari.

Se gli elettroni secondari hanno un'energia sufficiente (maggiore di 100, 200eV) per produrre una traccia propria, che si distingue da quella della particella primaria, prendono il nome di raggi delta.

---

[1] Per esempio, nelle interazioni degli elettroni con il Pb, la perdita di energia collisionale eguaglia quella radiativa quando l'energia degli elettroni è dell'ordine di 10 MeV. La sezione d'urto per *Bremsstrahlung* aumenta con il numero atomico del target.

3.2.3
Trasferimento lineare di energia

Come si è accennato, a seguito delle collisioni delle particelle cariche con gli atomi e le molecole del mezzo attraversato, vengono generati raggi delta che si comportano, a loro volta, come particelle primarie, trasportando lungo le proprie tracce l'energia ricevuta e trasferendola al mezzo in punti anche distanti dal sito dove è avvenuta la collisione. I raggi delta di bassa energia sono molto più probabili di quelli di alta energia. La distribuzione di queste particelle lungo una traccia primaria è di fondamentale importanza nell'interpretazione degli effetti indotti dalle radiazioni nei materiali biologici, in quanto fornisce informazioni dirette sul trasporto di energia a distanza e sulla densità della ionizzazione prodotta intorno alla traccia delle particelle primarie; per quantificare tale fenomeno è stata introdotta la grandezza "trasferimento lineare di energia" (*Linear Energy Transfer*, *LET*):

$$LET_\Delta = \frac{d\bar{E}_\Delta}{dl} \tag{3.1}$$

dove $d\bar{E}_\Delta$ rappresenta l'energia ceduta per collisioni in media da una particella carica in un segmento di percorso di lunghezza dl, avendo considerato nel computo di $d\bar{E}_\Delta$ solo i processi collisionali dove il trasferimento di energia nei singoli eventi è inferiore alla energia Δ (per scopi di radiobiologia, il valore di Δ è scelto generalmente dell'ordine delle centinaia di eV). Se $\Delta = \infty$ allora $LET_\Delta = LET_\infty$.

In genere $LET_{100eV} \approx 0,6 \times LET_\infty$. Il LET_Δ viene detto trasferimento lineare di energia ristretto, il LET_∞, indicato anche semplicemente con LET, viene detto trasferimento lineare di energia infinito e corrisponde al potere di frenamento S. Il LET si esprime abitualmente in keV/μm.

Con riferimento al LET_∞, si suole distinguere tra particelle a basso LET (elettroni e positroni) e particelle ad alto LET (particelle alfa, ioni, ecc.). Il LET degli elettroni varia a seconda dell'energia tra 0,2 e 30 keV/μm, quello delle particelle alfa tra 40 e 250 keV/μm. I protoni cedono generalmente energia a basso LET, a esclusione dell'ultimo tratto della loro traiettoria dove si comportano come particelle ad alto LET.

Il LET non è definito per le radiazioni indirettamente ionizzanti, in quanto esse non sono soggette a interazioni collisionali. Per scopi di radioprotezione e di radiobiologia tale concetto viene però allargato anche a questo tipo di radiazioni, considerando il LET delle particelle secondarie messe in moto dalla radiazione primaria indirettamente ionizzante. In questo senso i fotoni sono radiazioni a basso LET con valori fino a 10 keV/μm.

3.3
Radioattività

3.3.1
Decadimenti radioattivi

La radioattività è la proprietà di alcuni nuclei, detti instabili o radionuclidi, di trasformarsi spontaneamente in altri nuclei, emettendo una radiazione caratteristica: α, β$^-$, β$^+$, γ, ecc.

L'origine dell'instabilità del nucleo risiede nell'eccesso di protoni, di neutroni oppure nel peso troppo elevato: tutti i nuclei più pesanti del bismuto, Z=83, sono instabili. Se il nucleo (come, per esempio, il ^{18}F, il ^{68}Ga) ha un eccesso di protoni, allora tende a stabilizzarsi emettendo un positrone, decadimento β$^+$, e, quindi, riducendo il numero di protoni di un'unità e aumentando della stessa quantità il numero di neutroni; un decadimento equivalente è la "cattura elettronica" (*Electronic Capture*, EC), dove un elettrone del guscio più interno dell'atomo viene catturato dal nucleo. Se il nucleo (per esempio lo ^{131}I) ha un eccesso di neutroni, allora tende a decadere emettendo un elettrone, decadimento β$^-$. Nel caso del decadimento α, che avviene solo nei nuclei pesanti, viene emesso un nucleo ^{4}He.

Dopo il decadimento, il nucleo prodotto, detto nucleo figlio, si può trovare in uno stato eccitato; in questo caso il nucleo si stabilizza emettendo uno o più fotoni γ caratteristici.

Un altro decadimento, detto impropriamente radioattivo, è la transizione isomerica (*Isomeric Transition*, IT), dove il nucleo (per esempio il ^{99m}Tc), che si trova in uno stato eccitato metastabile, decade emettendo un fotone gamma.

Nel decadimento radioattivo il sistema nucleo padre decade in un sistema, costituito dal nucleo figlio e dalle particelle emesse, che ha una massa di quiete inferiore rispetto al nucleo originario. La diminuzione di massa corrisponde (secondo la nota equazione di Einstein $E = \Delta mc^2$, che stabilisce l'equivalenza tra massa e energia) alla generazione di energia, detta energia di disintegrazione, che si manifesta sotto forma di energia cinetica, conferita al nucleo e alle particelle emesse, e di fotoni gamma; nei decadimenti β ed EC c'è anche l'energia del neutrino. L'energia di disintegrazione in genere è dell'ordine delle centinaia di keV fino ad alcuni MeV.

3.3.2
Attività

L'attività, A, di una sorgente radioattiva esprime il numero di decadimenti radioattivi (disintegrazioni) per unità di tempo. L'unità di misura dell'attività nel Sistema Internazionale (SI) è il Becquerel (Bq). 1 Bq corrisponde a 1 disintegrazione al secondo. Un'unità di misura non SI ma ancora largamente usata è il Ci e, in particolare, i suoi sottomultipli mCi e μCi, che corrispondono rispettivamente a un millesimo e a un milionesimo di Ci. $1 Ci = 37 \cdot 10^9$ Bq.

L'andamento temporale dell'attività è governato dalla legge statistica del decadimento radioattivo:

$$A(t) = A_0 \cdot 2^{-\frac{t}{T_{1/2fis}}}$$ (3.2)

dove A_0 è l'attività a $t = 0$ e $T_{1/2fis}$ è il tempo di dimezzamento fisico e cioè il periodo di tempo dopo il quale l'attività di una sorgente, a causa dei decadimenti radioattivi, si è ridotta alla metà.

3.3.3
Tempo di dimezzamento effettivo e attività accumulata

Nella diagnostica mediconucleare viene somministrato un farmaco marcato radioattivamente (radiofarmaco) che va ad accumularsi preferenzialmente in determinati tessuti o organi, oggetto dell'indagine diagnostica (vedi capitolo 8).

Dopo la fase di accumulo, il radiofarmaco (in generale, la sostanza radioattiva) viene rimosso dal corpo per via biologica, tramite l'escrezione fisiologica e, in misura minore, l'espirazione e la sudorazione, e per via fisica, tramite i decadimenti radioattivi. Il periodo di tempo dopo il quale la quantità di radiofarmaco all'interno dell'organismo o di un organo/tessuto si è ridotta, solamente per via biologica, alla metà, è detto tempo di dimezzamento biologico, $T_{1/2bio}$. L'azione combinata del "decadimento" biologico e fisico determina il tempo di permanenza del radiofarmaco nell'organismo o nell'organo/tessuto. Il tempo di dimezzamento effettivo è dato dalla seguente relazione:

$$T_{1/2eff} = \frac{T_{1/2fis} \cdot T_{1/2bio}}{T_{1/2fis} + T_{1/2bio}}$$ (3.3)

Il numero complessivo di decadimenti radioattivi, che avverranno nell'organo/tessuto fino alla completa rimozione del radiofarmaco, viene detto attività accumulata ed è indicato con $\tilde{A}$:

$$\tilde{A} = \int_0^\infty A(t) \cdot dt = \int_0^\infty U \cdot A_o \cdot 2^{-\frac{t}{T_{1/2eff}}} \cdot dt = U \cdot A_o \cdot \frac{T_{1/2eff}}{\ln 2}$$ (3.4)

dove A_0 è l'attività introdotta, U l'*uptake* (frazione dell'attività introdotta assorbita nell'organo/tessuto) e avendo scelto per semplicità l'istante iniziale $t_0 = 0$.

3.4
Dose assorbita e rateo di dose

3.4.1
Premessa

Quando una radiazione attraversa un mezzo materiale, essa deposita energia sotto forma di eccitazioni elettroniche, ionizzazioni, mutazioni chimiche e, se l'energia dei corpuscoli della radiazione è elevata (dell'ordine dei MeV) oppure se la radiazione è costituita da neutroni, anche come eccitazioni nucleari e trasformazioni nucleari.

Se consideriamo un piccolo volume di materia, V, attraversato da una radiazione e misuriamo l'energia radiante entrante nel volume, R_{in}, cioè la somma delle energie (escluse quelle di quiete) di tutte le particelle direttamente e indirettamente ionizzanti incidenti, e quella uscente, R_{out}, allora l'energia depositata dalla radiazione nel volume V, detta energia impartita, è data da[2]:

$$\varepsilon = R_{in} - R_{out} \tag{3.5}$$

Se ora V viene fatto tendere a un volume molto piccolo (infinitesimo), dV, allora l'espressione finita (3.5) si trasforma nell'analoga definizione infinitesimale:

$$d\varepsilon = dR_{in} - dR_{out} \tag{3.6}$$

Poiché la distribuzione spaziale microscopica della materia è discreta (particellare) e le interazioni tra le particelle delle radiazioni ionizzanti e la materia avvengono su base stocastica, anche $d\varepsilon$ è una grandezza stocastica, che può subire, localmente, forti fluttuazioni, soprattutto nel caso di radiazioni ad alto LET. Per dare perciò consistenza deterministica alla grandezza $d\varepsilon$, cosa necessaria nelle applicazioni pratiche, se ne prende il valore medio $d\bar{\varepsilon}$.

3.4.2
Definizione

La dose assorbita, D, è definita come il rapporto tra l'energia media, $d\bar{\varepsilon}$, impartita dalla radiazione a un volumetto di materia, dV, e la massa del volumetto stesso, dm:

$$D = \frac{d\bar{\varepsilon}}{dm} \tag{3.7}$$

---

[2] Nel caso di radiazioni che inducono anche trasformazioni nucleari, l'energia impartita è data da: $\varepsilon = R_{in} - R_{out} + \Sigma Q$, dove ΣQ è l'energia spesa per aumentare la massa di quiete del sistema in trasformazioni di nuclei o particelle (ΣQ ha il segno "-" se la massa aumenta).

L'unità di misura della dose assorbita nel SI è il J/kg, il suo nome speciale è il gray (Gy). Poiché tale unità di misura è molto grande, si usano spesso anche i sottomultipli mGy e μGy, che sono rispettivamente un millesimo e un milionesimo di Gy.

La grandezza dosimetrica *dose assorbita* ha il rango di grandezza di base, in quando da essa discendono tutte le grandezze radioprotezionistiche che vedremo nei prossimi paragrafi.

Essa, a differenza delle grandezze radioprotezionistiche, che sono definite solo per i tessuti biologici, è definita per tutti i materiali, anche quelli non biologici. È inoltre una quantità direttamente misurabile ed esistono standard primari per determinarne il valore.

3.4.3
Applicazioni della dose assorbita

Nel caso di radiazioni fotoniche ed elettroniche (radiazioni a basso *LET*), la dose assorbita viene utilizzata come grandezza di riferimento per lo studio degli effetti biologici deterministici e per la definizione dei valori soglia.

Per tale motivo, essa è anche la grandezza fondamentale utilizzata in radioterapia (con campi fotonici ed elettronici) per misurare la "quantità di radiazioni" da "somministrare" al volume bersaglio (tumore) e per definire i limiti di esposizione degli organi critici.

3.4.4
Rateo di dose

Per poter caratterizzare la dose da un punto di vista temporale, cosa utile sia quando l'esposizione è prolungata nel tempo sia perché gli effetti biologici possono dipendere dall'andamento temporale con cui la dose viene impartita, si definisce anche il rateo di dose:

$$\dot{D} = \frac{dD}{dt} \tag{3.8}$$

dove dD rappresenta l'incremento di dose nell'intervallo di tempo dt; $\dot{D}$ è quindi la variazione di dose nell'unità di tempo. L'unità di misura per il rateo di dose è il Gy/s; nella pratica radioprotezionistica si usano spesso i sottomultipli mGy/s, μGy/s, ma anche unità non SI come il μGy/h per misure della radiazione diffusa o ambientali. In radioscopia, nel fascio primario si misurano, per esempio, ratei di dose di ingresso dell'ordine di 0,02-2mGy/s; in radiocinematografia, di 0,1-10 mGy/s. Per confronto, il rateo di dose dovuto al fondo naturale ammonta in media a circa 0,1 μGy/h.

Nel caso, per esempio, di un campo di radiazioni variabile nel tempo, la dose assorbita nell'intervallo di tempo $[t_1,t_2]$ è data dalla relazione:

$$D = \int_{t_1}^{t_2} \dot{D} \cdot dt \tag{3.9}$$

dove il simbolo di integrale $\int$ rappresenta la somma di tutti i contributi di dose $\dot{D} \cdot dt$ assorbiti negli intervalli di tempo dt. Se il campo di radiazioni è costante nel tempo (stazionario), allora la (3.9) si semplifica, trasformandosi in una semplice moltiplicazione: $D = \dot{D} \cdot (t_2 - t_1)$.

3.5
Dose equivalente e fattori di ponderazione per la radiazione

3.5.1
Definizione

A parità di dose assorbita, la probabilità di induzione di effetti biologici stocastici in un tessuto dipende dal tipo e dalla qualità (spettro di energia) della radiazione. Per tenere conto di questa dipendenza è stata introdotta la grandezza radioprotezionistica dose equivalente [1]:

$$H_T = w_R \cdot \bar{D}_T \tag{3.10}$$

dove $\bar{D}_T$ è il valore medio della dose assorbita nell'organo/tessuto T e w_R il fattore di ponderazione per la radiazione. Il fattore w_R esprime l'efficacia biologica relativa (*Relative Biological Effectiveness*, RBE) dei diversi tipi di radiazione, R, rispetto alla radiazione X e gamma. Per definizione avremmo quindi, per i fotoni gamma e X, $w_X = 1$. Per gli altri tipi di radiazioni l'ICRP nella sua ultima pubblicazione del 2007 [2] raccomanda: $w_{elettroni} = 1$, $w_{protoni} = 2$, $w_\alpha = 20$, mentre per i neutroni il valore dipende dalla loro energia, secondo una funzione continua che va da 2,5 a energie termiche, raggiunge il massimo, 21, ad 1 MeV, e poi ritorna a un valore 2,5 per energie elevate[3].

L'unità di misura della dose equivalente è il J/kg; essendo questa grandezza concettualmente e, per le radiazioni non fotoniche, anche numericamente diversa dalla dose assorbita, per tale unità è stato introdotto il nome speciale sievert (Sv). Per le

---

[3] La RBE dipende dall'energia anche nel caso dei raggi X e gamma, secondo quanto dimostrato in recenti esperimenti su culture cellulari in vitro [2]. Le indagini in vitro sulle aberrazioni cromosomiche dicentriche nei linfociti umani (Sasaki, 1991; Schmid et al., 2002; Guerrero-Carbajal et al., 2003), e sulle mutazioni e le trasformazioni in altre linee cellulari nelle cellule umane e in quelle ibride uomo-criceto (Frankenberg et al., 2002), hanno mostrato, per esempio, che la radiazione prodotta con una tensione di accelerazione di 20 kV ha una RBE di circa 2-3 volte maggiore rispetto alla RBE della radiazione prodotta con 200 kV e quest'ultima è circa 2 volte maggiore rispetto a quella della radiazione emessa dal ^{60}Co. Tuttavia, per motivi pratici e di semplicità l'ICRP ha preferito mantenere per i fotoni e gli elettroni un $w_R = 1$ per tutte le energie.

radiazioni gamma, X e beta il valore numerico della dose equivalente coincide con quello della dose assorbita media: $H_T = \overline{D}_T$.

Nel caso di organi appaiati (reni, mammelle, gonadi, ecc.) il valore medio della dose assorbita viene calcolato su ambedue, anche se uno non è stato irraggiato; nel caso della pelle su tutta la superficie corporea, che per un uomo di statura media ha un'area di circa 2 m^2.

Concettualmente la (3.10) esprime l'ipotesi che il rischio radiologico stocastico non dipenda da come è distribuita la dose all'interno dell'organo/tessuto, ma solo dal suo valore medio. Questa assunzione è legittima per gli effetti biologici stocastici, in quanto tali danni sono di tipo monocitico. Naturalmente essa non vale per gli effetti deterministici per i quali, insorgendo essi solo oltre una determinata soglia, la distribuzione della dose gioca un ruolo fondamentale. Per questo motivo, per definire i livelli soglia degli effetti deterministici viene impiegata la dose assorbita e non la dose equivalente; nel caso di radiazioni neutroniche e di particelle cariche pesanti (protoni, alfa, ecc.), insieme alla dose assorbita bisogna considerare anche la RBE specifica dell'effetto deterministico in questione, che in generale è diversa dalla RBE per gli effetti stocastici.

3.5.2
Applicazioni della dose equivalente

Tramite la dose equivalente è possibile esprimere la probabilità d'induzione di un determinato effetto biologico stocastico:

$$P_{pat} = f_{pat} \cdot H_T \qquad (3.11)$$

dove il suffisso *pat* indica una determinata patologia cancerogena e f_{pat} il relativo coefficiente nominale di rischio [2] espresso in Sv^{-1}.

Se consideriamo, per esempio, l'irraggiamento del seno in un tipico esame mammografico di screening con due proiezioni, dove la dose ghiandolare media complessiva è dell'ordine di 3 mSv, la probabilità di insorgenza di un carcinoma mammario ad esito fatale è:

$$P_{mam} = f_{mam} \cdot H_{mam} = 1{,}4 \cdot 10^{-3} \cdot 3 \cdot 10^{-3} \cong 4 \cdot 10^{-6} \qquad (3.12)$$

ossia circa 4 casi di decesso su 1.000.000 di persone esposte. $f_{mam} = 1{,}4 \times 10^{-3}$ Sv^{-1} è il coefficiente nominale di rischio per la patologia in questione relativo alla popolazione adulta e calcolato sulla durata della vita (*Life Span Risk*, LSR).

La dose equivalente costituisce perciò la base per la valutazione del rapporto rischio/beneficio nelle attività radiologiche.

3.6
Dose efficace e fattori di ponderazione per il tessuto

3.6.1
Definizione

La probabilità di insorgenza degli effetti biologici stocastici, a parità di dose equivalente, dipende dal tipo di tessuto irraggiato: tessuti diversi possono presentare radiosensibilità differenti. Per tenere conto delle diverse radiosensibilità tissutali, è stata definita la grandezza radioprotezionistica dose efficace:

$$E = \sum_T w_T \cdot H_T \qquad (3.13)$$

dove w_T è il coefficiente di ponderazione per il tessuto T, H_T la dose equivalente, vista nel paragrafo precedente, e $\sum$ il simbolo di sommatoria che indica l'operazione di somma su tutti gli organi e tessuti interessati dall'irraggiamento. Se sono presenti più specie di radiazioni, allora occorre sommare anche i contributi dosimetrici delle diverse specie di radiazioni:

$$E = \sum_T w_T \cdot H_T = \sum_T w_T \cdot \left(\sum_R w_R \cdot \bar{D}_{T,R} \right) \qquad (3.14)$$

L'unità di misura della dose efficace è il sievert (Sv) come per la dose equivalente.

I valori dei fattori w_T sono scelti in modo da essere rappresentativi del contributo dei singoli organi e tessuti al detrimento sanitario complessivo, dovuto agli effetti biologici stocastici sia ad esito fatale che non fatale [1, 2]; tali valori sono specificati nella Tabella 3.1.

La somma di tutti i fattori w_T è normalizzata a 1. Nel caso di una panirradiazione uniforme del corpo la (3.13) diventa:

$$E = H \cdot \sum_T w_T = H \qquad (3.15)$$

dove H rappresenta la dose equivalente in ogni organo e tessuto. In questo caso specifico, se la radiazione è fotonica vale anche: $E = H \equiv D$. Se invece ipotizziamo un'irradiazione uniforme di metà corpo, con una divisione lungo l'asse longitudinale, e trascuriamo le asimmetrie anatomiche, come il cuore, lo stomaco, il fegato, ecc., allora, poiché in questo caso l'entità del rischio radiologico stocastico complessivo è ridotta alla metà, rispetto alla panirradiazione, anche la dose efficace sarà la metà: $E \equiv D/2$.

Tabella 3.1 Fattori di ponderazione per i tessuti raccomandati nella pubblicazione 103 dell'ICRP

Tessuto	w_T	$\sum w_T$
Midollo osseo (rosso), colon, polmone, stomaco, seno, tessuti rimanenti*	0,12	0,72
Gonadi	0,08	0,08
Vescica, esofago, fegato, tiroide	0,04	0,16
Superficie dell'osso, cervello, ghiandole salivari, pelle	0,01	0,04
Totale		1,00

* Tessuti rimanenti: ghiandole surrenali, regione extratoracica, cistifellea, cuore, reni, linfonodi, muscolo, mucosa orale, pancreas, prostata, intestino tenue, milza, timo, utero/cervice.

Il valore di $w_T = 0,12$ per i tessuti rimanenti si applica alla media aritmetica della dose equivalente ricevuta dagli organi e tessuti elencati nella nota della Tabella 3.1. In questo modo la dose efficace è additiva[4]. Questo significa che nel caso di esposizioni multiple con diverse geometrie, o nel caso di irradiazione esterna e interna, le dosi efficaci delle singole esposizioni possono essere sommate.

3.6.2
Applicazioni della dose efficace

La dose efficace viene utilizzata in radioprotezione per definire i limiti di esposizione per i lavoratori e le persone del pubblico.

Nelle esposizioni mediche, essa permette di confrontare, dal punto di vista del detrimento sanitario, esposizioni diverse, come per esempio un esame radiografico del torace con uno del bacino oppure con un esame tomografico. Viene inoltre utilizzata, insieme alla dose equivalente, per la valutazione del rapporto rischio/beneficio nelle attività radiologiche.

In genere, per avere un primo termine di comparazione si considera la dose efficace dovuta al fondo naturale, a cui ogni persona è soggetta, che ammonta in media a 2,4 mSv/anno e può variare da luogo a luogo, in funzione dell'altitudine e della radioattività contenuta nel suolo, da circa 1,5 a oltre 10 mSv/anno. Altri valori di riferimento sono: esame radiografico PA del torace per una persona standard, $E = 0,02$ mSv (con tecnologia digitale); esame tomografico del torace, 4 mSv; dell'encefalo, 3 mSv; fegato (3 fasi), 10 mSv; esame PET con 240 MBq di FDG (vedi capitolo 8), circa 6 mSv.

3.7
Dose equivalente impegnata

La grandezza "dose equivalente impegnata" rappresenta la dose equivalente che, in seguito all'introduzione di un radionuclide nell'organismo, i singoli organi/tessuti assorbiranno o fino alla completa rimozione, per decadimento fisico e/o decadimento biologico, del radionuclide oppure, nel caso di sostanze radioattive a lungo tempo di dimezzamento effettivo, fino alla fine della vita.

Se $\dot{\bar{D}}(t)$ è il rateo di dose assorbita media all'interno dell'organo/tessuto T, dovuto alle radiazioni prodotte nei decadimenti radioattivi di una sostanza introdotta nell'organismo, allora la dose equivalente impegnata è data dalla seguente relazione:

$$H_T(\tau) = w_R \cdot \int_{t_0}^{t_0+\tau} \dot{\bar{D}}_T(t) \cdot dt = w_R \cdot \bar{D}_T(\tau) \qquad (3.10')$$

---

[4] Nella pubblicazione 60 dell'ICRP, il valore di w_T per i tessuti rimanenti non veniva ripartito in modo uniforme tra i tessuti, ma in misura maggiore al tessuto (tra i tessuti rimanenti) più esposto (principio di ripartizione), rendendo la dose efficace non additiva.

dove t_0 è il momento dell'introduzione, $\bar{D}_T(\tau)$ la dose assorbita media impegnata e τ l'intervallo di tempo, espresso in anni, sul quale viene calcolato l'integrale. Se non è indicato esplicitamente, per gli adulti si prende un intervallo di 50 anni, per i bambini un periodo che va dalla rispettiva età fino a 70 anni.

3.8
Dose efficace impegnata

Nel caso di radionuclidi gamma-emittenti puri, come il ^{99m}Tc, di emettitori beta puri o di emettitori alfa puri, la dose efficace impegnata viene calcolata, in analogia con la dose efficace, tramite la formula (3.13):

$$E(\tau) = \sum_T w_T \cdot H_T(\tau) \qquad (3.13')$$

Nel caso invece di radionuclidi che emettono diversi tipi di radiazioni (ad esempio, beta e gamma), occorre sommare la dose equivalente impegnata nell'organo T dovuta a ogni tipo di radiazione R:

$$E(\tau) = \sum_T w_T \cdot H_T(\tau) = \sum_T w_T \cdot \left(\sum_R w_R \cdot \bar{D}_{T,R}(\tau) \right) \qquad (3.14')$$

3.9
Kerma e grandezze dosimetriche operative

3.9.1
Kerma

Il processo di trasferimento di energia al mezzo da parte dei fotoni (e, in generale, da parte delle radiazioni indirettamente ionizzanti) avviene sostanzialmente in due fasi successive. Nella prima la radiazione primaria mette in moto i secondari carichi. Nella seconda questi ultimi depositano la loro energia cinetica attraverso le collisioni che subiscono nel mezzo. La dose assorbita descrive l'effetto finale del processo sopra illustrato. Per descrivere invece soltanto la prima fase si suole far uso in dosimetria di un'altra grandezza, il kerma, il cui nome trae origine dall'acronimo che in lingua inglese sta per *"kinetic energy released in matter"*.

Il kerma, K, è definito come:

$$K = \frac{d\bar{\varepsilon}_{tr}}{dm} \qquad (3.16)$$

dove $d\bar{\varepsilon}_{tr}$ è il valore medio della somma dell'energia cinetica iniziale di tutte le particelle cariche prodotte dai fotoni (o dai neutroni) in un elemento di volume di massa dm. L'unità di misura per il kerma nel SI è il Gy. Le unità più spesso utilizzate sono i sottomultipli µGy e mGy.

La valenza pratica del kerma risiede nel fatto che questa grandezza in aria è esattamente la grandezza misurata dalle camere a ionizzazione (ad aria libera).

In condizioni di equilibrio delle particelle cariche[5] liberate dalla radiazione, il kerma è numericamente identico alla dose assorbita: $D = K$; questa condizione, nelle misure con la camera a ionizzazione ad aria libera, è praticamente verificata fino a energie dell'ordine di 400 keV.

Nella pratica radioprotezionistica relativa alla radiodiagnostica, il kerma in aria può essere perciò utilizzato in vece della dose in aria e viceversa.

3.9.2
Equivalente di dose

L'equivalente di dose in un punto del tessuto è definito come il prodotto della dose assorbita per il fattore di qualità Q:

$$H = Q \cdot D \tag{3.17}$$

Q, similmente ai fattori w_R, i quali devono approssimare il "valore medio" di Q calcolato sulla distribuzione di dose[6], tiene conto della diversa efficacia biologica delle varie specie di radiazioni, R, relativamente alla radiazione X e gamma. Per definizione avremmo quindi $Q = 1$ per i fotoni gamma e X. In generale Q è una funzione del *LET* (vedi paragrafo 3.2) [3].

L'unità di misura dell'equivalente di dose è il sievert (Sv). Per radiazioni gamma, X e beta il valore numerico della dose assorbita coincide con quello dell'equivalente di dose.

L'equivalente di dose è utilizzato dall'ICRU per la definizione delle grandezze radioprotezionistiche operative: 1) per il monitoraggio ambientale: l'equivalente di dose ambientale $H^*(10)$ e l'equivalente di dose direzionale $H'(0,07)$, misurati ambedue nella sfera ICRU tessuto equivalente alla profondità di 10 e 0,07 mm, rispet-

---

[5] Nelle interazioni con la materia, le radiazioni indirettamente ionizzanti trasferiscono energia cinetica alle particelle cariche (nel caso di campi di fotoni con energie fino a 1022 keV, le particelle liberate sono solo elettroni, per energie più elevate possono venire prodotti anche positroni e protoni), che così sono in grado di muoversi autonomamente. Si definisce equilibrio delle particelle cariche, all'interno di un volume di interesse, la condizione in cui le somme delle energie cinetiche delle particelle cariche che entrano ed escono da esso sono uguali.

[6] La media di Q viene calcolata tramite la relazione: $\bar{Q} = (1/D)\int Q(L)(dD/dL)dL$, dove L rappresenta il *LET* infinito, dD/dL la distribuzione (differenziale) di dose e $(dD/dL)dL$ la dose assorbita nell'intervallo di *LET* compreso tra L e $L+dL$. Q è per definizione il fattore di qualità della radiazione nel punto del tessuto in cui viene misurata la dose D e varia perciò da punto a punto. Per semplificare i calcoli, i fattori w_R sono invece definiti sulla base dello spettro di energia della radiazione incidente e non variano all'interno dei tessuti, anche se lo spettro, a causa dell'assorbimento differenziato delle diverse componenti energetiche, viene modificato.

tivamente; 2) per il monitoraggio individuale: l'equivalente di dose personale $H_p(d)$, dove d indica la profondità, espressa in mm, sotto un punto specifico della superficie del corpo umano, che in generale coincide con la posizione del dosimetro [2]. Nel caso di esposizione di tutto il corpo, $H_p(10)$ viene preso come approssimazione della dose efficace. La vigente normativa (D. Lgs. 230/1995 e succ. mod.) prescrive l'uso di $H*(10)$, per il monitoraggio ambientale delle radiazioni penetranti, come i raggi X e gamma, e quindi già molti strumenti dosimetrici di nuova generazione sono calibrati secondo questa grandezza, in modo che una misura effettuata in aria fornisca il valore che si avrebbe in tessuto molle alla profondità di 10 mm. C'è la necessità dunque di conoscere i coefficienti di conversione tra $H*(10)$ e dose in aria o kerma in aria e viceversa. Alcuni coefficienti di conversione, $H*(10)/K$, per fasci primari usati in radiodiagnostica sono: 1,34 Sv/Gy a 74 kV, 1,51 a 101, 1,56 a 125 [4].

3.10
Descrittori di dose in radiografia convenzionale e radioscopia

Per quanto riguarda la radioprotezione immediata del paziente, ossia quella che deve essere messa in atto in fase di programmazione o di esecuzione di un esame radiodiagnostico o di una procedura interventistica, occorre avere delle grandezze che siano facilmente determinabili e che forniscano un insieme completo di informazioni riguardanti l'esposizione. Per dare uno strumento di rapida valutazione agli operatori di radiologia, sono state perciò introdotte delle grandezze, dette descrittori di dose o indicatori di dose, che sono in grado di fornire indicazioni immediate sull'entità del rischio radiologico connesso con la procedura radiologica in questione.

3.10.1
Dose incidente

La dose incidente (sulla cute), D_{inc}, è definita come la dose assorbita in aria misurata in corrispondenza del luogo di ingresso del fascio X nel paziente. Tale grandezza viene misurata normalmente in assenza di corpo diffondente (paziente o fantoccio) tramite camera a ionizzazione o dosimetri allo stato solido. L'unità di misura normalmente utilizzata nell'ambito della radiodiagnostica è il mGy.

Il vantaggio dell'impiego di tale grandezza è la facilità con cui può essere misurata. Essa, insieme ai parametri geometrici di esposizione (dimensione del campo, regione anatomica esaminata e tipo di proiezione) viene utilizzata come grandezza di partenza (input) per la valutazione della dose equivalente agli organi. Come vedremo nel paragrafo 3.11, la dose equivalente può venire determinata moltiplicando la dose incidente per un coefficiente di conversione, r_T, specifico dell'organo, della regione anatomica irraggiata e del tipo di proiezione.

3.10.2
Dose di ingresso

La dose di ingresso o dose superficiale in entrata (*Entrance Surface Dose*, ESD) rappresenta la somma della dose incidente e della dose prodotta dalla radiazione retrodiffusa dal corpo, che può ammontare anche fino al 50% del valore della dose incidente stessa. La misura della dose superficiale può essere eseguita tramite camera a ionizzazione, dosimetri a termoluminescenza o pellicole radiosensibili (per esempio, pellicole gafchromic), posizionati sulla superficie del corpo o del fantoccio. In alternativa la dose superficiale può essere determinata tramite la misura della dose incidente e l'uso dei fattori di retrodiffusione, f_{ret}:

$$D_{sup} = f_{ret} \cdot D_{inc} \tag{3.18}$$

Per campi di raggi X tipici in radiologia, i fattori di retrodiffusione variano da 1,3 a 1,5 in funzione della tensione applicata al tubo e della dimensione del campo [5].

La dose di ingresso è utilizzata nell'ambito delle procedure interventistiche per prevenire eventuali danni deterministici. Essa è usata inoltre per definire i livelli diagnostici di riferimento (LDR) (D. Lgs. 187/2000). Tali livelli rappresentano valori di dose di ingresso per procedure radiologiche standard, che non "dovrebbero" essere superati nella pratica clinica, perché, in base all'esperienza e allo stato dello sviluppo tecnologico, con tale dose di ingresso la qualità diagnostica dell'esame è soddisfacente.

3.10.3
Dose alla cute

La dose alla cute in entrata (*Entrance Skin Dose*, ESD; *Surface Absorbed Dose*, SAD), da non confondere con la dose superficiale in entrata, che in inglese porta lo stesso acronimo, è la dose assorbita dalla cute nel luogo di ingresso del fascio. Matematicamente essa è espressa dalla relazione:

$$D_{cute} = D_{sup} \cdot \left(\mu_{en} / \rho\right)_{aria}^{tessuto} \tag{3.19}$$

dove $\left(\mu_{en} / \rho\right)_{aria}^{tessuto}$ rappresenta il rapporto tra i coefficienti di assorbimento di energia massici del tessuto e dell'aria, rispettivamente, e varia da 1,05, per una tensione al tubo di 65 kV, a 1,06, per 110 kV [6].

3.10.4
Prodotto dose-area

Il prodotto dose-area (*Dose Area Product*, DAP) è il prodotto della dose assorbita in aria, misurata sul percorso del fascio da una camera a ionizzazione trasmissiva, per l'area del fascio in corrispondenza della camera; il DAP è una grandezza invariante rispetto alla distanza dalla sorgente X.

La camera a ionizzazione trasmissiva è un dispositivo ionometrico che viene montato all'uscita del tubo radiogeno, subito dopo il collimatore. Tale dispositivo è collegato a un'unità di controllo che alimenta la camera, con una tensione di qualche centinaio di volt, e converte il segnale di misura analogico in un segnale digitale. L'informazione digitale viene poi visualizzata su un display, stampata tramite una stampante oppure, negli apparecchi radiologici digitali, registrata automaticamente insieme all'esame.

L'unità di misura del DAP più diffusa è il Gy·cm^2, ma sono usate anche altre unità come il mGy·cm^2, il cGy·cm^2 o il µGy·m^2. I costruttori di misuratori di DAP ne calibrano la risposta generalmente in termini di dose assorbita in aria e quindi alle energie tipiche della radiodiagnostica anche in termini di kerma in aria.

Come vedremo nel paragrafo 3.11, la dose efficace può venire determinata moltiplicando il DAP per un coefficiente di conversione, $k_{DAP \to E}$, specifico della regione anatomica irraggiata.

3.11
Calcolo della dose in radiografia convenzionale e radioscopia

In radiografia convenzionale vengono in genere eseguite una o più proiezioni radiografiche di una regione anatomica, come per esempio le proiezioni antero-posteriori (AP) e latero-laterali (LL) del rachide, PA e LL del torace, ecc. In radioscopia, similmente, si eseguono proiezioni con la differenza, rispetto alla radiografia, che l'esposizione è prolungata nel tempo e può durare anche diversi minuti, rispetto ai ms o decine di ms di un'esposizione radiografica.

Il quesito, da un punto di vista dosimetrico, che viene posto in questi casi è l'ammontare della dose equivalente negli organi/tessuti e/o della dose efficace.

3.11.1
Valutazione della dose equivalente

I metodi impiegati per la valutazione della dose equivalente negli organi sono fondamentalmente di tre tipi: 1) la misura diretta della dose tramite fantocci antropomorfi, come il fantoccio "Rando-Alderson"; 2) l'utilizzo di software di calcolo sviluppati appositamente, che in genere si basano su fantocci matematici antropomorfi e sul metodo di calcolo "Monte Carlo"; 3) il metodo "analitico", che si basa sull'utilizzo di tabelle, contenenti i coefficienti di conversione, r_T, da dose (o kerma) incidente a dose equivalente nell'organo. Una raccolta molto completa di queste tabelle è contenuta, per esempio, nella pubblicazione 34 dell'ICRP [7].

In questo contesto verrà descritto il metodo analitico. Le informazioni necessarie per effettuare una valutazione di dose sono: 1) il tipo di esame radiografico; 2) il valore della dose incidente sulla superficie del paziente; 3) la tensione al tubo radiogeno in kV; 4) la qualità del fascio, espressa come spessore emivalente (SEV), ovvero lo spessore di alluminio in mm che riduce a metà l'intensità del fascio; 5) le dimensioni del campo; 6) lo spessore del paziente nella direzione della proiezione radiografica; 7) la distanza "fuoco-rivelatore d'immagine"; 8) la tipologia di paziente (nelle tabelle ICRP sono contemplate le seguenti tipologie: neonato, pediatrico 1 e 5 anni, uomo adulto e donna adulta).

Il valore della dose incidente si può ricavare in diversi modi: misurandola direttamente con un dosimetro; sfruttando i coefficienti di conversione da mAs a dose incidente (vedi per es. ICRP 34); tramite il DAP. Dividendo, infatti, il DAP per l'area del campo sul piano del rivelatore, che è nota corrispondendo essa al formato dell'immagine, si determina la dose incidente sul piano del rivelatore; la dose incidente in corrispondenza della superficie del paziente si determina poi attraverso la legge dell'inverso del quadrato della distanza:

$$D_{inc} = D_{riv} \cdot \left(\frac{FID}{FSD}\right)^2 \qquad\qquad (3.20)$$

dove FID (*Focus to Image-receptor Distance*) è la distanza fuoco-recettore d'immagine e FSD (*Focus to Skin Distance*) la distanza fuoco-pelle.

Moltiplicando ora la dose incidente per il coefficiente di conversione specifico dell'organo T, del tipo di esame e della proiezione radiografica, si ottiene la dose equivalente:

$$H_T = r_T \cdot D_{inc} \qquad\qquad (3.21)$$

3.11.2
Esempio: valutazione della dose equivalente all'utero

Vediamo, come esempio, la stima di dose all'utero nel caso di un esame radiografico AP dell'addome effettuato con un sistema Computed Radiography (CR)[7].

I dati dell'esame sono i seguenti:

tipo di esame:	addome AP
carica el. erogata, Q:	60 mAs
tensione:	77 kV
SEV:	2,5 mmAl
dimensione del campo:	35 cm × 43 cm
spessore paziente:	25 cm
FID:	115 cm
FSD:	FID-25-5 = 85 cm (si è considerata una distanza tra il recettore d'immagine e il piano del lettino pari a 5 cm)
paziente:	donna adulta

---

[7] I sistemi radiografici CR sono sistemi radiografici in cui il recettore d'immagine è un pannello (*plate*) costituito da fosfori fotosensibili con memoria. Dopo l'esposizione, il *plate* viene inserito in un lettore laser (scanner), dove l'immagine viene digitalizzata; contemporaneamente il *plate* viene cancellato e può essere riutilizzato.

Dall'ICRP 34 ricaviamo che la dose a 1 m per 1 mAs e per 77 kV (rendimento del tubo) è circa 0,054 mGy. Moltiplicando questo valore per 60 mAs otteniamo $D_{100cm}=3,2$ mGy.

Dall'ICRP 34 ricaviamo $r_{utero}=0,305$ mSv/mGy. Con questi valori otteniamo:

$$H_{utero} = r_{utero} \cdot D_{100cm} \cdot \left(\frac{100}{FSD}\right)^2 = 0,305 \cdot 3,2 \cdot \left(\frac{100}{85}\right)^2 \approx 1,35 \text{ mSv} \qquad (3.22)$$

In generale si può dire che in radiografia, per tutte le proiezioni che non contengono l'utero, la dose all'utero è sempre inferiore a 1 mSv. Nel caso invece di esami, come la radiografia dell'addome, del rachide lombare, del bacino, dove l'utero è contenuto all'interno del campo X, le dosi all'utero con tecnologia CR sono: per la proiezione AP dell'ordine di 1 mSv, per le proiezioni PA e LL dell'ordine di 0,5 mSv. Con la tecnologia Direct Radiology (DR)[8], grazie alla maggior sensibilità dei rivelatori *flat panel*, tali dosi sono ancora minori.

Nella Tabella 3.2 sono riportati: i parametri di esposizione tipici di un sistema DR (per alcuni esami radiografici standard a pazienti di corporatura media, effettuati con tecnica di controllo automatico dell'esposizione (*Automatic Exposure Control*, AEC); i coefficienti di conversione da mAs a dose incidente; le relative dosi equivalenti in alcuni organi di particolare importanza.

3.11.3
Valutazione della dose efficace

Avendo calcolato le dosi equivalenti nei vari organi e tessuti interessati dalla radiazione, è possibile valutare la dose efficace tramite la formula (3.13) e cioè sommando le dosi equivalenti moltiplicate per i relativi coefficienti di ponderazione per il tessuto.

La dose efficace può essere stimata anche moltiplicando il DAP per un coefficiente di conversione, specifico della regione anatomica irraggiata:

$$E = k_{DAP\,E} \cdot DAP \qquad (3.23)$$

In Tabella 3.3 sono riportati i coefficienti di conversione per gli esami/interventi radiologici più comuni [8]. Come di consueto, tali valori si riferiscono a esami effettuati a pazienti di corporatura media (pazienti standard).

---

[8] I sistemi radiografici DR sono sistemi radiografici digitali in cui il recettore d'immagine è un rivelatore digitale (pannello allo stato solido, *flat panel*) che trasforma direttamente il segnale trasportato dal fascio X in un segnale digitale.

Tabella 3.2 Dosi equivalenti negli organi per alcuni esami radiografici standard

Tipo di esame	Proiez.	FID	kV	mAs	k	D	H_T [mSv]	Seno	Ovaie	Testicoli	Tiroide
					[mGy/mAs]	[mGy]	Utero				
Bacino	AP	115	77	22	0,049	1,495	0,4859		0,3543	0,1346	
Addome	AP	115	90	16	0,070	1,550	0,4728		0,3612	0,0279	
	PA	115	90	16	0,070	1,550	0,2310		0,2604	0,0141	
	LL	115	96	50	0,081	5,613	0,2413		0,3199	0,0185	
Rachide lomb.	AP	115	83	31	0,057	2,448	0,7025		0,5287	0,0103	
	LL	115	93	34	0,075	3,517	0,1090		0,1653	0,0028	
Torace	AP	180	125	1,09	0,130	0,063	0,0001	0,0526	0,0001		0,020
	PA	180	125	1,09	0,130	0,063	0,0001	0,0031	0,0001		0,002
	LL	180	125	4,1	0,130	0,237	0,0001	0,0604	0,0001		0,027
Rachide dors.	AP	115	77	36	0,049	2,446	0,0015	1,0080	0,0015		0,259
	LL	115	96	71	0,081	7,970	0,0016	0,0717	0,0016		0,056
Cranio	AP	115	73	23	0,046	1,454					0,459
	PA	115	73	23	0,046	1,454					0,033
	LL	115	70	29	0,042	1,686					0,231
Rachide cerv.	AP	115	73	5,97	0,046	0,377					0,328
	LL	115	70	14	0,042	0,814					0,061

Tabella 3.3 Fattori di conversione da DAP a dose efficace

Tipo di esame	E/DAP
Radiografia convenzionale	[mSv/(Gy·cm^2)]
Cranio	0,028
Rachide cervicale	0,13
Rachide dorsale	0,19
Rachide lombare	0,21
Torace	0,12
Addome	0,26
Rachide lombare	0,21
Radiologia interventistica	
Sistema gastrointestinale	0,26
Sistema urinario e biliare	0,26
Cardiovascolare	0,26
Cerebrovascolare	0,028

3.12
Descrittori di dose in tomografia computerizzata

3.12.1
Introduzione

In tomografia computerizzata (TC), come verrà descritto dettagliatamente nel capitolo 4, il tubo radiogeno ruota intorno al paziente a una distanza di circa 60 cm dall'asse di rotazione. Le dimensioni del fascio, misurate al centro del gantry, sono: nella direzione longitudinale, a seconda del numero di strati, dell'ordine di alcuni cm (collimazione) e circa 50 cm nella direzione trasversale. Durante l'esecuzione dell'esame, il paziente viene traslato lungo l'asse di rotazione del tubo. La traslazione può essere eseguita a passi sequenziali, scansione sequenziale, oppure in modo continuo, scansione elicoidale, spirale o volumetrica (vedi capitolo 4, Figg. 4.2 e 4.3). Il numero di giri effettuati dal tubo in un esame tomografico dipende dalla lunghezza di scansione, dalla collimazione e dal valore del *pitch* (avanzamento del lettino in una rotazione/collimazione).

In TC l'irraggiamento del paziente avviene perciò da tutte le direzioni radiali e quindi la distribuzione di dose nel corpo si differenzia significativamente rispetto alla radiografia convenzionale, com'è illustrato in Figura 3.1.

È chiaro, quindi, che i descrittori di dose utilizzati per la radiografia convenzionale non sono adatti nell'ambito della TC ed è necessario definire delle grandezze specifiche.

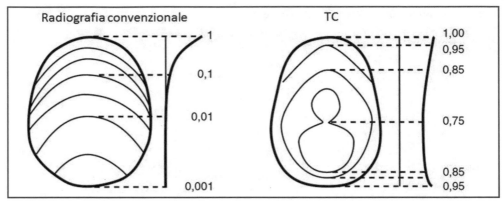

Fig. 3.1 Distribuzioni di dose assorbita tipiche in esami del cranio eseguiti con tecnica convenzionale, a sinistra, e con TC, a destra. Si noti che nell'esame TC la dose al centro della testa è solo il 25% inferiore rispetto a quella nelle regioni periferiche. Nel caso del tronco, la differenza ammonta a circa il 50%. Nell'esame radiografico, invece, la dose in ingresso è dell'ordine di 100-1000 volte maggiore rispetto a quella in uscita. (Per gentile concessione di Dr. H. D. Nagel, "Radiation exposure in computed tomography", 4th edition)

3.12.2
CTDI

Il fascio, che teoricamente ha una larghezza pari alla collimazione, propagandosi all'interno dei tessuti subisce un allargamento dovuto alla diffusione.

Il CTDI (*Computed Tomography Dose Index*) rappresenta il valore della dose assorbita che si avrebbe all'interno dello "strato nominale acquisito"[9] durante una rotazione del tubo e in assenza di tale allargamento, ipotizzando cioè che tutta la radiazione rimanga concentrata all'interno dello strato nominale e che il fascio abbia un profilo rettangolare. Questo concetto è illustrato nelle Figure 3.2 e 3.3.

In Figura 3.2 è riportato il profilo longitudinale di dose relativo a un fascio in aria con una collimazione di 40 mm; poiché in aria la diffusione del fascio è molto limitata, la forma del profilo è quasi rettangolare e quindi la dose all'interno dello strato nominale, ca. 18 mGy, è approssimativamente pari al CTDI, 19,8 mGy.

In Figura 3.3 è riportato, invece, il profilo di dose all'interno di un fantoccio in plexiglas di tipo "corpo", ossia con dimensioni che simulano il tronco (Fig. 3.4); a causa della diffusione del fascio, che nominalmente anche in questo caso ha una larghezza di 40 mm, il profilo di dose risulta molto allargato e si estende fino a una larghezza complessiva dell'ordine di 250 mm. Questo significa che vengono irraggiate

---

[9] Nel caso di tomografi multistrato, lo "strato nominale acquisito", inteso in questo contesto, è quella sezione trasversale del corpo (sezione acquisita) avente uno spessore pari al prodotto del numero di "strati elementari" simultaneamente acquisiti per lo spessore dello strato elementare stesso (collimazione): se lo spessore dello strato elementare è, per esempio, pari a 0,625 mm e il numero di strati è 64, allora lo strato nominale acquisito ha uno spessore di 40 mm. Nel caso di tomografi monostrato (diventati ormai molto rari) lo spessore dello strato nominale coincide con quello dello strato elementare.

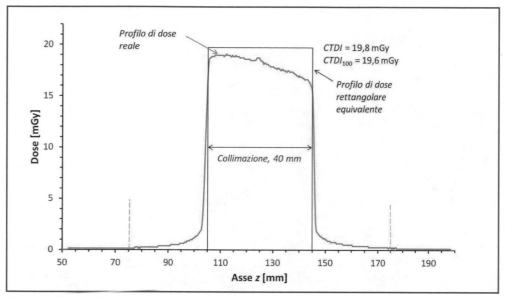

Fig. 3.2 Profilo longitudinale di dose in aria (senza fantoccio), relativo a uno scanner a 64 strati e a una collimazione di 40 mm. L'acquisizione del profilo è stata eseguita con un rivelatore allo stato solido puntiforme. Si noti la forma quasi rettangolare; le code, di ampiezza molto limitata, sono dovute alla diffusione del fascio sul bordo del collimatore e in misura minore sul sistema dei rilevatori

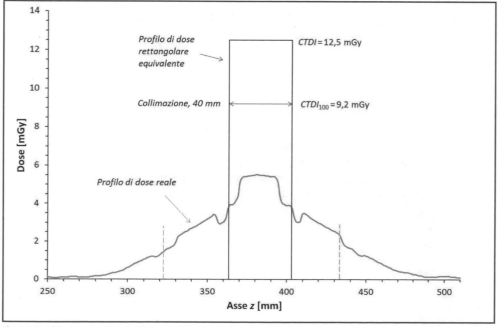

Fig. 3.3 Profilo longitudinale di dose all'interno di un fantoccio "corpo", relativo a uno scanner a 64 strati e a una collimazione di 40 mm. Si noti l'allargamento del fascio dovuto alla diffusione dei fotoni all'interno del fantoccio. Il valore della dose all'interno dello strato nominale ammonta a circa il 40% del relativo CTDI; il $CTDI_{100}$ a circa il 75%

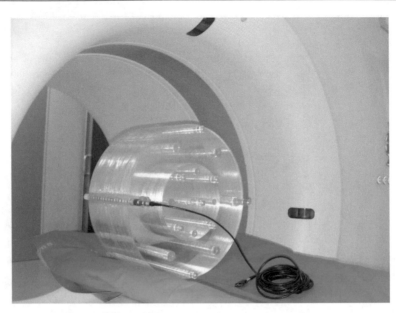

Fig. 3.4 Fantoccio e camera a ionizzazione utilizzati per la misura dei $CTDI_{100}$

anche regioni anatomiche lontane dallo strato nominale acquisito fino a distanze dell'ordine di molti centimetri[10].

In questo caso, il CTDI vale 12,5 mGy ed è molto maggiore rispetto alla dose, all'interno dello strato nominale, che vale circa 5 mGy.

Da un punto di vista matematico, il *CTDI* è definito tramite la relazione:

$$CTDI = \frac{1}{N \cdot T} \int_{-\infty}^{\infty} D(z)dz \qquad (3.24)$$

dove z è la coordinata nella direzione longitudinale, N e T sono rispettivamente il numero e lo spessore degli strati elementari acquisiti simultaneamente, $N \cdot T$ la collimazione, $D(z)$ il valore della dose assorbita nel punto z (Figg. 3.2 e 3.3). Da un punto di vista geometrico il CTDI è l'altezza del rettangolo che ha per base la collimazione e per area la stessa area compresa sotto il profilo di dose.

Nella pratica, poiché la misura del CTDI si esegue tramite una camera a ionizzazione cilindrica lunga 100 mm (Fig. 3.4), per convenzione i limiti di integrazione vengono fissati a -50 mm e +50 mm e il relativo simbolo diventa $CTDI_{100}$. L'unità di misura utilizzata per il CTDI è il mGy.

---

[10] Nelle scansioni cliniche, siano esse sequenziali o elicoidali, compiendo il tubo diverse rotazioni, questo effetto si somma dando origine a un profilo di dose complessivo di ampiezza molto maggiore rispetto al profilo di una singola rotazione. Il valore medio di tale profilo di dose viene indicato con l'acronimo MSAD (*Multiple Scan Average Dose*).

Normalmente, il CTDI viene misurato in fantocci cilindrici di plexiglas in cui vengono riprodotte approssimativamente le distribuzioni di dose all'interno del corpo. Le dimensioni standard di tali fantocci sono lunghezza 16 cm e diametro 32 cm, per la simulazione del corpo, e diametro 16 cm per la testa (Fig. 3.4). Il CTDI può essere però misurato anche in aria e in questo caso viene indicato con il simbolo $CTDI_{aria}$. Come vedremo nel paragrafo 3.13.2, i valori del $CTDI_{aria}$, misurati sull'asse di rotazione, sono utilizzati per la valutazione della dose agli organi.

3.12.3
$CTDI_w$

La base per definire il $CTDI_w$ (*weighted CTDI*) sono le misure del CTDI eseguite al centro e in periferia del fantoccio, in quattro posizioni equidistanti. Le misure sono eseguite inserendo una camera a ionizzazione cilindrica all'interno del fantoccio (Fig. 3.4) ed eseguendo un singolo *scan* (una rotazione del tubo) con tavolo stazionario. La camera a ionizzazione misura la dose media su una lunghezza di 100 mm. Moltiplicando quindi tale dose per la lunghezza della camera, 100 mm, e dividendo per la collimazione si ottiene il $CTDI_{100}$. Il $CTDI_w$ rappresenta una media pesata dei $CTDI_{100}$ misurati all'interno del fantoccio:

$$CTDI_W = \frac{1}{3} CTDI_{100,c} + \frac{2}{3} CTDI_{100,p} \qquad (3.25)$$

dove $CTDI_{100,c}$ è il valore centrale e $CTDI_{100,p}$ il valore medio delle quattro misure periferiche.

3.12.4
$CTDI_{vol}$

Nelle scansioni elicoidali, strati nominali successivi possono essere, in funzione del valore del pitch, parzialmente sovrapposti o distanziati, con conseguente incremento o diminuzione della dose. Per tenere conto, da un punto di vista dosimetrico, del pitch è stato introdotto il $CTDI_{vol}$:

$$CTDI_{vol} = \frac{1}{pitch} CTDI_w \qquad (3.26)$$

In un esame TC, il $CTDI_{vol}$ rappresenta in pratica l'ordine di grandezza della dose assorbita all'interno del corpo.

3.12.5
Prodotto dose-lunghezza, DLP

Il *Dose-Length Product* (DLP) è la grandezza dosimetrica, analoga al DAP, che descrive l'esposizione complessiva in un esame TC. Il suo valore è ottenuto moltiplicando il $CTDI_{vol}$ per la lunghezza di scansione, L:

$$DLP = CTDI_{vol} \cdot L \tag{3.27}$$

3.12.6
Norme di sicurezza, LDR

Gli standard di sicurezza [9] raccomandano che, per ogni indagine TC, i valori delle grandezze dosimetriche $CTDI_{vol}$ e DLP siano forniti automaticamente dal sistema TC. In genere essi sono forniti sul monitor della console e all'interno di un report dosimetrico riassuntivo allegato all'esame (vedi capitolo 4, Figg. 4.9 e 4.10). L'unità di misura del DLP è il mGy·cm.

I descrittori $CTDI_w$ e DLP costituiscono le grandezze base utilizzate nel D. Lgs. 187/2000 per la definizione dei livelli diagnostici di riferimento (LDR) in TC; per questo motivo i corrispondenti valori visualizzati dalle apparecchiature devono essere verificati periodicamente, tramite misure sperimentali.

3.13
Calcolo della dose in tomografia computerizzata

3.13.1
Valutazione della dose efficace

Il DLP in TC, analogamente al DAP in radiografia convenzionale, può essere sfruttato per stimare la dose efficace e quindi per fare una prima valutazione del rischio radiologico. Nella Tabella 3.4 sono riportati i coefficienti di conversione, $k_{DLP\,E}$, da DLP a dose efficace per le differenti regioni del corpo [10, 11].

Tabella 3.4 Coefficienti di conversione E/DLP in mSv/(mGy·cm)

Regione anatomica	Neonato	1 anno	5 anni	10 anni	Adulto
Testa e collo	0,013	0,0085	0,0057	0,0042	0,0031
Testa	0,011	0,0067	0,0040	0,0032	0,0021
Collo	0,017	0,012	0,011	0,0079	0,0059
Torace	0,039	0,026	0,018	0,013	0,014
Addome e pelvi	0,049	0,030	0,020	0,015	0,015
Tronco	0,044	0,028	0,019	0,014	0,015

Come esempio per il calcolo della dose efficace, prendiamo in considerazione l'esame TC del torace illustrato in Figura 4.10a (vedi capitolo 4). Per questo esame, il DLP visualizzato è 515 mGy·cm. Utilizzando il coefficiente di conversione riportato in Tabella 3.4 per l'esame del torace, si ricava:

$$E = k_{DLP\,E} \cdot DLP = 0,014 \cdot 515 = 7,21 \text{ mSv} \tag{3.28}$$

In questo calcolo non si è considerato il topogramma, in quanto il suo contributo alla dose efficace è dell'ordine delle decine o al massimo di alcune centinaia di μSv ed è quindi trascurabile.

3.13.2
Valutazione della dose equivalente

I principali metodi utilizzati per la valutazione della dose equivalente negli organi/tessuti in TC sono di tre tipi: la misura diretta della dose tramite fantocci antropomorfi; l'utilizzo di software di calcolo sviluppati ad hoc; il metodo "analitico", che si basa sull'utilizzo di tabelle, contenenti i coefficienti di conversione da $CTDI_{aria}$ a dose equivalente nell'organo, e su formule matematiche.

In genere, questi metodi contemplano quattro tipologie di paziente: neonato, bambino, donna standard e uomo standard. Essi non permettono perciò un calcolo personalizzato della dose.

Con il metodo analitico, il fantoccio viene suddiviso in sezioni trasversali da 1 cm di spessore, che vengono numerate, a partire dalla sinfisi pubica, con numeri positivi da 0 a 94, in direzione della testa, e con numeri negativi decrescenti verso i piedi. La regione di scansione viene determinata specificando i numeri delle sezioni irraggiate: z_1, z_2...z_n.

La dose equivalente nell'organo T si calcola quindi sommando i contributi di dose provenienti da ogni sezione irraggiata:

$$H_T = \frac{1}{pitch} \cdot CTDI_{aria} \cdot \sum_{z=z_1}^{z=z_n} f(T, z) \tag{3.29}$$

I fattori di conversione $f(T,z)$ sono tabulati in funzione dell'organo T [12], dei kV, della tipologia di paziente e sono espressi in mSv/mGy. Se l'acquisizione, come avviene ormai per la maggior parte degli esami TC, viene eseguita con la tecnica di modulazione automatica di corrente (*Automatic Tube Current Modulation*, ATCM, vedi capitolo 5), allora la (3.29) deve essere modificata in:

$$H_T = \frac{nCTDI_{aria}}{pitch} \cdot \sum_{z=z_1}^{z=z_n} mAs(z) \cdot f(T, z) \tag{3.29'}$$

dove $nCTDI_{aria}$ è il $CTDI_{aria}$ normalizzato a 1 mAs e $mAs(z)$ il valore dei mAs erogati durante una rotazione del tubo in corrispondenza della sezione z. I valori $mAs(z)$

vengono dati automaticamente dal tomografo e in genere sono riportati al margine dei tomogrammi.

I software di calcolo implementano praticamente il metodo analitico. In generale, tali software sono dotati di una banca dati contenente i fattori f(T,z) e i valori dei $CTDI_w$[11] normalizzati a 1 mAs, $_nCTDI_w$, per la maggior parte degli scanner commerciali. I parametri di ingresso richiesti sono l'intervallo di scansione, espresso come sezione iniziale z_i e sezione finale z_f, i mAs/rotazione, il pitch, la collimazione ed i kV; i dati forniti in uscita sono le dosi equivalenti negli organi e tessuti e la dose efficace.

Bibliografia

1. ICRP (1991) 1990 Recommendations of the International Commission on Radiological Protection. ICRP Publication 60. Ann ICRP 21:1–3
2. ICRP (2007) The 2007 Recommendations of the International Commission on Radiological Protection. ICRP Publication 103. Ann ICRP 37:2–4
3. ICRU (1993) Quantities and units in radiation protection dosimetry. Report No. 51
4. Calamia E, Ropolo R (2003) Determinazione del rapporto tra equivalente di dose ambientale e kerma in aria per fasci utilizzati in radiodiagnostica. Atti del III Congresso Nazionale AIFM, Agrigento
5. Grosswendt B (1990) Dependence of photon backscatter factor for water on source-to-phantom distance and irradiation field size. Phys Med Biol 35:1233–1245
6. McParland BJ (1998) Entrance skin dose estimates derived from dose-area product measurements in interventional radiological procedures. Br J Radiol 71:1288–1295
7. ICRP (1982) Protection of the patient in diagnostic radiology. ICRP Publication 34. Ann ICRP 9:2–3
8. Hart D, Wall BF (2002) Radiation exposure of the UK population from medical and dental X-ray examinations. NRPB-W4
9. IEC (2009) Medical electrical equipment – Part 2-44: Particular requirements for the basic safety and essential performance of X-ray equipment for computed tomography. IEC 60601-2-44
10. Shrimpton PC, Hillier MC, Lewis MA et al (2006) National survey of doses from CT in the UK: 2003. Br J Radiol 79:968–980
11. Jessen KA, Panzer W, Shrimpton PC et al (2000) EUR 16262: European guidelines on quality criteria for computed tomography. Paper presented at: Office for Official Publications of the European Communities, Luxembourg
12. Zankl M, Panzer W, Drexler G (1995) Organ doses from computed tomographic examinations. GSF-Bericht 30/91

---

[11] Nei programmi di calcolo si preferisce usare i $CTDI_w$, al posto dei $CTDI_{aria}$, in quanto essi sono forniti direttamente dal sistema TC, mentre i $CTDI_{aria}$ devono essere misurati.

La dose in tomografia computerizzata

4

L. Faggioni, F. Paolicchi, E. Neri

Indice dei contenuti

4.1 Introduzione
4.2 Oltre i limiti della radiografia convenzionale: la TC sequenziale
4.3 Dalla TC convenzionale alla TC spirale multistrato
4.4 Applicazioni avanzate della TCMS
Bibliografia

4.1
Introduzione

La tomografia computerizzata (TC) rappresenta una tecnica diagnostica fondamentale della medicina moderna che, a partire dalla sua introduzione nei primi anni Settanta [1] ha conosciuto uno sviluppo estremamente rapido e un'enorme espansione delle sue indicazioni cliniche. Tuttavia, a tale diffusione della TC si è accompagnato un parallelo aumento della dose radiante erogata alla popolazione: infatti, se nel 2000 il numero di esami TC eseguiti annualmente negli Stati Uniti era 40 milioni, nel 2010 tale numero superava i 70 milioni. Inoltre, benché gli esami TC rappresentino circa il 10% degli esami radiologici eseguiti annualmente, essi possono essere responsabili fino a circa la metà della dose radiante complessiva erogata alla popolazione. Ciò pone il problema sia di restringere l'impiego della TC a campi in cui esso sia indispensabile (giustificazione), sia di ridurre il più possibile la dose radiante erogata, compatibilmente con la necessità di ottenere informazioni diagnostiche valide in rapporto al quesito clinico (ottimizzazione) [2–6].

Nei paragrafi seguenti verranno esaminati i principi fisico-tecnici delle varie implementazioni di sistemi TC e verrà discusso il loro impatto dosimetrico.

4.2
Oltre i limiti della radiografia convenzionale: la TC sequenziale

Nella radiografia convenzionale un fascio di raggi X relativamente ampio, emesso da una sorgente radiante (tubo radiogeno), attraversa i tessuti del paziente e incide su un rivelatore (cassetta radiografica o, modernamente, sistema di detettori digitali), rendendo possibile la generazione di un'immagine in cui i vari tessuti vengono rappresentati con una luminosità dipendente dalla loro attenuazione dei fotoni X; quest'ultima è proporzionale alla densità elettronica degli atomi componenti le strutture tissutali, ovvero il loro numero atomico. Tuttavia, dato che tutti i tessuti vengono attraversati dallo stesso fascio di raggi X, sull'immagine finale verrà rappresentata la loro attenuazione media, rendendo impossibile la distinzione fra strutture con piccole differenze di attenuazione. Un'altra limitazione della radiografia convenzionale è dovuta alla sovrapposizione di strutture tridimensionali su una superficie bidimensionale, che rende spesso impossibile visualizzare dettagli anatomici; per ovviare almeno in parte a questo problema si possono acquisire radiogrammi con diverse angolazioni (proiezioni laterali, oblique, ecc.) che, tuttavia, implicano un aumento della dose radiante.

Rispetto alla radiografia convenzionale, la TC è una metodica tomografica, che permette di acquisire informazioni relative a *strati* distinti del paziente, anziché su distretti corporei intesi come struttura unitaria. Per fare ciò, viene utilizzato un fascio di raggi X relativamente ristretto (collimato), emesso da un tubo radiogeno che ruota attorno al paziente (posizionato su un apposito lettino) e incidente su un sistema di detettori posto di fronte al tubo, oltre il paziente. Il tavolo porta-paziente è pertanto collocato all'interno di un anello (*gantry*), nel quale ruota il complesso tubo-detettori. Durante una rotazione di quest'ultimo viene registrata l'attenuazione fotonica dei tessuti del paziente in funzione delle varie posizioni angolari del tubo; queste viste vengono poi digitalizzate, integrate e ricostruite dall'hardware dello scanner TC mediante un algoritmo matematico, che fornisce come risultato un'immagine relativa allo strato del paziente in esame, indipendentemente dai tessuti contenuti in strati consecutivi. Questo consente di eliminare i problemi di sovrapposizione tipici della radiografia convenzionale e di aumentare notevolmente la risoluzione di contrasto (Fig. 4.1).

Nei primi scanner TC l'acquisizione avveniva in modalità sequenziale o *step-and-shoot*: il tubo a raggi X ruota intorno al paziente per un angolo di 360° raccogliendo informazioni da tutte le proiezioni; al termine della prima rotazione il tubo si ferma, il lettino si sposta in senso longitudinale e si procede alla successiva scansione, nella quale il tubo ruota in senso opposto alla prima per evitare danni alle connessioni elettriche delle componenti mobili dello scanner; tale sequenza prosegue fino al completamento del volume da esaminare (Fig. 4.2) [6]. La dose radiante erogata per produrre immagini TC diagnostiche di un distretto corporeo – per esempio, un torace o un addome – era assai maggiore di quella somministrata in radiografia convenzionale, a causa dei lunghi tempi di rotazione durante i quali il tubo radiogeno emetteva raggi X (dell'ordine dei secondi, contro le frazioni di secondo della radiografia) e delle elevate tensioni anodiche necessarie per garantire un adeguato rapporto segnale-rumore (120-140 kV contro i 70-100 kV normalmente impie-

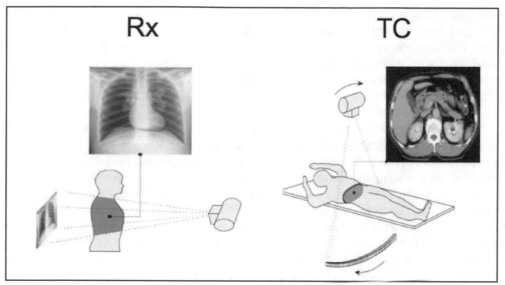

Fig. 4.1 Mentre la radiografia convenzionale fornisce un'immagine additiva dei tessuti attraversati da un fascio relativamente ampio di raggi X, la TC è una metodica tomografica, nella quale l'anatomia in esame viene rappresentata come una serie di strati paralleli fra loro indipendenti. Modificata da [6] con autorizzazione

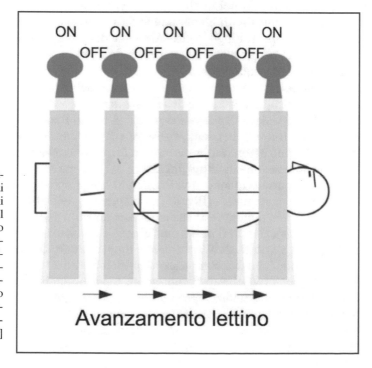

Fig. 4.2 Nella TC convenzionale i vincoli meccanici dovuti alla presenza di connessioni cablate fra i componenti del *gantry* e le parti fisse dello scanner impongono un'acquisizione di tipo *step-and-shoot*: ogni strato viene acquisito a tavolo fermo e l'avanzamento di quest'ultimo avviene al termine di ogni rotazione del complesso tubodetettori. Modificata da [6] con autorizzazione

gati per l'imaging radiografico di soggetti normotipo). Inoltre, l'algoritmo utilizzato per generare sezioni assiali dai profili di attenuazione (*Filtered Backprojection*, FBP o retroproiezione filtrata, tuttora in uso in molti scanner) si basa su un modello matematico semplificato che permette di ricostruire immagini in tempi rapidi, ma a causa della sua approssimazione è alquanto sensibile al rumore e pertanto richiede dosi elevate per aumentare il livello del segnale proveniente dai detettori [6–8].

Uno svantaggio operativo della TC sequenziale è la sua notevole lentezza di acquisizione delle immagini, dovuta alla necessità di arrestare la rotazione del tubo per consentire la sua rotazione in senso inverso e l'avanzamento del lettino, che resta fermo durante l'acquisizione di ciascuno strato. Ciò comportava il rischio di artefatti da movimento (per esempio, dovuti al respiro o alla peristalsi), che non di rado compromettevano l'accuratezza diagnostica delle immagini ottenute. Un modo per ridurre tali artefatti e per aumentare la risoluzione spaziale (soprattutto per la valutazione di strutture di piccole dimensioni, come alcune articolazioni o i seni paranasali) consisteva nell'acquisire strati fra loro parzialmente sovrapposti, ma implicava a sua volta un aumento della dose radiante al paziente a causa della natura sequenziale dell'acquisizione [6].

4.3
Dalla TC convenzionale alla TC spirale multistrato

Verso la metà degli anni Ottanta furono messi a punto sistemi *slip ring* (ovvero a contatti striscianti), nei quali i cavi di connessione fra i componenti mobili dello scanner e la consolle di elaborazione dati venivano sostituiti da anelli di materiale conduttore disposti lungo la circonferenza del *gantry*, nei quali "pescano" i contatti elettrici delle parti rotanti. In questo modo divenne possibile, oltre all'acquisizione *step-and-shoot*, acquisire dati TC con una rotazione continua del complesso tubo-detettori, associata a uno scorrimento continuo del tavolo porta-paziente. La modalità di scansione sopra descritta è detta *spirale* o *elicoidale*, in quanto con essa, diversamente dallo schema *step-and-shoot*, non si ha più l'acquisizione di una serie di strati contigui fra loro indipendenti, bensì un volume continuo di dati di attenuazione fotonica, che può essere rappresentato in forma spazio-temporale come un'elica: pertanto, la generazione di immagini assiali dal volume elicoidale acquisito non è diretta ma, a differenza di quanto si verifica in TC sequenziale, richiede un processo di interpolazione matematica (Fig. 4.3). Lo spessore dell'elica corrisponde alla collimazione del fascio radiante e la sua ampiezza dipende dalla velocità di avanzamento del tavolo porta-paziente; il passo dell'elica è espresso dal pitch, definito come $p=vt/s$, dove v è la velocità di avanzamento longitudinale del tavolo porta-paziente, t il tempo di rotazione del complesso tubo-detettori e s lo spessore nominale di strato. Valori di pitch più elevati comportano, a parità degli altri parametri di scansione, una riduzione direttamente proporzionale del tempo di acquisizione e della dose radiante somministrata al paziente, ma causano un peggioramento della risoluzione spaziale longitudinale come conseguenza di un sottocampionamento dei dati di attenuazione per valori di pitch superiori a 1 [6–11].

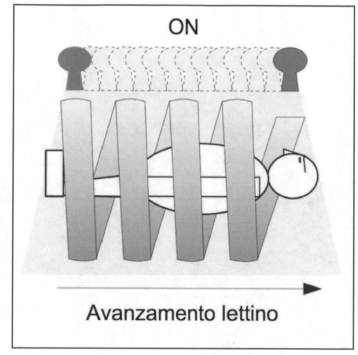

Fig. 4.3 Nella TC spirale diventa possibile, grazie alla tecnologia *slip ring*, abbinare la traslazione continua del tavolo porta-paziente alla rotazione continua del complesso tubo-detettori: ciò consente una drastica riduzione del tempo di acquisizione rispetto alla TC convenzionale. Modificata da [6] con autorizzazione

Un ulteriore, netto miglioramento dei tempi di scansione – e, di conseguenza, della risoluzione spaziale ottenibile a parità di tempo di acquisizione – si è avuto con l'avvento dei sistemi TC spirali multistrato (TCMS), nei quali il fascio di raggi X raggiunge non più una sola fila di detettori allineati lungo l'asse longitudinale (z) del paziente, ma più file che convogliano il segnale a multipli canali di rivelazione (fino a 320 con gli scanner di ultima generazione). Questa circostanza permette di usare collimazioni del fascio più ampie e contemporaneamente di acquisire, a ogni singola rotazione del complesso tubo-detettori, le informazioni di attenuazione provenienti da più strati di spessore anche inferiore al millimetro, pari cioè all'ampiezza di ciascuna fila di detettori lungo l'asse z. Ciò, unitamente a una maggiore velocità di rotazione del complesso tubo-detettori, permette di coprire ampi volumi corporei con risoluzione spaziale submillimetrica in pochi secondi [6–8, 12–15].

Rispetto alle precedenti generazioni di TC, la TCMS presenta il vantaggio di una drastica riduzione dei tempi di acquisizione, che si traduce nella possibilità di esplorare distretti anatomici relativamente ampi con una sola apnea senza artefatti dovuti a disallineamento degli strati durante l'acquisizione. La maggiore rapidità permette, inoltre, di ridurre notevolmente gli artefatti da movimento e di ottimizzare la quantità di mezzo di contrasto (mdc) somministrata al paziente, facilitando l'esecuzione di studi angiografici (Fig. 4.4) o dinamici (Fig. 4.5). L'acquisizione volumetrica consente poi di ricostruire strati fra loro sovrapposti, migliorando la risoluzione spaziale e la qualità delle ricostruzioni bi- e tridimensionali (Fig. 4.6) senza irradiare ulteriormente il paziente, a differenza di quanto avveniva con la TC sequenziale [6–17].

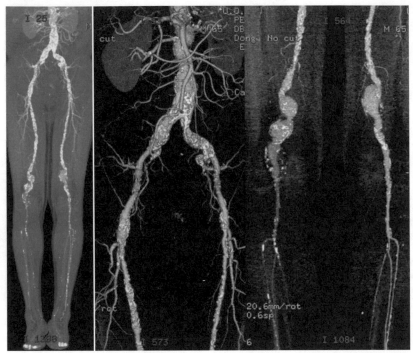

Fig. 4.4 Ricostruzioni 2D e 3D di uno studio angio-TC dell'aorta addominale e del circolo arterioso degli arti inferiori in paziente con aneurismosi: l'indagine è stata effettuata in circa 40 secondi con un'unica iniezione di mdc iodato e un'unica scansione utilizzando uno scanner TCMS a 64 canali

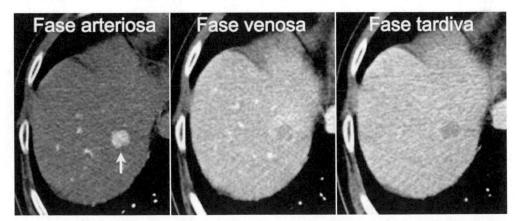

Fig. 4.5 Studio TC multifasico del fegato, che permette di caratterizzare la lesione focale epatica indicata con la freccia come epatocarcinoma

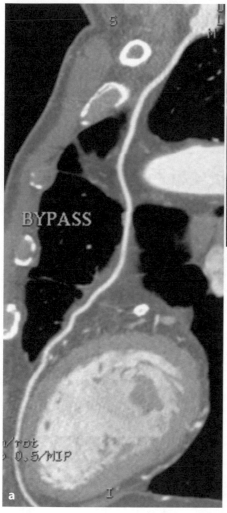

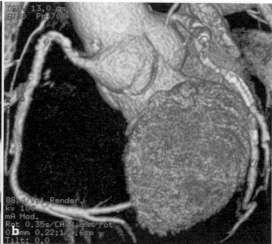

Fig. 4.6 Ricostruzioni 2D e 3D con TCMS. **a** Ricostruzione 2D di bypass coronarico in arteria mammaria interna: sia il bypass che la coronaria nativa (arteria discendente anteriore) sono pervi; **b** ricostruzione 3D delle arterie coronarie

D'altra parte, la selezione di elevati valori di pitch e di ampie collimazioni del fascio radiante determina uno spreco di dose per il fenomeno dell'*overranging* (o *overscanning*), dovuto alla necessità di irradiare porzioni del paziente al di fuori dei limiti programmati di scansione al fine di costruire spirali complete, da cui estrapolare immagini assiali sull'intero volume di acquisizione (Fig. 4.7). Un altro fenomeno che può comportare uno spreco di dose è l'*overbeaming*, dovuto alla necessità di allargare il fascio radiante in modo da illuminare in maniera omogenea anche le file di detettori più periferiche: tale fenomeno era più accentuato con i primi scanner TCMS e riveste minore importanza all'aumentare del numero di canali di rivelazione, fino ad essere trascurabile con apparecchi TCMS a 64 canali e oltre [6, 12–16] (Fig. 4.8).

La grande rapidità di acquisizione e l'eccellente risoluzione spaziale degli apparecchi TCMS, unitamente all'elevata qualità delle ricostruzioni 2D e 3D che ne con-

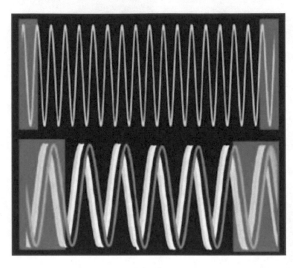

Fig. 4.7 Il fenomeno dell'*overranging* (ombreggiato in verde agli estremi delle spirali) è più accentuato utilizzando alti pitch e ampie collimazioni di strato. Da [14] con autorizzazione

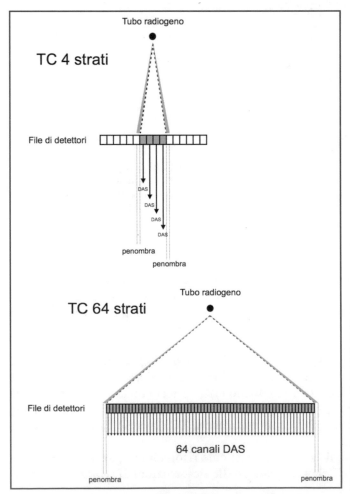

Fig. 4.8 Il fenomeno dell'*overbeaming* è dovuto all'allargamento del fascio radiante oltre la collimazione nominale di strato per illuminare in maniera omogenea le file di detettori più periferiche; esso è proporzionalmente più accentuato nei primi apparecchi TCMS e diventa pressoché ininfluente all'aumentare del numero dei canali di rivelazione (*Data Acquisition System*, DAS). Modificata da [6] con autorizzazione

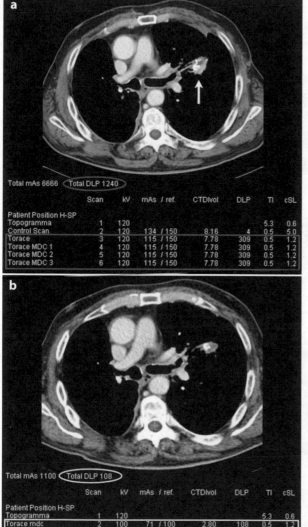

Fig. 4.9 Paziente in follow-up per tumore polmonare trattato chirurgicamente e con termoablazione per recidiva sulla trancia di resezione (*freccia*). **a** TC di controllo effettuata in condizioni basali e con tripla acquisizione post-contrastografica (è rappresentata la fase venosa); **b** al controllo successivo è stata acquisita unicamente la fase venosa con tecnica a dose ridotta: il potere diagnostico è inalterato, ma la dose efficace erogata – espressa dal valore di DLP – è inferiore al 10% rispetto al controllo precedente

segue, ha ampliato notevolmente le capacità di esplorazione anatomica della TC e ha permesso di aprire alla metodica campi di applicazione fino a pochi anni fa impensabili. Tuttavia, l'ampia diffusione della TCMS anche in piccoli centri diagnostici e il suo rapido progresso tecnologico hanno portato a un significativo aumento della dose radiante erogata alla popolazione; il ricorso alla TC è diventato sempre più frequente e si è accompagnato a un preoccupante aumento del numero di esami TC inappropriati [2–5, 18, 19]. Considerando singoli esami TCMS, cause comuni di ingiustificato aumento della dose radiante sono rappresentati dall'estensione del volume di scansione oltre lo stretto necessario per il quesito diagnostico posto e dall'esecuzione abituale di studi multifasici, che conducono a una moltiplicazione della dose per fase acquisita (Fig. 4.9). Altri fattori che contribuiscono ad aumentare

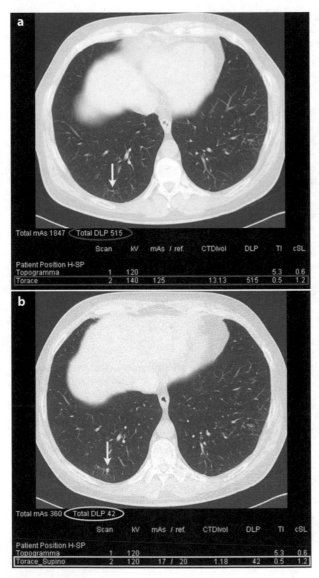

Fig. 4.10 Paziente fumatore con micronodulo polmonare (*freccia*). **a** Esame TC effettuato con tecnica standard; **b** esame TC effettuato con tecnica a bassa dose radiante, che mostra incremento dimensionale del micronodulo con un valore di DLP inferiore al 10% rispetto al controllo precedente

la dose sono costituiti dalla scarsa conoscenza – se non, addirittura, dal mancato utilizzo – di dispositivi automatici per la riduzione della dose (implementati su tutti i moderni scanner TC e trattati nel successivo capitolo) e dalla predilezione "estetica" per immagini ottenute sistematicamente a strato sottile e basso rumore, che implicano necessariamente un'elevata dose radiante al fine di migliorare il rapporto segnale-rumore (Fig. 4.10). In tal senso, una corretta e costante formazione del personale tecnico e medico e il rinnovo di scanner TC obsoleti sono essenziali al fine

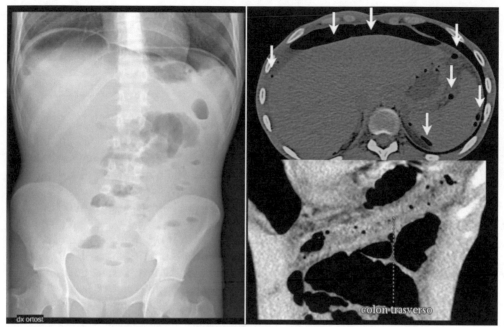

Fig. 4.11 Paziente con riacutizzazione di malattia di Crohn. *A sinistra*, la radiografia diretta dell'addome (dose efficace stimata: 1 mSv) mostra la presenza di aria sottodiaframmatica, ma non consente di dirimere il dubbio fra colon trasverso sovradisteso e perforazione intestinale. Si procede direttamente a TC dell'addome a bassa dose (*a destra*: 0,8 mSv), che permette di diagnosticare con sicurezza la perforazione del colon trasverso; le *frecce* indicano bolle di aria libera intraperitoneale. L'esecuzione di ulteriori radiogrammi in altre proiezioni avrebbe comportato una dose radiante complessiva maggiore con il rischio di non giungere comunque alla diagnosi

di ottimizzare la dose radiante al paziente [20–23]. La stessa evoluzione tecnologica degli scanner TC, con l'avvento di macchine dotate di ampia copertura longitudinale a tavolo fermo (128-320 strati) e dei più efficienti algoritmi di ricostruzione iterativa delle immagini [24], ha posto il problema di ridefinire i parametri classici di misura della dose radiante in TC e di rivedere i livelli diagnostici di riferimento (LDR) per gli esami TC di diversi distretti anatomici [25–29].

Esistono, per contro, situazioni in cui la corretta esecuzione di un esame TC consente addirittura di ridurre l'esposizione radiante del paziente rispetto all'impiego di altre metodiche, o fornisce assai più informazioni diagnostiche con una dose sostanzialmente equivalente (Fig. 4.11). Un esempio è rappresentato dalla colonscopia virtuale a bassa dose, che risulta decisamente più accurata del clisma a doppio contrasto nell'individuazione di lesioni parietali coliche, a fronte di una dose efficace inferiore [30, 31].

Tutte le considerazioni sopra esposte impongono di mantenere un atteggiamento critico nei confronti delle indicazioni all'impiego diagnostico dello "strumento TC", in virtù del principio ALARA (*As Low As Reasonably Achievable*).

4.4
Applicazioni avanzate della TCMS

4.4.1
La TC cardiaca

La disponibilità di apparecchi TCMS con rapidi tempi di acquisizione e risoluzione spaziale submillimetrica ha permesso di estendere l'impiego della TC allo studio del cuore, prima considerato non valutabile con questa metodica a causa della sua pulsatilità. A tal fine, sono state sviluppate tecniche che consentono di "congelare" il movimento cardiaco sincronizzando (*gating*) l'acquisizione dei dati TC con il ritmo cardiaco, determinato mediante monitoraggio elettrocardiografico (ECG) in tempo reale.

Gli algoritmi di ECG-*gating* possono essere di tipo prospettico o retrospettivo (Fig. 4.12). Nel primo caso l'acquisizione viene effettuata in modalità sequenziale (come nei primi sistemi TC), sfruttando l'elevata velocità di rotazione del complesso tubo-detettori (anche inferiore a 300 ms), l'ampia collimazione del fascio radiante lungo l'asse z (fino a 16 cm) e le ridotte dimensioni di ciascun detettore in direzione longitudinale (fino a 0,5 mm); prima e durante l'acquisizione viene registrato il tracciato ECG e le scansioni assiali consecutive necessarie a coprire l'intero cuore vengono eseguite in corrispondenza della fase desiderata del ciclo cardiaco. Nel *gating* retrospettivo, invece, l'acquisizione viene effettuata in modalità spirale con bassi valori di pitch (intorno a 0,2) coregistrando il tracciato ECG; l'acquisizione continua di dati spirali sovracampionati su più cicli cardiaci consentirà di ricostruire le immagini sincronizzate alla fase cardiaca selezionata in *post-processing*, a partire dai dati grezzi.

Il *gating* prospettico ha lo svantaggio di richiedere una frequenza cardiaca bassa ed estremamente stabile, ma permette di ottenere immagini di elevatissima qualità (essendo l'acquisizione diretta e non interpolata mediante algoritmo spirale) con dosi radianti assai contenute: è comune, in tal senso, effettuare studi di coronarografia TC con dosi efficaci inferiori a 5 mSv, con la possibilità di scendere sotto 2 mSv utilizzando appositi dispositivi per la riduzione della dose. D'altra parte, il *gating* retrospettivo è più robusto in caso di aritmie e consente di campionare dati anche su tutto il ciclo cardiaco, rendendo possibile lo studio di parametri funzionali, come la cinesi ventricolare o valvolare; tuttavia, il bassissimo valore di pitch necessario per campionare adeguatamente i dati su più cicli cardiaci fa sì che la dose radiante sia assai più elevata e possa raggiungere valori superiori a 20 mSv. Anche in questo caso, comunque, la dose radiante può essere notevolmente ridotta a seconda della tipologia di paziente e del quesito clinico grazie a particolari accorgimenti tecnici, come la modulazione di dose in funzione del tracciato ECG o la riduzione della tensione del tubo [6, 32–35].

Se adeguatamente ottimizzata e soprattutto con l'utilizzo del *gating* prospettico, la coronarografia TC fornisce dosi notevolmente più basse di quelle mediamente erogate con la coronarografia convenzionale e permette una valutazione non invasiva delle arterie coronarie native e di bypass coronarici con la possibilità di realizzare ricostruzioni tridimensionali, analizzare la parete vasale determinando la composizione

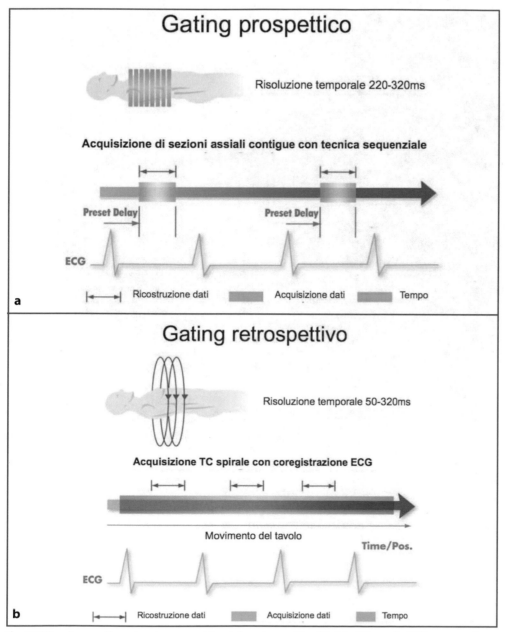

Fig. 4.12 Il *gating* cardiaco: tecnica prospettica (**a**) e retrospettiva (**b**). Modificata da [32] con autorizzazione

delle placche aterosclerotiche e osservare reperti extracoronarici [6, 32–36] (Fig. 4.13). In generale, è stato dimostrato come, grazie all'ottimizzazione, la dose radiante in TC coronarica abbia visto una riduzione annuale di circa il 50% a partire dal 2005 [37]. Spetta dunque all'operatore decidere quale sia l'esame diagnostico più appropriato (ecografia, risonanza magnetica, TC) e quali strumenti mettere in atto per ottimizzare l'impatto dosimetrico dell'indagine in ciascuna situazione.

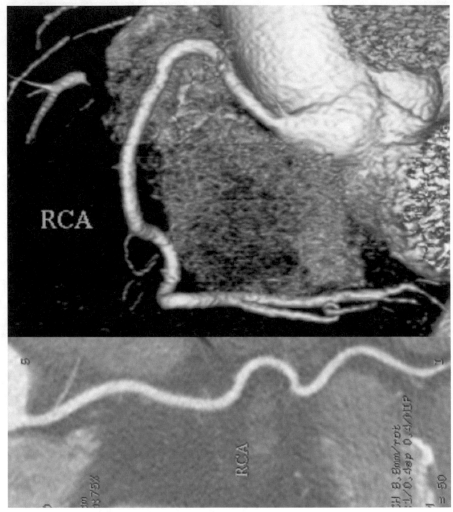

Fig. 4.13 Coronarografia TC: ricostruzioni 3D (*sopra*) e 2D (*sotto*) dell'arteria coronaria destra

4.4.2
Dall'anatomia alla funzione: la TC perfusionale

Un'altra applicazione interessante degli scanner TCMS con 64 canali e oltre è costituita dall'imaging funzionale e, in particolare, dall'analisi quantitativa della perfusione tissutale. Questa tecnica è stata concepita nei primi anni della storia della TC per lo studio della perfusione cerebrale nell'ictus ischemico acuto [38] e si basa sulla registrazione continua dell'enhancement tissutale in funzione del tempo, previa iniezione endovenosa di un piccolo bolo di mdc iodato [39]: i valori di attenuazione fotonica ottenuti vengono elaborati applicando particolari modelli matematici che tengono conto della biodistribuzione del mdc in vari organi (come l'encefalo o

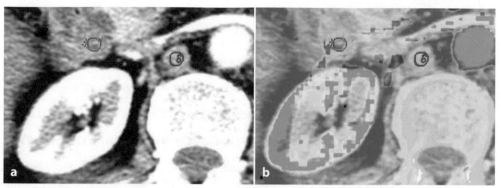

Fig. 4.14 Studio perfusionale di due linfonodi retroperitoneali (*cerchi verde e rosso*) in paziente oncologico. **a** I due linfonodi hanno aspetto simile all'esame TC morfologico standard (*sinistra*); la mappa perfusionale colorimetrica (**b**) mostra che il linfonodo marcato in verde è dotato di vascolarizzazione patologica ed è pertanto metastatico, mentre quello indicato in rosso presenta parametri perfusionali compatibili con una sua natura reattiva

il fegato), in modo da ottenere parametri fisiologici quantitativi che descrivono lo stato del microcircolo locale, quali volume ematico, flusso ematico, tempo medio di transito e permeabilità vascolare. La TCMS si presta in maniera particolare a questo tipo di indagine, in quanto possiede un'ampia copertura anatomica a tavolo fermo lungo l'asse z (derivante dall'ampia collimazione del fascio X) e un'elevata risoluzione temporale, indispensabile per un campionamento accurato della densità tissutale, soprattutto durante la fase di primo passaggio (*first pass*) del mdc attraverso il microcircolo [40–42].

La TC perfusionale riveste un ruolo di primaria importanza nella valutazione prognostica di pazienti con ischemia cerebrale acuta e fornisce risultati promettenti nell'ambito della diagnosi precoce della recidiva di malattia in pazienti oncologici prima della comparsa di alterazioni anatomiche macroscopiche, come anche nella previsione della risposta terapeutica in pazienti candidati a terapie antitumorali (Fig. 4.14). Tuttavia, la grande ampiezza del fascio radiante lungo l'asse z e il fatto che l'acquisizione TC perfusionale dura diverse decine di secondi – così da campionare almeno l'intera durata del *first pass* – comportano un'irradiazione non trascurabile per il paziente, con dosi efficaci anche superiori a 10 mSv per il solo studio perfusionale, che solitamente viene effettuato a completamento di uno studio TC morfologico standard.

D'altra parte, la TC di perfusione può fornire informazioni fondamentali per la gestione del paziente (si pensi a situazioni di urgenza, come la valutazione prognostica dell'ischemia cerebrale acuta e delle pancreatiti acute) e presenta vantaggi decisivi rispetto ad altre metodiche perfusionali non facenti uso di radiazioni ionizzanti (come la risonanza magnetica), quali la maggiore rapidità di esecuzione e l'elevata riproducibilità e accuratezza dei risultati quantitativi [39–42]. Come in tutte le situazioni in cui si pone il problema dell'utilizzo di tecniche diagnostiche che richiedono un'irradiazione del paziente, occorre una ponderazione particolarmente attenta del rapporto costo-beneficio dell'indagine, spesso non facile.

Bibliografia

1. Hounsfield GH (1973) Computerized transverse axial scanning (tomography): description of the system. Br J Radiol 46:1016–1022
2. Brenner DJ, Hall EJ (2007) Computed tomography – an increasing source of radiation exposure. N Engl J Med 29:2277–2284
3. Brenner DJ (2010) Should we be concerned about the rapid increase in CT usage? Rev Environ Health 25:63–68
4. Brenner DJ (2010) Slowing the increase in the population dose resulting from CT scans. Radiat Res 174:809–815
5. Mahesh M (2010) Medical radiation exposure with focus on CT. Rev Environ Health 25:69–74
6. Faggioni L, Paolicchi F, Neri E (2010) Elementi di tomografia computerizzata. Springer, Milano
7. Kalender WA (2006) Computed Tomography: fundamentals, systems technology, image quality, applications. Publicis MCD Verlag, Erlangen, Munich
8. Buzug TM (2008) Computed Tomography. From photon statistics to modern cone-beam CT. Springer-Verlag, Berlin-Heidelberg
9. Heiken JP, Brink JA, Vannier MW (1993) Spiral (helical) CT. Radiology 189:647–656
10. Brink JA, Heiken JP, Wang G et al (1994) Helical CT: principles and technical considerations. Radiographics 14:887–893
11. Brink JA (1995) Technical aspects of helical (spiral) CT. Radiol Clin North Am 33:825–841
12. Flohr TG, Schaller S, Stierstorfer K et al (2005) Multi-detector row CT systems and image-reconstruction techniques. Radiology 235:756–773
13. Rydberg J, Buckwalter KA, Caldemeyer KS et al (2000) Multisection CT: scanning techniques and clinical applications. Radiographics 20:1787–1806
14. Baert AL, Knauth M, Sartor K (2009) Multislice CT. Springer-Verlag, Berlin-Heidelberg
15. Dalrymple NC, Prasad SR, El-Merhi FM, Chintapalli KN (2007) Price of isotropy in multidetector CT. Radiographics 27:49–62
16. Mahesh M (2002) Search for isotropic resolution in CT from conventional through multiple-row detector. Radiographics 22:949–962
17. Faggioni L, Neri E, Cerri F et al (2011) Integrating image processing in PACS. Eur J Radiol 78:210–224
18. Lauer MS (2009) Elements of danger – the case of medical imaging. N Engl J Med 361:841–843
19. Thomas KE (2011) CT utilization – trends and developments beyond the United States' borders. Pediatr Radiol 41(2):562–566
20. Coakley FV, Gould R, Yeh BM, Arenson RL (2011) CT radiation dose: what can you do right now in your practice? Am J Roentgenol 196:619–625
21. Catalano C, Francone M, Ascarelli A et al (2007) Optimizing radiation dose and image quality. Eur Radiol 17:F26–F32
22. Jaffe TA, Yoshizumi TT, Toncheva G et al (2009) Radiation dose for body CT protocols: variability of scanners at one institution. Am J Roentgenol 193:1141–1147
23. Jaffe TA, Hoang JK, Yoshizumi TT et al (2010) Radiation dose for routine clinical adult brain CT: Variability on different scanners at one institution. Am J Roentgenol 195:433–438
24. Silva AC, Lawder HJ, Hara A et al (2010) Innovations in CT dose reduction strategy: application of the adaptive statistical iterative reconstruction algorithm. Am J Roentgenol 194:191–199
25. Tsapaki V, Aldrich JE, Sharma R et al (2006) Dose reduction in CT while maintaining diagnostic confidence: diagnostic reference levels at routine head, chest, and abdominal CT – IAEA-coordinated research project. Radiology 240:828–834
26. Wrixon AD (2008) New ICRP recommendations. J Radiol Prot 28:161–168
27. Rosenstein M (2008) Diagnostic reference levels for medical exposure of patients: ICRP guidance and related ICRU quantities. Health Phys 95:528–534
28. Clarke R, Valentin J; International Commission on Radiological Protection Task Group (2009) Application of the Commission's Recommendations for the protection of people in emergency exposure situations. ICRP publication 109. Ann ICRP 39:1–110
29. McCollough CH (2010) Diagnostic reference levels. http://www.imagewisely.org/~/media/ ImageWisely%20Files/Medical%20Physicist%20Articles/IW%20McCullough%20Diagnostic%20Reference%20Levels.pdf. Ultimo accesso 7 aprile 2012

30. Neri E, Faggioni L, Cerri F, Turini F et al (2010) CT colonography versus double-contrast barium enema for screening of colorectal cancer: comparison of radiation burden. Abdom Imaging 35:596–601

31. Stevenson G (2008) Colon imaging in radiology departments in 2008: goodbye to the routine double contrast barium enema. Can Assoc Radiol J 59:174–182

32. Lipson SA (2006) MDCT and 3D workstations. A practical guide and teaching file. Springer, Berlin Heidelberg New York

33. Mahesh M, Cody DD (2007) Physics of cardiac imaging with multiple-row detector CT. Radiographics 27:1495–1509

34. Xu L, Zhang Z (2010) Coronary CT angiography with low radiation dose. Int J Cardiovasc Imaging 26:17–25

35. Ketelsen D, Fenchel M, Buchgeister M et al (2012) Estimation of radiation exposure of different dose saving techniques in 128-slice computed tomography coronary angiography. Eur J Radiol 81:e153–e157

36. Qin J, Liu LY, Meng XC et al (2011) Prospective versus retrospective ECG gating for 320-detector CT of the coronary arteries: comparison of image quality and patient radiation dose. Clin Imaging 35:193–197

37. Raff GL (2010) Radiation dose from coronary CT angiography: five years of progress. J Cardiovasc Comput Tomogr 4:365–374

38. Axel L (1980) Cerebral blood flow determination by rapid-sequence computed tomography: theoretical analysis. Radiology 137:679–686

39. Miles KA (2006) Perfusion imaging with computed tomography: brain and beyond. Eur Radiol 16:M37–M43

40. Lee TY (2002) Functional CT: physiological models. Trends Biotechnol 20:S3–S10

41. Lee TY, Purdie TG, Stewart E (2003) CT imaging of angiogenesis. Q J Nucl Med 47:171–187

42. Faggioni L, Neri E, Bartolozzi C (2010) CT perfusion of head and neck tumors: how we do it. Am J Roentgenol 194:62–69

Dispositivi e protocolli per la riduzione della dose in tomografia computerizzata

5

F. Paolicchi, J. Negri, L. Faggioni

Indice dei contenuti

5.1 Introduzione
5.2 I dispositivi di modulazione automatica della corrente
5.3 Filtri conformazionali
5.4 Regolazione della tensione del tubo
5.5 Collimatori asimmetrici
5.6 Schermatura del paziente: camici di piombo e filtri in bismuto
5.7 Nuovi algoritmi per la ricostruzione delle immagini
5.8 Limitazione della lunghezza e del numero di acquisizioni eseguite
5.9 Software per il controllo della dose erogata
Bibliografia

5.1
Introduzione

L'utilizzo della tomografia computerizzata ha registrato negli ultimi anni un forte incremento, motivato dalla sua grande capacità di fornire una diagnosi rapida e accurata in un numero sempre più elevato di patologie, sostituendo altre tecniche diagnostiche in numerose indagini cliniche [1, 2]. Tale situazione ha determinato un progressivo e sostanziale aumento del numero degli esami eseguiti (con un incremento annuo di oltre il 10%), portando la tomografia computerizzata a rappresentare la principale fonte di radiazioni per il paziente che si sottopone a procedure di diagnostica per immagini, con esami che possono erogare livelli di radiazioni tutt'altro che trascurabili [3, 4]. Recentemente, sia nella comunità scientifica che tra i mezzi di comunicazione di massa è cresciuta una particolare preoccupazione per i

La dose al paziente in diagnostica per immagini. Davide Caramella, Fabio Paolicchi, Lorenzo Faggioni (a cura di)
© Springer-Verlag Italia 2012

possibili danni provocati ai pazienti proprio in conseguenza del crescente ricorso alla TC, spingendo gli operatori sanitari verso una maggiore attenzione e consapevolezza nella valutazione dei rischi connessi, spesso sottostimati se non addirittura misconosciuti [5, 6].

Nonostante venga spesso sostenuto che l'incremento di dose erogata sia causato dall'evoluzione tecnologica delle nuove strumentazioni, tale affermazione non corrisponde alla realtà, in quanto, soprattutto negli ultimi anni, i tomografi multistrato sono stati dotati di numerosi dispositivi software e hardware in grado di limitare notevolmente la dose erogata per singolo esame [7, 8]. Ciò che invece è assolutamente vero è che le nuove tecnologie non sono state utilizzate in modo corretto dagli operatori, sia per la loro maggiore complessità, sia per una scarsa attenzione e formazione sugli aspetti tecnici e radioprotezionistici. Gli attuali tomografi multistrato possono essere paragonati a delle macchine di "Formula 1" della diagnostica per immagini che, se utilizzate da piloti esperti e nei giusti circuiti, possono fornire prestazioni di alta qualità e massima sicurezza per i pazienti; se però pretendiamo di utilizzare tali macchine in percorsi cittadini e senza la necessaria capacità di guida, esponiamo i pazienti a rischi ingiustificati, che possono essere ben superiori a quelli prodotti da strumentazioni meno evolute.

L'obiettivo di questo capitolo è illustrare in modo sintetico le principali innovazioni tecnologiche presenti sugli attuali scanner TC in grado di contenere la dose erogata al paziente, mantenendo inalterata la qualità delle immagini prodotte.

5.2
I dispositivi di modulazione automatica della corrente

I dispositivi di modulazione automatica della corrente rappresentano senza dubbio la principale innovazione tecnologica presente sugli attuali tomografi in grado di limitare la dose erogata al paziente. Fino agli anni '90, la corrente al tubo veniva mantenuta costante per tutta la lunghezza della scansione nella totalità degli esami TC, senza alcuna variazione del valore dei mA. Nei primi strumenti TC progettati per la scansione dell'encefalo, la necessità di modificare il valore dei mA durante l'acquisizione non veniva avvertita, in quanto i diversi angoli di proiezione avevano approssimativamente la stessa attenuazione. Tale modalità di acquisizione fu inizialmente adottata anche nei primi scanner *total body*, dato che non era ancora disponibile alcun dispositivo tecnologico in grado di modulare la corrente del tubo [9]. Tuttavia, poiché l'attenuazione dei fotoni varia a seconda dei diversi distretti corporei che si trovano ad attraversare, mantenendo costante il valore dei mA il rumore presente nei pixel delle varie immagini non è uniforme, producendo un *dataset* di immagini qualitativamente differenti. Prendendo ad esempio una scansione del distretto toraco-addominale, per evitare una degradazione della qualità delle immagini dei distretti caratterizzati da una maggiore attenuazione (addome) occorre impostare un valore più elevato dei mA, con conseguente eccessiva erogazione di dose nei distretti a più bassa attenuazione (torace). Utilizzando, invece, un dispositivo di regolazione automatica dei mA, possiamo ottenere immagini con un costante livello di rumore e una riduzione della dose erogata in base ai diversi angoli di proie-

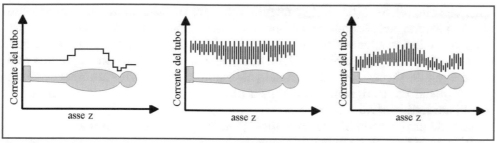

Fig. 5.1 Modulazione automatica della corrente: longitudinale (*a sinistra*), angolare (*al centro*) e combinata (*a destra*)

zione e alla diversa regione corporea esaminata.

La modulazione della corrente del tubo viene essenzialmente eseguita con tre diverse modalità: longitudinale, angolare e combinata (Fig. 5.1) [10, 11]. La modulazione longitudinale è una tecnica che consente di variare la corrente del tubo lungo l'asse longitudinale del paziente, utilizzando valori di attenuazione misurati durante l'esecuzione di uno o due scout, acquisizioni planari che vengono eseguite prima della scansione vera e propria. Le zone a minore attenuazione, come ad esempio il torace (che contiene principalmente aria), necessiteranno di minor dose, mentre zone a maggiore attenuazione, come ad esempio la pelvi (che contiene ossa e tessuti molli), richiederanno una dose più elevata. Prima di effettuare la scansione, il radiologo e il tecnico possono verificare la corretta distribuzione della dose lungo l'asse z del paziente mediante grafici o tabelle, a seconda delle diverse ditte costruttrici.

La modulazione angolare trova invece il suo razionale nella diversa attenuazione registrata dai molteplici angoli di proiezione durante una singola rotazione che il tubo radiogeno compie intorno al paziente. Se prendiamo come esempio la scansione del cingolo scapolare, gli angoli di proiezione antero-posteriore e postero-anteriore saranno sicuramente meno attenuati di quelli con orientamento latero-laterale dove, per la presenza delle ossa del cingolo scapolare, i fotoni incontreranno una maggiore resistenza alla penetrazione. Se manteniamo costante l'erogazione dei mA durante l'intero arco di rotazione, le immagini prodotte dalle proiezioni laterali daranno luogo ad artefatti da indurimento del fascio, degradandone la qualità; in alternativa, per limitare tale artefatto dovremmo aumentare notevolmente la dose radiante, causando in questo caso un incremento della dose erogata al paziente nelle proiezioni con orientamento antero-posteriore e postero-anteriore. Scopo della modulazione angolare è proprio quello di modulare la corrente al tubo in base alla diversa attenuazione registrata durante la rotazione, riducendo notevolmente la dose erogata e mantenendo una costante qualità delle immagini prodotte.

La modulazione angolare può funzionare o con tecnica *scout based* (basata sullo scout) o con tecnica *on fly* (in tempo reale): nel primo caso la modulazione viene effettuata in base all'attenuazione registrata durante alcuni angoli di proiezione (di solito 4) di uno o di entrambi gli scout eseguiti, mentre nel secondo caso la modulazione viene effettuata durante la scansione stessa, misurando l'attenuazione durante un'emirotazione e adattando i mA nell'emirotazione successiva. Se nel primo caso abbiamo lo svantaggio di un'approssimazione dell'attenuazione registrata durante una singola rotazione e il vantaggio di fornire in anticipo allo scanner i valori di attenuazione, nel secondo caso abbiamo il vantaggio di una più accurata misurazione dei valori di attenuazione ma lo svantaggio di un non facile adattamento della rampa termica alle variazioni di attenuazione che si possono registrare tra una rotazione e quella successiva, come accade ad esempio nel passaggio toraco-addominale o quando si utilizzano protocolli a pitch elevato (ovvero con avanzamento rapido del lettino porta paziente).

La modulazione combinata (*combined modulation*) consiste essenzialmente nell'utilizzare in contemporanea sia la modulazione longitudinale che quella angolare, traendo vantaggi da entrambi i dispositivi. Attualmente essa rappresenta il sistema più utilizzato di modulazione automatica della corrente presente sugli attuali tomografi multistrato, denominata con diversi nomi a seconda delle diverse ditte costruttrici (*Sure Exposure, Toshiba; Auto mA e Smart mA, General Electric; Care Dose, Siemens; Dose Right, Philips*). L'utilizzo di tali sistemi di modulazione dei mA, nelle loro diverse varianti, consente una notevole riduzione della dose erogata al paziente (fino al 40% di risparmio della dose) [12]. Purtroppo, nonostante tale informazione sia stata ampiamente documentata con numerose pubblicazioni, è tutt'altro che raro vedere eseguire scansioni di ampi distretti corporei senza alcuna modulazione, comportamento che, eccetto pochi casi, non trova più alcuna giustificazione. È opportuno inoltre sottolineare che i dispositivi di modulazione automatica prodotti dalle diverse ditte, pur basandosi su principi comuni, presentano particolari caratteristiche che, se non perfettamente conosciute, possono portare gli operatori a commettere gravi errori e a erogare al paziente dosi molto elevate. È quindi opportuno che il tecnico di radiologia sia correttamente formato dagli *application specialists* delle varie ditte sulle caratteristiche dei dispositivi di ogni specifica strumentazione che si trova a utilizzare.

5.3
Filtri conformazionali

Nelle ultime apparecchiature in commercio un ruolo importante nella riduzione della dose spetta ai cosiddetti filtri conformazionali o "a farfalla" (in inglese *bow-tie*), generalmente posti all'uscita del tubo radiogeno, che servono a concentrare la dose dove effettivamente è utile, diminuendola in periferia (Fig. 5.2).

Il loro utilizzo viene gestito dalla macchina in base al protocollo di esame scelto e alla tipologia di paziente: ad esempio, con bambini (o in esami cardiaci) il computer adotterà un filtro particolarmente aggressivo così da schermare molto efficacemente la dose di radiazioni al di fuori di un campo di vista molto piccolo, mentre filtri più ampi verranno adottati con pazienti di maggiori dimensioni e con tipologie di esami meno critiche. È evidente che l'efficacia di tali dispositivi risiede principalmente nella capacità da parte del tecnico di radiologia di porre la zona da esaminare esattamente al centro del *gantry*; nel caso in cui questo non fosse possibile (ad esempio con pazienti traumatizzati), tutte le case produttrici ne sconsigliano l'uso in quanto potrebbe portare a un'inaccettabile degradazione della qualità delle immagini e a un aumento consistente della dose erogata [13, 14]. È importante ricordare che

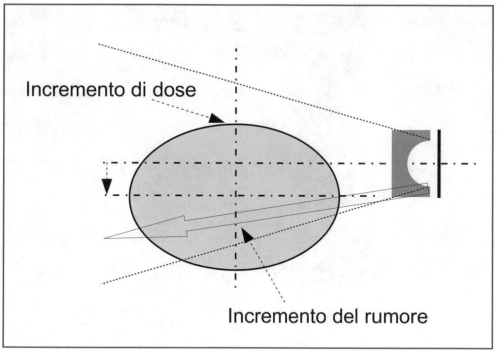

Fig. 5.2 *Bow-tie filter* (filtro conformazionale). Conseguenze del non corretto posizionamento del paziente

un efficace utilizzo dei filtri conformazionali può portare a riduzioni di dose fino all'80-90% e che, per questo motivo, si sta cercando di rendere sempre più semplice il posizionamento dei pazienti con dispositivi come la traslazione laterale del lettino e le tecniche di centratura automatica.

5.4
Regolazione della tensione del tubo

Uno dei metodi più aggressivi per la riduzione della dose in TC spetta di diritto alla diminuzione della tensione del tubo, ovvero dei kV. I kV in radiologia determinano la velocità con cui gli elettroni vanno a collidere con l'anodo, producendo le energie massime erogabili. Quindi, con una tensione di 120 kV avremo un fascio di raggi X in uscita molto più energetico di un fascio prodotto da una tensione di 80 kV, che consente di attraversare strutture molto più "dense" o, in alternativa, maggiori spessori [15]. Una volta scelti i kV sufficienti per la struttura che si deve esaminare, un ulteriore aumento della tensione provoca una brusca crescita della dose erogata, tanto che passare da 80 a 120 kV significa aumentare la dose di circa il 60% (Fig. 5.3). A questo punto è evidente come la scelta della giusta tensione diventi una delle principali variabili che il tecnico di radiologia deve sapere gestire nella pro-

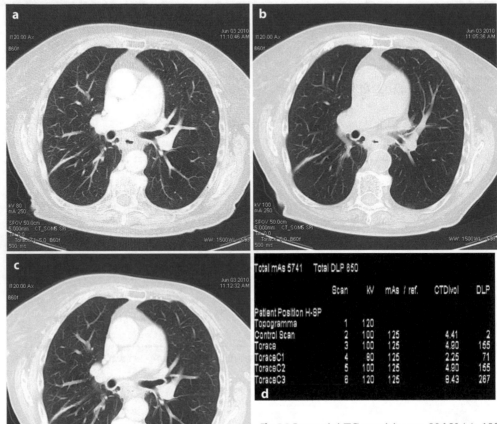

Fig. 5.3 Immagini TC acquisite con 80 kV (**a**), 100 kV (**b**) e 120 kV (**c**), mantenendo costante il valore dei mA. La riduzione del registro dei kV riduce notevolmente la dose erogata (**d**) e l'aumento del rumore nelle immagini a bassi kV è compensato da un incremento del contrasto

grammazione di un esame TC, valutando con attenzione con quali pazienti e con quale tipologia di esami può essere ridotta, senza correre il pericolo di diminuire la qualità finale delle immagini prodotte.

La diminuzione dei kV rende il fascio dei raggi X prodotto più "sensibile" alla struttura atomica dei segmenti corporei esaminati, il che facilita il compito del computer che deve elaborare i dati, contribuendo a un considerevole aumento del contrasto delle immagini. Questo è vero, in particolare per tutti gli esami che utilizzano mezzi di contrasto ad alto numero atomico (in genere iodio); in questi casi una riduzione dei kV contribuisce a un sensibile aumento del rapporto segnale/rumore (S/R) e, nel contempo, a una notevole riduzione della dose di radiazioni.

La scelta di utilizzare protocolli con bassi valori di chilovoltaggio è ormai entrata nella normale pratica quotidiana; l'aumento dell'enhancement prodotto può essere sfruttato oltre che per abbassare la dose radiante anche per diminuire la quantità totale di mezzo di contrasto con considerevoli vantaggi per i pazienti con insufficienza renale.

È importante però ricordare che, di fronte a pazienti bariatrici, la scelta di abbassare i kV deve essere ben ponderata: l'aumento del rapporto S/R può non compensare adeguatamente la diminuzione nell'energia dei raggi X, con conseguente detrimento della qualità delle immagini prodotte. Inoltre, l'utilizzo di bassi kV va attentamente valutato in tutti quei pazienti con protesi o corpi estranei metallici, in quanto l'aumento degli artefatti prodotti può compromettere la diagnosi.

Per facilitare l'utilizzo della giusta tensione al tubo sono stati recentemente creati software che, in base all'assorbimento delle radiazioni registrate durante l'esecuzione dello scout e in base al tipo di esame (senza mezzo di contrasto, con contrasto, vascolare, ecc.), scelgono automaticamente il corretto valore dei kV, cercando di ottimizzare il rapporto fra qualità di immagine e dose finale erogata (Care kV, Siemens Medical Solutions).

5.5
Collimatori asimmetrici

Abbiamo visto in precedenza come la modalità di acquisizione di tipo volumetrico, cioè con irradiazione continua del paziente a lettino in movimento, abbia fatto compiere un notevole salto di qualità agli esami TC, consentendo di acquisire ampi distretti corporei con tempi di acquisizione estremamente ridotti. Tuttavia, nelle moderne TC multistrato questa modalità tende a produrre un incremento della dose erogata causato dalla necessità di compiere rotazioni aggiuntive all'inizio e alla fine della scansione per poter fornire informazioni a tutte le corone dei detettori poste lungo l'asse longitudinale. Questo fenomeno, chiamato *overranging* o *overscanning*, dipende principalmente dalla collimazione totale del fascio e dal pitch, oltre che da specifici algoritmi di ricostruzione tipici di ogni casa costruttrice [16]. L'*overranging* è un aspetto spesso poco conosciuto, ma che può influire in modo determinante sulla dose erogata, in quanto può irradiare direttamente con il fascio primario organi radiosensibili posti al di fuori dei segmenti studiati (ad esempio, si può arrivare a irradiare direttamente la tiroide in esami del massiccio facciale) [17].

L'aumento della dose da *overranging* si attesta generalmente intorno al 20-30% della dose totale, anche se può raggiungere valori ben più elevati nel caso di esami con pitch elevato e con l'utilizzo di più volumetriche contigue. Essendo un parametro indipendente dalla lunghezza della scansione, la sua influenza tende a essere molto importante nelle scansioni di brevi distretti corporei, raggiungendo valori che possono contribuire fino a oltre il 50% della dose totale erogata al paziente.

Fortunatamente, in molte delle TC attualmente in commercio questo problema è stato in parte risolto utilizzando dei collimatori asimmetrici che entrano in azione alla partenza e all'arrivo della scansione volumetrica, limitando sensibilmente l'irradiazione prodotta [18]. In pratica, quando il lettino inizia a muoversi, il collimatore posto cranialmente comincia lentamente ad aprirsi lasciando passare solo la quota di radiazioni strettamente necessaria alla ricostruzione delle immagini; allo stesso modo, il collimatore posto in senso caudale tende progressivamente a chiu-

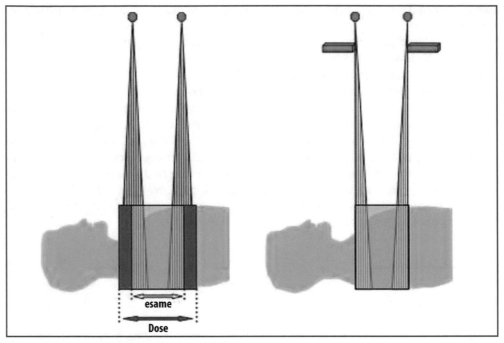

Fig. 5.4 *Overranging* e collimatori asimmetrici

dersi verso la fine della scansione (Fig. 5.4). I collimatori asimmetrici possono ridurre notevolmente la dose erogata, specialmente in esami come le TC cardiache, dove anche pochi mm in più possono fare la differenza nella dose totale somministrata (in questi casi la riduzione può arrivare anche fino al 25%).

5.6
Schermatura del paziente: camici di piombo e filtri in bismuto

L'utilizzo di protezioni con materiale ad alto numero atomico è da sempre una pratica molto controversa per ciò che concerne la riduzione della dose in tomografia computerizzata. Molti sono gli studi che hanno cercato di comprendere la reale utilità di tali dispositivi, senza peraltro giungere a una chiara conclusione. In questo ambito è bene distinguere fra protezioni poste al di fuori dei segmenti corporei esaminati rispetto a quelle poste direttamente sulle zone da studiare; nel primo caso si utilizzano generalmente gli ormai collaudati camici o teli a base di piombo, mentre nel secondo sta acquistando interesse l'utilizzo delle protezioni in bismuto, materiale con un numero atomico simile a quello del piombo, ma in grado di schermare efficacemente le radiazioni in arrivo limitando gli artefatti prodotti.

La protezione di organi radiosensibili posti ai confini delle zone esaminate deve prevedere il posizionamento di camici e telini piombati esattamente al limite della

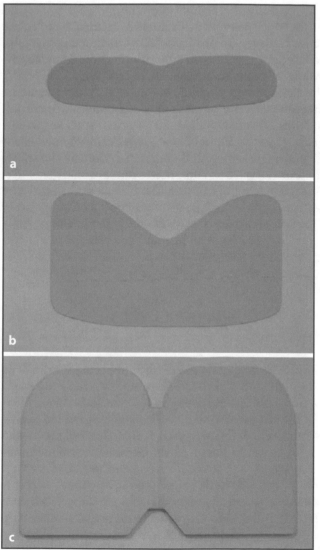

Fig. 5.5 Protezioni in bismuto per cristallino (**a**), tiroide (**b**) e mammelle (**c**)

scansione; l'intensità dell'irradiazione decresce in maniera quadratica rispetto alla distanza e quindi anche pochi cm possono fare la differenza fra una protezione efficace e una superflua. Le protezioni vanno poste intorno al paziente o superficialmente, prediligendo la schermatura del lato in cui si trovano organi radiosensibili come tiroide, mammelle e gonadi. È bene ricordare che questi presidi agiscono su una minima quota di radiazioni; infatti, meno dell'1% dell'energia del fascio principale in TC si disperde in radiazioni diffuse e, di queste, possiamo eliminare solo il 5% cioè la quota che non agisce all'interno del corpo [19, 20].

Le protezioni in bismuto vengono invece poste a protezione di organi particolarmente radiosensibili che si trovano comprese nella zona di scansione (Fig. 5.5).

I primi studi si sono concentrati sulla misurazione della dose che giungeva agli organi radiosensibili senza e con le protezioni di bismuto utilizzando la tecnica di scansione a modulazione fissa della corrente. Il vantaggio prodotto dalle protezioni in bismuto, nonostante esse determinassero la comparsa di alcuni artefatti, risultava talmente evidente da far pensare che il loro utilizzo fosse assolutamente indispensabile. In realtà, la successiva introduzione dei sistemi di modulazione automatica della corrente ha fortemente ridimensionato l'importanza delle protezioni in bismuto, rendendo più controversa la valutazione della loro reale efficacia [21–23]. Recenti studi hanno cercato di capire come poter abbinare le protezioni in bismuto con l'utilizzo degli esposimetri automatici cercando di sfruttare i vantaggi di entrambi i dispositivi, così da avere minore dose a organi radiosensibili posti in superficie e diminuzione generalizzata della dose per organi localizzati a maggiore profondità. È bene sottolineare che in questo caso occorre posizionare le protezioni in bismuto dopo aver eseguito lo scout e non prima, in quanto nel secondo caso il software della modulazione della dose registrerebbe anche l'attenuazione prodotta dal bismuto con conseguente incremento della dose erogata nella successiva fase di scansione.

5.7
Nuovi algoritmi per la ricostruzione delle immagini

La novità più importante sul fronte della riduzione di dose è attualmente fornita dalle tecniche di ricostruzione iterative delle immagini. Gli algoritmi iterativi sono stati i primi ad essere utilizzati per la ricostruzione di immagini TC, ma sono stati rapidamente abbandonati a causa dell'elevato numero di calcoli matematici di cui necessitavano. Di conseguenza, con l'aumento delle matrici di acquisizione e la necessità di velocizzare i tempi tecnici di scansione si passò ad algoritmi più semplici e funzionanti in parallelo, come la retroproiezione filtrata (*Filtered Backprojection*, FBP). Recentemente, grazie al notevole incremento delle capacità computazionali degli attuali computer e al crescente interesse nei confronti delle tecniche di contenimento della dose erogata, gli algoritmi iterativi stanno acquistando un nuovo interesse, in quanto rappresentano in chiave futura la più importante evoluzione tecnologica in grado di limitare la dose prodotta dagli esami di tomografia computerizzata [24].

Con questi algoritmi le immagini non vengono create successivamente all'arrivo dei dati di attenuazione delle singole proiezioni, bensì i valori di attenuazione vengono usati per formare una maschera, un modello statistico delle distribuzioni delle varie densità, che poi viene continuamente rivisto e corretto ogni qual volta arrivano dati di attenuazione successivi. Sostanzialmente il valore di ogni singolo pixel non viene preso subito per "buono", come succedeva nella FBP, ma aggiustato in base ai nuovi dati di misurazione e al valore medio dei pixel circostanti. Il grande vantaggio delle ricostruzioni iterative risiede nella possibilità di eliminare selettivamente il rumore nelle immagini finali, funzione precedentemente affidata a semplici filtri che limitavano allo stesso tempo anche la risoluzione spaziale, imponendo quindi una difficile scelta fra immagini "belle" ma con bassa definizione, oppure "rumorose" ma con un livello di dettaglio più elevato. Ora invece, grazie al peso statistico con cui ogni pixel viene misurato, possiamo capire se una densità è

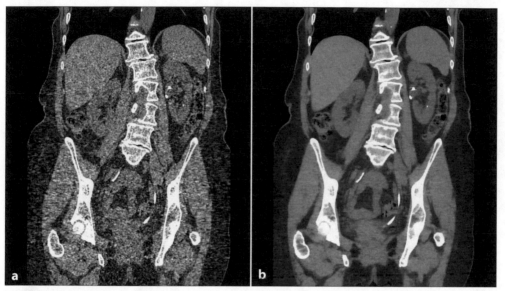

Fig. 5.6 Ricostruzione in coronale di un addome con tecnica FBP (*sinistra*) e ASIR (*destra*). Per gentile concessione di *General Electric*

collegata a strutture anatomiche e quindi va mantenuta nelle immagini finali, oppure se è isolata e va quindi eliminata, come nel caso di artefatti causati da oggetti metallici (Fig. 5.6).

È bene precisare che la mole di calcoli associata alle ricostruzioni iterative è molto elevata, in quanto tutte le proiezioni in arrivo vanno continuamente confrontate fra di loro e con quelle successive; non esistono ancora *workstation* in grado di utilizzare questi algoritmi sul 100% delle proiezioni e quindi vengono utilizzati in combinazione con la retroproiezione filtrata con percentuali variabili impostate dall'operatore. La prima casa costruttrice a presentare questo dispositivo è stata nel 2008 la General Electric con il nome commerciale *ASIR*, seguita successivamente da tutte le altre case costruttrici (*IRIS* e *SAFIRE*, Siemens; *iDose*, Philips; *AIDR*, Toshiba; *Intelli IP*, Hitachi) Le tecniche iterative possono consentire riduzioni della dose erogata estremamente elevate (fino a oltre l'80%) e rappresentano quindi un approccio assai promettente per ridurre la dose radiante nel prossimo futuro.

5.8
Limitazione della lunghezza e del numero di acquisizioni eseguite

La dose totale di un esame TC è ovviamente dipendente dalla lunghezza delle scansioni eseguite. A parità di altri fattori, una scansione *total body* erogherà al paziente una dose di radiazioni superiore a quella, ad esempio, della scansione del solo di-

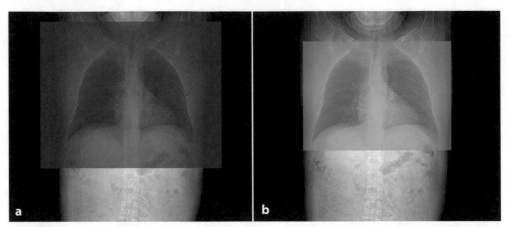

Fig. 5.7 Esempio di errata (**a**) e corretta (**b**) delimitazione dei limiti di scansione per lo studio del torace

stretto toracico. È quindi fondamentale, una volta valutata l'appropriatezza dell'esame TC, delimitare l'area di scansione in rapporto al quesito clinico, senza irradiare inutilmente altre parti del corpo. Ad esempio, nel follow-up di pazienti oncologici o anche in esami di screening, l'ecografia, metodica di indagine non ionizzante, può essere adottata per limitare la lunghezza delle scansioni TC da effettuare (come nel caso dello studio del collo per la valutazione di linfonodi).

Anche nel caso dell'acquisizione di un distretto ben delineato, come ad esempio il torace, il tecnico di radiologia deve selezionare con attenzione i limiti della scansione da eseguire, utilizzando i due scanogrammi con proiezione antero-posteriore e latero-laterale che vengono acquisiti prima della scansione ed evitando di estendere quest'ultima oltre i limiti necessari (Fig. 5.7). Ogni centimetro di scansione risparmiato consente di limitare la dose erogata al paziente, nel rispetto del principio ALARA (*As Low As Reasonably Achievable*) che sta alla base della moderna radiodiagnostica.

L'utilizzo di protocolli che prevedono la ripetizione di un numero elevato di scansioni rappresenta un'altra delle principali cause dell'incremento della dose erogata per singolo esame. Tutto ciò si verifica nel caso di esami che prevedono scansioni pre- e post-contrastografiche e in protocolli cosiddetti multifasici, ovvero con acquisizioni ripetute a diverso tempo dalla somministrazione del mezzo di contrasto. Ripetere una scansione significa raddoppiare la dose erogata e, sebbene gli effetti stocastici delle radiazioni non possano essere sommati direttamente, ciò si traduce comunque in un incremento della possibilità che tali effetti si verifichino. È quindi opportuno, in base al quesito clinico e all'anamnesi del paziente, cercare di limitare il numero di scansioni ripetute. Allo stesso modo è opportuno cercare di limitare l'eccessiva ripetizione di esami TC, che possono portare il paziente a eseguire l'indagine numerose volte durante un solo anno, come accade frequentemente nel *follow-up* di pazienti oncologici [25].

5.9
Software per il controllo della dose erogata

Recentemente tutte le ditte costruttrici di scanner TC hanno concordato la creazione di uno standard, chiamato *dose check* (controllo della dose), in grado di verificare la dose erogata in un esame TC allertando l'operatore nel caso in cui i parametri di scansione selezionati producano una proiezione di dose superiore a dei limiti impostati per ciascun protocollo, basati sui livelli diagnostici di riferimento (LDR) registrati nella quotidiana attività clinica e riportati nel vigente decreto legislativo 187/2000 in materia di radioprotezione del paziente. La *National Electrical Manufacturers Association*, compagnia internazionale responsabile per la produzione di standard, riporta tale iniziativa nella pubblicazione denominata XR25-2010 [26]. Il razionale alla base del *dose check* è quello di aumentare la consapevolezza e l'attenzione da parte degli operatori di una diagnostica TC sulla dose radiante prodotta dai vari protocolli, evitando di produrre esami con eccessivi e ingiustificati livelli di dose. Quando l'operatore inserisce dei parametri che producono una dose superiore a quella impostata come limite per uno specifico protocollo (*notification value*) in termini di CTDIv e DLP, il *dose check* avverte l'operatore di tale superamento; a questo punto l'operatore può o modificare i parametri per poter rientrare nei limiti di dose previsti, o decidere ugualmente di procedere con la scansione qualora ritenga che il superamento del LDR sia motivato e giustificato. Un secondo livello di controllo della dose è invece rappresentato dall'*alert value* (sempre espresso in termini di CTDIv e DLP), ovvero un valore di dose particolarmente elevato che non dovrebbe essere mai superato. Qualora l'operatore ritenga che sussista una valida giustificazione per superare anche questo secondo livello di controllo, il sistema richiede l'inserimento di una login e di una password di un utente autorizzato e il giustificativo per cui si decide di eseguire l'esame a una dose superiore di quella consentita (Fig. 5.8).

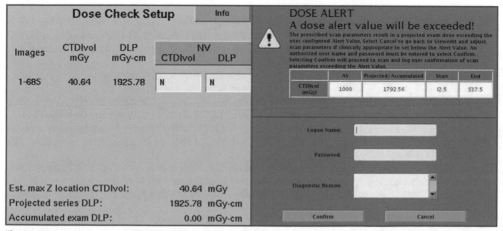

Fig. 5.8 Illustrazione del dispositivo *Dose Check*. Finestra per l'inserimento dei valori del *notification value* (*a sinistra*) e visualizzazione dell'*alert value*. Per gentile concessione di *General Electric*

L'introduzione del *dose check* si è resa necessaria in seguito a gravi casi di sovrairradiazione, avvenuti soprattutto negli Stati Uniti, che hanno avuto particolare risalto attraverso i vari mass media e hanno prodotto vere e proprie *class actions* da parte di pazienti. In tutti i casi verificatisi, le indagini svolte dalle autorità competenti hanno dimostrato che l'eccesso di dose veniva prodotto non da un malfunzionamento delle strumentazioni, ma da un uso non corretto di esse, causato da una scarsa e non idonea formazione del personale operante in una diagnostica di tomografia computerizzata.

Bibliografia

1. Gottlieb RH, La TC, Erturk EN et al (2002) CT in detecting urinary tract calculi: influence on patient imaging and clinical outcomes. Radiology 225:441–449
2. Ost D, Khanna D, Shah R et al (2004) Impact of spiral computed tomography on the diagnosis of pulmonary embolism in a community hospital setting. Respiration 71:450–457
3. Lauer MS (2009) Elements of danger – The case of medical imaging. New Eng J Med 361:841–843
4. Mettler FA, Huda W, Yoshizumi TT, Mahesh M (2008) Effective doses in radiology and diagnostic nuclear medicine. Radiology 248:254–263
5. Smith-Bindman R (2010) Is computed tomography safe? New Eng J Med 363:1–4
6. Berrington de Gonzalez A, Mahesh M, Kim KP et al (2009) Projected cancer risks from computed tomographyc scans performed in the United States in 2007. Arch Intern Med 22:2071–2077
7. Gunn MLD, Kohr JR (2010) State of the art: technologies for computed radiography dose reduction. Emerg Radiol 17:209–218
8. Dougeni E, Faulkner K, Panayiotakis G (2012) A review of patient dose and optimization methods in adult and pediatric CT scanning. Eur J Radiol 81:e685-683
9. Kalender WA, Buchenau S, Deak P et al (2008) Technical approaches to the optimization of CT. Phys Med 24:71–79
10. Furlow B (2010) Radiation dose in computed tomography. Radiol Technol 81:437–450
11. Lee TY, Chhem RK (2010) Impact of new technologies on dose reduction in CT. Eur J Radiol 76:28–35
12. McCollough CH, Bruesewitz MR, Kofler JM (2006) CT dose reduction and management tools: overview of available options. Radiographics 26:503–512
13. Habibzadeh MA, Ay MR, Asl AR et al (2011) Impact of miscentering on patient dose and image noise in x-ray CT imaging: phantom and clinical studies. Phys Med doi 10.1016/j.ejmp. 2011.06.002
14. Toth TL, Ge Z, Daly MP (2007) The influence on patient centering on CT dose and image noise. Med Phys 34:3093–3191
15. Kalender WA (2006) Computed tomography: fundamentals, systems technology, image quality, Applications. Ed Publics MCD, Munich
16. Van der Molen AJ, Geleijns J (2007) Overranging in multisection CT: Quantification and relative contribuition to dose – Comparison of four 16-Section CT Scanners. Radiology 242:208–216
17. Mazonakis M, Tzedakis A, Damilakis J, Gourtsoyiannis N (2007) Thyroid dose from common head and neck CT examinations in children: is there an excess risk for thyroid cancer induction? Eur Radiol 17:1352–1357
18. Christner JA, Zavaletta VA, Eusemann CD et al (2010) Dose reduction in helical CT: dynamically adjustable z-axis X-ray beam collimation. Am J Roentgenol 194:W49–55
19. Groat G, Huda W, Lavallee R, Ogden K (2006) Do lead aprons reduce patient CT doses? Med Phys 33:2004–2006
20. Kennedy EV, Iball GR, Brettle DS (2007) Investigation into the effects of lead shielding for fetal dose reduction in CT pulmonary angiography. Br J Radiol 80:631–638
21. McLaughlin DJ, Mooney RB (2004) Dose reduction to radiosensitive tissue in CT. Do commercially available shields meet the users' needs? Clin Radiol 59:446–450

22. Hurwitz LM, Yoshizumi TT, Goodman PC et al (2009) Radiation dose savings for adult pulmonary embolus 64-MDCT using bismuth breast shields, lower peak kilovoltage, and automatic tube current modulation. AJR 192:244–253
23. Vollmar SV, Kalender WA (2008) Reduction of dose to the female breast in thoracic CT: a comparison of standard-protocol, bismuth shielded, partial and tube-current-modulated CT examinations. Eur Radiol 18:1674–1682
24. Silva AC, Lawder HJ, Hara A et al (2010) Innovations in CT dose reduction strategy: application of the adaptive statistical iterative reconstruction algorithm. AJR 194:191–199
25. Sodickson A, Baeyens PF, Andriole KP et al (2009) Recurrent CT, cumulative radiation exposure, and associated radiation-induced cancer risks from CT of adults. Radiology 251:175–184
26. NEMA XR 25 Computed tomography dose check. Association of electrical and medical imaging equipment manufacturers. http://www.nema.org/stds/xr25.cfm. Ultimo accesso 7 aprile 2012

La gestione della dose in radiologia interventistica

6

A. Trianni, A. Negri, I. Bargellini

Indice dei contenuti

6.1 Introduzione
6.2 Il rischio associato alle procedure di radiologia interventistica
6.3 Il monitoraggio della dose
6.4 Fattori che influenzano la dose assorbita dal paziente
6.5 Gestione del rischio dei danni da radiazione
Bibliografia

6.1 Introduzione

Le procedure di radiologia interventistica a guida fluoroscopica studiano la vascolarizzazione e le potenziali patologie ad essa connesse utilizzando le radiazioni ionizzanti per guidare piccoli strumenti, quali i cateteri, attraverso i vasi sanguigni. La tecnica fluoroscopica è diventata parte integrante della pratica radiologica sin dall'inizio del XX secolo. Inizialmente le procedure di fluoroscopia erano, per la maggior parte, di tipo diagnostico, miravano cioè solo a identificare un problema clinico, e comportavano rischi relativamente piccoli per i pazienti e il personale coinvolto. Tuttavia, negli ultimi 20 anni, la percentuale di procedure terapeutiche è aumentata progressivamente [1]. Si è assistito negli ultimi decenni a un crescente ampliamento delle possibilità procedurali nell'ambito dell'interventistica fluoroscopica, anche grazie allo sviluppo di sempre nuove tecnologie. Trattamenti quali vertebroplastiche, ablazioni a radiofrequenza, chemioterapie intra-arteriose, endoprotesi aortiche e rivascolarizzazioni arteriose periferiche costituiscono oggi parte integrante della pratica clinica in numerosi centri a livello mondiale per i trattamenti in ambito vascolare e oncologico. Di fronte alla crescita della richiesta di prestazioni interventistiche, la ricerca industriale ha implementato progressivamente la strumentazione, introducendo sistemi a basso profilo (quali cateteri, palloncini e guide) specifici per ciascun distretto vascolare e non. Tale strumentazione consente oggi il trattamento di strutture sempre più periferiche e di piccolo calibro, a fronte di una minore incidenza di complicanze e di un maggior successo procedurale.

Il maggior utilizzo e la crescente complessità di queste procedure sono stati accompagnati da preoccupazioni di salute pubblica derivanti dall'aumento dell'esposizione alle radiazioni sia dei pazienti che del personale sanitario impiegato nelle sale interventistiche. Tali procedure infatti, essendo spesso tecnicamente difficili, possono richiedere lunghi tempi di fluoroscopia e un gran numero di immagini acquisite per visualizzare, valutare ed eventualmente curare la patologia vascolare. Di conseguenza, le dosi ricevute sia dal paziente che dal personale coinvolto possono essere molto elevate. L'aumento delle segnalazioni di gravi lesioni della pelle e il possibile aumento di effetti tardivi, come lesioni del cristallino e cataratta, hanno pertanto reso evidente la necessità di informazioni sui rischi dovuti all'esposizione alle radiazioni ionizzanti e sulle strategie per controllarli. Occorre che queste complicanze severe siano minimizzate e che il medico sia in grado di prendere decisioni cliniche conoscendo il rapporto rischio-beneficio dell'utilizzo delle radiazioni. Per tale scopo il medico deve sapere come gestire le radiazioni per minimizzare la dose al paziente e deve essere in grado di monitorare la dose che sta somministrando al paziente anche in relazione agli effetti collaterali, in modo tale da anticiparli ed eventualmente saperli gestire correttamente. È essenziale infatti che i pazienti che ricevono dosi da radiazioni tali da rendere possibile un effetto collaterale alla cute siano seguiti con un appropriato follow-up e che il medico interventista sia in grado di stabilire quali possano essere questi effetti.

È per tale motivo che negli ultimi anni è stata avvertita la necessità di regolamentare tali procedure in termini di riduzione del rischio radiante e di gestione del paziente in corso di interventistica fluoroscopica, con la recente pubblicazione di alcune linee guida internazionali [2–5].

D'altra parte, è importante sottolineare che il beneficio che il paziente trae da questi studi è generalmente indiscutibile. Esse infatti presentano indubbi vantaggi rispetto ai trattamenti chirurgici in termini di ridotta invasività, morbilità e mortalità perioperatoria, con concomitante riduzione dei costi procedurali. Inoltre molte procedure terapeutiche sono letteralmente "salvavita" e il prezzo pagato da un paziente in termini di dose è generalmente ben compensato dal vantaggio sostanziale che deriva dallo studio.

6.2
Il rischio associato alle procedure di radiologia interventistica

I benefici derivanti dalle procedure di radiologia interventistica, se eseguite correttamente, sono quasi sempre superiori al rischio per l'esposizione alle radiazioni cui è sottoposto il paziente. Tuttavia, un'esposizione non giustificata e non ottimizzata alle radiazioni può comportare rischi elevati per i pazienti.

Gli effetti biologici derivanti da esposizione a radiazioni ionizzanti sono tradizionalmente suddivisi in effetti stocastici e effetti deterministici. La classificazione di alcune lesioni (come la cataratta) come deterministiche o stocastiche è incerto [6].

6.2.1
Gli effetti stocastici

Gli effetti stocastici sono dovuti alla mancata o errata riparazione del DNA delle singole cellule danneggiate dall'esposizione alle radiazioni e danno luogo a trasformazioni genetiche. Esempi di effetti stocastici sono le neoplasie radio-indotte e i difetti genetici ereditari.

Gli effetti stocastici sono di natura probabilistica e la loro gravità non ha alcun rapporto con la dose. È infatti generalmente accettato che non esista una dose soglia per gli effetti stocastici, ma che qualunque dose di radiazione possa essere considerata potenzialmente dannosa.

I dati ottenuti dai sopravvissuti alla bomba atomica [7] dimostrano un modesto, ma rilevabile incremento del rischio di cancro, anche ai livelli di dose impiegati nelle procedure di fluoroscopia interventistica. Anche l'esperienza maturata in radioterapia dimostra l'esistenza di un piccolo ma non trascurabile aumento del rischio di carcinomi, melanomi e sarcomi con un tempo di latenza che si può estendere per oltre 20 anni.

L'aumento del rischio di cancro dipende dall'età e dal sesso del paziente; le femmine risultano maggiormente esposte al rischio rispetto ai maschi. La probabilità di effetti stocastici è maggiore nei pazienti pediatrici, a causa della loro maggiore sensibilità alle radiazioni e dell'aspettativa di vita potenzialmente più lunga [8–10]. Inoltre, a causa delle piccole dimensioni del corpo, in un bambino una porzione più estesa di tessuti radiosensibili può venire a trovarsi in prossimità del fascio di raggi X durante le procedure interventistiche.

Particolare attenzione va, ovviamente, prestata anche nel caso di paziente gravida. I rischi associati all'esposizione alle radiazioni in gravidanza sono accuratamente recensiti in letteratura. Per basse dosi, il rischio principale per il concepito è di sviluppare un cancro indotto da radiazioni a seguito di esposizione in utero (probabilità dello 0,06% per 10 mSv di sviluppare un cancro nell'infanzia, non è noto invece il rischio nel lungo termine). Tuttavia il rapporto tra la dose ricevuta dalla paziente e la dose al concepito è spesso oggetto di fraintendimenti. La gravidanza non è necessariamente una controindicazione assoluta a effettuare una procedura sotto guida fluoroscopica. Ad esempio, le procedure interventistiche alla testa o al petto non sono da considerarsi particolarmente pericolose in termini di esposizione per il concepito e in situazioni d'emergenza tali procedure possono essere giustificate.

Anche durante gli stadi critici dello sviluppo (dalla 1ª alla 12ª settimana di gestazione), nelle procedure che coinvolgono le strutture sopra il diaframma, l'irradiazione diretta dell'embrione può essere mantenuta a livelli minimi o trascurabili. Infatti, in questa fase della gravidanza, l'embrione è molto piccolo e lontano dal diaframma. L'esposizione diretta alle radiazioni di addome e pelvi viene per quanto possibile limitata e la collimazione del campo alla sola zona di interesse assicura che l'esposizione al feto sia ridotta al minimo.

Infine, per quanto riguarda le anomalie ereditarie a seguito dell'esposizione delle gonadi, riferendosi nuovamente ai dati epidemiologici, sembra evidente che il rischio sia maggiore per i primi 2 mesi dopo l'irradiazione e poi diminuisca. Questo rischio è effettivo solo nel caso di esposizione diretta delle gonadi (si stima 0,01% di prole colpita per 10 mGy di dose assorbita dalle gonadi). Poiché questo rischio si applica solo ai pazienti in età riproduttiva e le gonadi sono generalmente escluse dal fascio diretto, nella maggior parte delle procedure interventistiche il rischio è estremamente piccolo. Tuttavia, viene generalmente consigliato di attendere 6 mesi dopo l'esposizione a dosi alle gonadi superiori a 100 mGy prima di un tentativo di concepimento.

6.2.2
Gli effetti deterministici

Le lesioni deterministiche sono conseguenti alla compromissione dell'attività riproduttiva delle cellule causata dalle radiazioni. Per questi effetti esiste una "dose soglia" sotto la quale l'effetto non si verificherà. Per dosi superiori alla soglia, sia la probabilità che la gravità degli effetti deterministici aumentano con la dose. La soglia è variabile, a seconda della natura e dello stato dei tessuti esposti e ripetute procedure provocano una sensibilizzazione, aumentando il rischio di lesioni.

Nelle procedure di fluoroscopia interventistica, il fascio di radiazione generalmente investe un'area cutanea limitata per un lungo periodo di tempo. Questa zona di cute riceve una dose di radiazioni superiore a qualsiasi altra parte del corpo del paziente. Tale dose può essere tanto elevata da causare eritema transitorio, alopecia e, in rari casi, provocare necrosi cutanea [11]. I danni cutanei che insorgono dopo procedure interventistiche sono localizzati principalmente sulla regione dorso-lombare del paziente, ma occasionalmente anche sul cuoio capelluto o sugli arti. Complicanze moderate, che guariscono facilmente, possono essere un effetto collaterale accettabile quando la procedura interventistica migliora la qualità di vita del paziente e complicanze severe a volte possono essere una conseguenza inevitabile di interventi che permettono la sopravvivenza del paziente.

Sebbene tali lesioni vengano spesso indicate come "bruciature", l'insorgenza e le caratteristiche sono notevolmente diverse da quella di un'ustione dovuta a calore o ad agenti chimici [12]. In particolare, la lesione ha forma geometrica con bordi netti e i sintomi non sono immediatamente evidenti.

Gli agenti di calore e gli agenti chimici causano un danno globale che influenza l'intera cellula o gruppi di cellule. Per causare danni negli strati più profondi essi devono oltrepassare gli strati superficiali della cute, coinvolgendo le terminazioni nervose e causando in questo modo dolore, che viene percepito dall'individuo e gli consente di ridurre immediatamente il contatto con l'agente responsabile.

Al contrario, i fotoni che compongono i raggi X possono, grazie alle loro caratteristiche, superare molti strati di cellule senza interagire con esse. L'interazione, quando avviene, coinvolge singoli atomi o molecole. Pertanto, la cellula può essere danneggiata in una zona localizzata, senza danno per le strutture esterne. In questo modo, la struttura della cellula rimane intatta, ma la capacità di replicazione della cellula può essere compromessa. Come risultato di questo danno cellulare interno, i pazienti che si sottopongono a procedure interventistiche ad alta dose spesso non percepiscono la lesione alla cute prima di lasciare l'ospedale. Infatti, poiché la radiazione inibisce la proliferazione di queste cellule e il processo di rinnovamento cutaneo richiede diversi giorni, vi è un ritardo caratteristico tra l'induzione del danno e il riconoscimento dei sintomi, che dipende dal tempo di turnover delle cellule. Il ritardo può essere di circa due o tre settimane per l'esordio dei primi sintomi e di tre o quattro prima che questi diventino fastidiosi al punto da indurre a consultare un medico. Pertanto, spesso, medici e pazienti non associano il rash cutaneo con la procedura angiografica.

È possibile suddividere le reazioni cutanee in:

- *reazioni immediate*. Sono quelle che intervengono entro 2 settimane dopo l'irradiazione. La più frequente reazione immediata è l'eritema precoce, accompagnato da dolorabilità della parte coinvolta, che può presentarsi a partire da poche ore fino a 24 ore dopo l'irradiazione per dosi superiori ai 2 Gy. In questo caso il meccanismo di azione è diverso da quello descritto in precedenza: pare infatti ci sia, a seguito dell'irradiazione, un'attivazione di sostanze simili all'istamina, con conseguente dilatazione dei capillari [12]. Questo tipo di eruzione cutanea spesso svanisce dopo un giorno o poco più;

- *reazioni acute*. Le reazioni acute sono quelle che insorgono tra le 2 e le 8 settimane dopo l'esposizione. Questi effetti si originano nelle cellule basali dell'epidermide e nelle regioni germinali dei follicoli dei capelli, a livello cioè delle cellule staminali ovvero gli elementi cellulari della cute a più alto ritmo di replicazione.

Mentre la tempistica con cui l'effetto insorge è indipendente dalla dose ricevuta, la sopravvivenza riproduttiva delle cellule staminali (e quindi la severità dell'effetto) dipende da essa. A basse dosi si assiste solo a una reazione di tipo eritematoso; dosi più elevate inducono la desquamazione umida, che si risolve nel tempo con la completa ripopolazione delle cellule basali. A dosi ancora maggiori la ripopolazione avviene più lentamente e nelle aree in cui si è sviluppata la desquamazione, la disidratazione e l'infezione del tessuto epiteliale possono portare a ulcerazione. Anche se comunemente indicate come cutanee, tali lesioni possono in realtà estendersi anche al grasso sottocutaneo e ai muscoli [13] e causare dolore e disfunzioni permanenti. Le complicanze cutanee severe possono essere clinicamente devastanti. Infatti, i pazienti possono sperimentare anni di dolore, essere sottoposti a molteplici procedure chirurgiche e rimanere sfigurati (Fig. 6.1) [14, 15].

La frequenza delle lesioni causate da radiazioni è stimata tra 1:10.000 e 1:100.000 procedure, ma il rischio vero è sconosciuto perché queste lesioni spesso non vengono riconosciute o segnalate [8, 16, 17].

Quando a ricevere la dose da radiazione è il cuoio capelluto, le cellule che vengono danneggiate sono quelle dei follicoli. Le basse dosi (5-14 Gy) comportano solo una riduzione transitoria del diametro dei capelli. La massima riduzione nel diametro dei capelli è di circa il 30%. Oltre questo limite il capello tende a spezzarsi, dando l'aspetto di un'epilazione temporanea e parziale prima della ricrescita. L'epilazione permanente si ha invece quando la dose è sufficiente a sterilizzare tutte le cellule staminali presenti nel follicolo;

- *reazioni a medio termine*. Le reazioni a medio termine avvengono tra le 6 e le 52 settimane dopo l'irradiazione. Esse sono associate allo sviluppo di lesioni delle

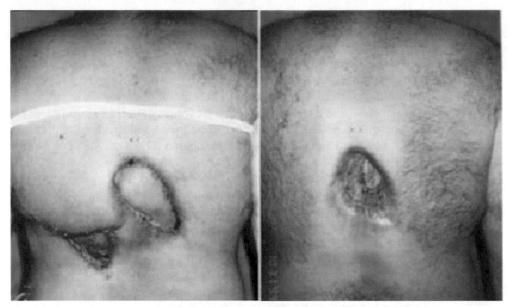

Fig.6.1 Esempio di danni cutanei da radiazione conseguenti a due procedure di TIPS. Riprodotta con autorizzazione dall'American Journal of Roentgenology [32]

pareti dei capillari del derma e del grasso sottocutaneo. Dopo 12 settimane si può avere una riduzione misurabile nel flusso sanguigno e nella densità dei capillari. La gravità dell'ischemia è correlata alla dose ricevuta e, nel caso in cui non si sviluppi una necrosi, la densità dei capillari e il flusso sanguigno tornano con il tempo alla normalità;

- *reazioni tardive*. Le reazioni tardive sono quelle che insorgono a partire dalle 40 settimane dopo l'irradiazione e comprendono l'assottigliamento e l'indurimento del derma dovuto all'atrofia sia del derma che dello strato di grasso sottocutaneo. Anche in questo caso il tempo di insorgenza non è correlato alla dose, mentre lo è la gravità dell'effetto.

Un altro effetto tardivo è la telangectasia, che raramente insorge prima delle 52 settimane dopo l'esposizione per poi aumentare sia in gravità che in probabilità di incidenza per almeno i successivi 10 anni. Il meccanismo di induzione di questo effetto non è chiaro.

In radiologia interventistica le dosi più elevate sono state registrate per le procedure di shunt portosistemico intraepatico trans-giugulare (TIPS), le procedure di embolizzazione epatica e le procedure di embolizzazione cerebrale [15].

Tra gli effetti deterministici viene talora considerata anche la cataratta. La cataratta radio-indotta ha una dose soglia di 1-2 Gy per singola esposizione acuta. Le procedure più a rischio per questo tipo di danno sono quelle cerebrali, in quanto gli occhi possono trovarsi nella traiettoria del fascio primario. Il periodo minimo di latenza tra l'esposizione e la diagnosi è di circa 1 anno.

6.3
Il monitoraggio della dose

Per la valutazione della dose al paziente durante le procedure interventistiche sono stati sviluppati quattro indicatori: la massima dose alla cute, il kerma in aria al punto di riferimento interventistico (CK), il prodotto kerma-area (o dose-area, KAP) e il tempo di fluoroscopia (FT).

La misura della massima dose alla cute tiene conto sia della componente dovuta al fascio primario che di quella dovuta alla radiazione retrodiffusa dal paziente. La dose alla cute può essere misurata tramite misure sperimentali, che possono essere effettuate con diversi tipi di dosimetri posizionati sulla pelle del paziente (metodi diretti). Il dosimetro ideale per la misura della dose alla cute del paziente in radiologia interventistica dovrebbe interferire il meno possibile con la formazione delle immagini del paziente, avere una risposta lineare nell'intervallo di dosi di interesse, una risposta indipendente dall'energia e dall'angolo di incidenza della radiazione [18]. I dosimetri che vengono utilizzati sono principalmente i dosimetri a termoluminescenza (TLD) e le pellicole radiografiche e radiocromiche [19].

I TLD sono molto utilizzati per la determinazione della dose al paziente in radiologia in virtù della loro piccola dimensione e quindi della poca interferenza con la procedura diagnostica [20]. In radiologia interventistica, però, il punto di interesse in cui si vuole effettuare la misura, cioè la zona della cute che riceverà la dose più alta, non è noto a priori. Di conseguenza in questo ambito vengono utilizzate delle matrici di TLD che permettono di valutare la distribuzione della dose in un'area più vasta. Incrementando la densità dei TLD nelle matrici aumenta l'accuratezza nella determinazione della dose massima alla cute ma aumenta anche il carico di lavoro associato alle misure rendendole meno adatte alla routine clinica.

Le pellicole radiocromiche (Gafchromic XR) sono costituite da polimeri sensibili alla radiazione. Il loro colore cambia infatti in funzione della dose assorbita. Il vantaggio dell'utilizzo di questi dosimetri rispetto ai TLD è quello di essere disponibili in superfici di grande area e di consentire quindi la misura di una distribuzione di dose continua. I loro vantaggi rispetto all'utilizzo delle normali pellicole radiografiche (KODAK EDR2, KODAK X-OmatV) sono invece la maggiore praticità di utilizzo (non necessitano di *post-processing* e sono insensibili alla luce), il più ampio range dinamico, la risposta lineare con la dose e la minore dipendenza dall'energia [21].

Un altro approccio per la determinazione della massima dose cutanea del paziente è quello di utilizzare i parametri geometrici ed espositivi dell'irradiazione per calcolare via software la distribuzione di dose.

Il software *Caregraph* (Siemens Medical Solution, Germania), ad esempio, calcola la distribuzione di dose usando un modello matematico che combina le informazioni ottenute dalla camera a ionizzazione per la misura del prodotto dose-area (camera KAP) con le informazioni geometriche relative ad arco e lettino e le caratteristiche fisiche del paziente (peso e altezza).

In un lavoro di recente pubblicazione [22] è stato presentato un software non

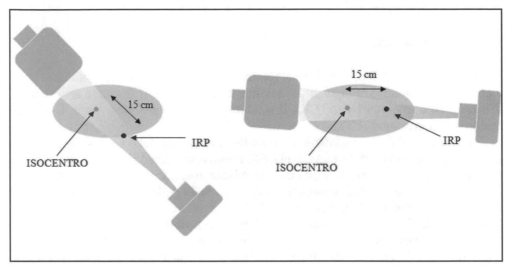

Fig. 6.2 Posizione del Punto di Riferimento Interventistico (IRP) rispetto alla cute del paziente in funzione della geometria di irradiazione

proprietario (utilizzabile quindi sulle apparecchiature di tutti i produttori) in grado di fornire una visualizzazione della distribuzione della dose alla cute mappata su un fantoccio antropomorfo con una risoluzione spaziale di 5 mm. La cute del paziente viene rappresentata attraverso un modello computazionale e il sistema trasla su tale rappresentazione il kerma in aria misurato al punto di riferimento. Per correggere la posizione relativa della cute e del fascio di radiazione vengono utilizzati i parametri geometrici registrati nel report dosimetrico strutturato (RDSR).

I metodi sperimentali per la determinazione della dose massima alla cute sono laboriosi e difficilmente possono essere implementati nella routine clinica. I programmi per il calcolo della distribuzione di dose sono invece al momento attuale scarsamente disponibili. Per questo motivo è importante l'utilizzo di alcuni indicatori dosimetrici quali la CK, il KAP e il TF. Non si tratta di misure dirette, ma il valore di questi parametri, disponibile "on-line" nella sala interventistica, consente di effettuare una stima in tempo reale della dose erogata al paziente durante la singola procedura (metodi indiretti).

Il kerma in aria, nelle apparecchiature isocentriche, è misurato in un punto situato sull'asse centrale del fascio di radiazione, a 15 cm dall'isocentro nella direzione del fuoco (Fig. 6.2) in un punto denominato punto di riferimento interventistico (IRP) e non include la radiazione retro-diffusa dal paziente [23]. L'IRP rappresenta, con grande approssimazione, la posizione della superficie cutanea del paziente durante le procedure. L'IRP è definito rispetto al sistema di coordinate del sistema di immagine e, pertanto, il movimento della sorgente di radiazione attorno al paziente durante la procedura fa sì che il punto IRP non venga a trovarsi sempre in corrispondenza della stessa area della cute del paziente. Poiché questa variazione non viene tenuta in considerazione, assumendo che la CK all'IRP approssimi la dose alla cute del paziente in genere si sovrastima la reale dose erogata alla cute e il rischio ad essa associato.

Il KAP è definito come l'integrale, sull'area del fascio, del kerma in aria su un piano perpendicolare all'asse del fascio stesso [19]. Il KAP è in pratica un indicatore dell'energia totale che proviene dal tubo. Esso può essere misurato con una camera a ionizzazione a piani paralleli con un'area tipicamente di 15×15 cm² montata sul tubo o può essere calcolato a partire dai parametri espositivi. In generale il KAP non è un buon indicatore per la stima della dose massima alla cute del paziente perché lo stesso valore si può essere ottenere con campi di piccole dimensioni e alte dosi o con campi di grandi dimensioni a basse dosi. Il KAP è invece un buon indicatore per quanto riguarda la dose totale assorbita dal paziente e, quindi, per la stima del rischio di effetti stocastici. Per ottenere dei dati affidabili è molto importante che la camera KAP sia correttamente calibrata.

Il tempo di fluoroscopia, che è l'indicatore dosimetrico più comunemente usato, è una misura di tempo, non di dose, e correla molto poco con gli altri parametri. Tale valore, in mancanza di informazioni sul rateo di dose e sull'incidenza del fascio sulla cute, non consente una corretta stima della dose, tiene conto solo della modalità fluoroscopica e non della modalità di acquisizione. Pertanto, la misurazione del tempo di fluoroscopia è il metodo meno accurato per determinare il rischio per il paziente [24, 25].

6.4
Fattori che influenzano la dose assorbita dal paziente

Tra i fattori che influenzano la dose al paziente possiamo distinguere quelli legati all'apparecchiatura e quelli relativi alla procedura.

6.4.1
Fattori dipendenti dall'apparecchiatura

L'ottimizzazione della dose è possibile attraverso un uso appropriato delle caratteristiche base delle apparecchiature angiografiche e un uso intelligente della tecnologia per la riduzione della dose. A partire dai primi anni 2000 sono stati introdotti anche nelle apparecchiature angiografiche i cosiddetti "rivelatori a pannello piatto" (FPD, *Flat Panel Detector*). Alcune caratteristiche di questi rivelatori, quali il più ampio range dinamico, la migliore risoluzione spaziale, un'efficienza quantica più elevata e l'assenza di distorsioni, forniscono l'opportunità di ottimizzare la tecnica angiografica in termini di dose e qualità di immagine. Questi nuovi sistemi sono quindi potenzialmente in grado di fornire immagini di qualità migliore con una minore dose al paziente. Tuttavia diversi studi hanno dimostrato che, senza un'appropriata calibrazione del sistema e l'ottimizzazione dei protocolli di acquisizione, i nuovi sistemi angiografici non sono in grado di garantire un miglioramento della qualità di immagine e/o una riduzione delle dosi al paziente [26–30]. Questo accade perché il rivelatore non è che uno dei componenti di un sistema complesso e oltre alle potenzialità teoriche del rivelatore, fondamentale importanza rivestono anche le altri componenti sia hardware che software del sistema (ad esempio, la qualità dei filtri di *post-processing* applicati).

Con questi nuovi sistemi sono state introdotte molte funzionalità per la riduzione della dose, che consentono di minimizzare l'esposizione durante le procedure.

6.4.1.1
Collimazione

Il sistema di collimazione consente un controllo della dimensione e della forma del campo di radiazione, con lo scopo di limitarlo alla sola area di interesse per la procedura, evitando così che zone non interessate dall'indagine clinica vengano esposte al fascio primario.

6.4.1.2
Last Image Hold

Questa funzionalità consente di mantenere sul monitor, dopo lo spegnimento del fascio di radiazione, l'ultima immagine fluoroscopica acquisita e, pertanto, di studiarla senza prolungare l'esposizione. Su molte delle moderne apparecchiature è anche possibile registrare e rivedere gli ultimi 10-20 secondi di fluoroscopia. Talvolta queste sequenze possono essere utilizzate per documentare, ad esempio, il corretto posizionamento di un dispositivo (stent, spirale...), eliminando così la necessità di ulteriori acquisizioni in fluorografia.

6.4.1.3
Collimazione virtuale e controllo dei diaframmi semitrasparenti

Queste funzionalità consentono di modificare la dimensione e la forma del campo e/o inserire dei filtri semitrasparenti tramite una visualizzazione virtuale dei collimatori e dei filtri sull'ultima immagine acquisita senza l'utilizzo di radiazioni.

6.4.1.4
Movimentazione virtuale del lettino

Analogamente a quanto avviene nella collimazione virtuale, sempre utilizzando l'ultima immagine fluoroscopica acquisita è possibile posizionare in modo virtuale il paziente senza utilizzare la fluoroscopia.

6.4.1.5
Fluoroscopia pulsata

È possibile ottenere una sequenza continua di immagini generate utilizzando una serie di brevi impulsi (millisecondi) di radiazione. La neurofisiologia della visione consente infatti un processo di integrazione che riduce la discontinuità nelle immagini in movimento e il rumore percepito. Inoltre, l'elaborazione delle immagini digitali permette di effettuare l'equivalente digitale dell'integrazione tramite un processo chiamato filtro ricorsivo che riduce l'impressione del rumore a discapito, però, della nitidezza degli oggetti in movimento. Pertanto, al diminuire del rateo di impulsi diminuisce l'esposizione del paziente a discapito della qualità della ricostruzione continua del movimento. È quindi necessario selezionare un rateo di impulsi adeguato che permetta di ottimizzare il compromesso tra dose al paziente e qualità diagnostica delle immagini. Il rateo di impulsi può essere selezionato dall'operatore: si utilizzano ratei di pochi impulsi al secondo (generalmente 7,5) per l'interventistica periferica e neurologica, per salire ai 15-30 impulsi al secondo nell'imaging cardiaco e arrivare ai 60 impulsi al secondo delle procedure pediatriche. Il medico deve selezionare il rateo minimo che gli consenta di portare a termine la procedura in modo efficace.

Bisogna sottolineare che una riduzione del rateo di impulsi non significa necessariamente una diminuzione della dose, essendo questa dipendente anche dalla dose erogata per singolo impulso. L'effettivo risparmio di dose della modalità pulsata dovrebbe essere valutato da un fisico medico.

6.4.1.6
Modalità di acquisizione

La modalità di acquisizione è la modalità utilizzata quando un'immagine necessita di essere rivista, archiviata e quando è necessaria l'analisi di una singola immagine o di una serie di immagini. Anche in questo caso, la dose per impulso ottimale in modalità di acquisizione è quella che garantisce il miglior compromesso tra rumore e dose. Quando si vuole acquisire un'immagine di un oggetto in movimento è importante, per ottenere un'immagine nitida, considerare anche la durata dell'impulso. Per quanto riguarda il rateo di impulso valgono considerazioni analoghe a quelle fatte per la fluoroscopia.

6.4.1.7
Sottrazione di immagine

Al fine di esaltare la visualizzazione dei vasi sanguigni, è possibile sottrarre da un'immagine una seconda immagine della stessa regione anatomica ottenuta dopo l'iniezione di mezzo di contrasto. In questo modo vengono rimosse le strutture presenti in entrambe le immagini ed enfatizzate le strutture opacizzate dal contrasto.

Poiché il processo di sottrazione accentua il rumore presente nell'immagine è necessario tener conto di questo effetto acquisendo ognuna delle immagini originali con una dose per immagine più alta. L'aumento dell'esposizione dovuto all'aumento della dose per frame può essere contrastato utilizzando ratei di frame più bassi. Comunque generalmente gli studi che prevedono l'utilizzo della sottrazione sono responsabili di una dose al paziente maggiore rispetto a quelli in cui non viene utilizzata la sottrazione di immagine.

6.4.1.8
Ingrandimento

Il rateo di dose aumenta con l'aumento dell'ingrandimento. In un'apparecchiatura con intensificatore di brillanza, il rateo di dose varia approssimativamente in modo inversamente proporzionale all'area. Per le moderne apparecchiature completamente digitali questa relazione non è più necessaria, in quanto la luce richiesta dalla catena video può essere impostata in modo da richiedere differenti quantità di luce per diverse dimensioni dell'area irraggiata. Tuttavia, anche in questo caso vi è un aumento del rateo di dose associato alla diminuzione del FOV al fine di ridurre la percezione del rumore, che è tanto maggiore quanto maggiore è l'ingrandimento.

6.4.1.9
Controllo automatico dell'esposizione (AEC)

Tutte le moderne apparecchiature sono dotate di un controllo automatico dell'esposizione, grazie al quale i parametri espositivi (corrente, tensione, larghezza di impulso e filtrazione) vengono modificati automaticamente sulla base dello spessore e delle caratteristiche dei tessuti attraversati dalla radiazione. La scelta di proiezioni che minimizzino lo spessore e la componente ossea attraversata permettono di ridurre la dose al paziente.

6.4.2
Fattori relativi alla procedura

Anche se attente considerazioni sul funzionamento dell'apparecchiatura permettono di eseguire procedure con dosi paziente più basse, il principale fattore decisivo per la dose paziente è la metodologia utilizzata dall'operatore. Fattori importanti in questo senso sono, ad esempio, la limitazione del tempo di fluoroscopia e del campo di radiazione e il posizionamento del paziente e del recettore di immagine. Di seguito sono riportate alcune delle strategie da seguire per ridurre, per quanto possibile, la dose al paziente, tenendo in considerazione le richieste cliniche della procedura.

6.4.2.1
Tempo di esposizione

Il medico deve tenere il fascio acceso il meno possibile e usare la fluoroscopia solo quando sono necessarie immagini dinamiche. È fondamentale non irraggiare il paziente quando il primo operatore non sta osservando il monitor e utilizzare la *last image hold* per studiare le ultime immagini acquisite.

6.4.2.2
Usare la collimazione ottimale

È stato dimostrato che limitare attivamente la dimensione del campo di radiazione alla sola zona necessaria può comportare notevoli risparmi di dose [31].

6.4.2.3
Posizionamento del paziente

Un appropriato posizionamento del paziente rispetto alla sorgente di radiazioni e al recettore di immagini è importante sia per la corretta visualizzazione delle strutture anatomiche, sia per ottimizzare qualità di immagine e esposizione.

Posizionare il tubo troppo vicino al paziente può aumentare molto la dose alla cute del paziente (Fig. 6.3). Tuttavia anche il posizionamento del tubo troppo lontano può essere dannoso: il sistema di controllo automatico dell'esposizione potrebbe infatti modificare i parametri espositivi e utilizzare kVp troppo elevati degradando, in questo modo, la qualità dell'immagine.

Al contrario, la distanza del recettore dal paziente deve essere minimizzata: allontanare il rivelatore aumenta significativamente sia la dose al paziente che la dose al personale a causa della maggiore produzione di radiazione diffusa.

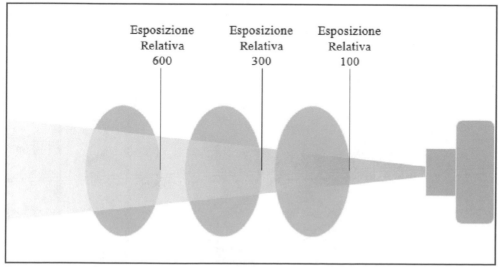

Fig. 6.3 Variazione del Kerma in aria in ingresso alla cute in funzione della distanza del paziente dalla sorgente a raggi X

6.4.2.4
Proiezioni

L'angolazione del tubo influenza significativamente l'esposizione in funzione della traiettoria che il fascio deve compiere all'interno del paziente. In particolare maggiore è l'angolazione del fascio, maggiore sarà lo spessore di paziente che il fascio dovrà attraversare e maggiore il rateo di dose alla cute (Fig. 6.4).

Nel caso di esposizioni prolungate è necessario, laddove possibile senza compromettere la visibilità della lesione e la qualità della procedura, modificare l'angolazione del fascio durante la procedura in modo da modificare l'area di incidenza (*dose spreading*).

È inoltre fondamentale prestare attenzione alla posizione delle braccia del paziente e fare in modo che queste non vengano mai a trovarsi nella traiettoria del fascio: in letteratura sono infatti riportati diversi casi di lesioni dovuti a esposizioni non necessarie delle braccia del paziente [32–34].

Infine, è importante evitare che altri organi radiosensibili (quali mammelle e gonadi) vengano a trovarsi, quando non richiesto dalla procedura, nel fascio diretto.

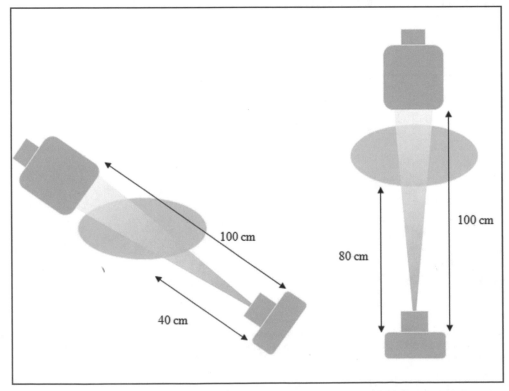

Fig. 6.4 Variazione della distanza della cute del paziente dalla sorgente radiogena in funzione della proiezione

6.4.2.5
Ingrandimento

La funzione di ingrandimento, se da un lato aumenta la risoluzione spaziale e permette di visualizzare meglio i dettagli, dall'altro può comportare un notevole aumento dell'esposizione e pertanto va utilizzata solo quando necessaria per lo svolgimento della procedura.

6.4.2.6
Filtrazione e griglia

La trasmissione della radiazione attraverso il paziente può essere aumentata se viene utilizzata una filtrazione aggiuntiva del fascio, permettendo così una riduzione dell'intensità del fascio necessaria a produrre una qualità di immagine adeguata e, di conseguenza, della dose al paziente. I dati di letteratura riportano sostanziali riduzioni di dose (fino al 50%) grazie all'uso della filtrazione aggiuntiva [35, 36].

Un altro modo per ridurre la dose paziente è quello di rimuovere la griglia anti-diffusione: questa, infatti, non solo riduce la radiazione diffusa che raggiunge il rivelatore, ma ferma anche una parte della radiazione primaria, rendendo necessario un aumento dell'intensità del fascio di circa un fattore 2. Nei pazienti pediatrici, che avendo piccoli dimensioni producono un'inferiore quantità di radiazione diffusa, i benefici derivanti dall'utilizzo della griglia non compensano l'aumento di esposizione e i rischi ad esso connessi. È pertanto importante che la griglia sia facilmente removibile nelle attrezzature utilizzate per esami pediatrici.

6.5
Gestione del rischio dei danni da radiazione

Lo scopo di un programma clinico di gestione delle radiazioni è quello di minimizzare il rischio associato alle radiazioni senza che ciò comporti l'aumento di altri rischi per il paziente, come, ad esempio, quelli associati alla procedura. Per questo è necessario ottimizzare la dose al paziente, erogando la minima dose necessaria per ottenere una qualità d'immagine sufficiente alla diagnosi e ridurre, in questo modo, la dose alla cute [37]. La gestione del rischio da radiazione richiede azioni prima, durante e dopo l'esecuzione della procedura e si basa su fattori che riguardano il paziente, l'attrezzatura, e la procedura stessa.

6.5.1
Prima della procedura

Per stimare la probabilità e la possibile severità degli effetti delle radiazioni sul paziente è necessario considerare da un lato fattori relativi al paziente, dall'altro fattori tecnici e riguardanti gli operatori. Se nella valutazione della procedura e delle caratteristiche del paziente si riscontra una situazione ad alto rischio di effetti collaterali occorre informare il paziente sui rischi associati all'utilizzo di radiazioni ionizzanti. Inoltre, fatta eccezione per le procedure di emergenza, prima di effettuare una procedura occorre verificare se è in corso una gravidanza e in caso affermativo valutare la possibilità di utilizzare una tecnica alternativa che non faccia uso di radiazioni ionizzanti. Nel caso non si possa prescindere dall'effettuare la procedura interventistica con guida fluoroscopica, bisogna pianificarla in modo tale da minimizzare la dose al feto. È necessario inoltre valutare il rischio per il feto e includere questa valutazione nel processo di consenso informato.

6.5.1.1
Fattori demografici

In questa categoria rientrano principalmente l'età e il peso del paziente. I pazienti giovani hanno infatti un rischio maggiore di tumore radio-indotto, a seguito della più lunga aspettativa di vita e della maggiore radiosensibilità. Il fattore di rischio è approssimativamente 3 volte maggiore per un neonato rispetto al rischio della popolazione generale [38], mentre per un paziente di età superiore ai 70 anni il rischio è circa 1/5 rispetto a quello della popolazione generale. Per i pazienti pediatrici raramente le dosi sono tali da produrre effetti deterministici; rimane invece necessario prestare attenzione all'aumentato del rischio per gli effetti stocastici [39]. Particolare attenzione va anche posta nel caso di pazienti adolescenti con dimensioni paragonabili a quelle di un adulto, ma radiosensibilità tipica dei bambini.

Per quanto riguarda gli adulti, il rischio maggiore è associato agli effetti deterministici [5] ed è più elevato nel caso di pazienti obesi per la scarsa penetrazione del fascio e la maggiore vicinanza alla sorgente di radiazione [40]. Inoltre, la qualità di immagine è anche degradata dal necessario utilizzo di energie più elevate che producono più radiazione diffusa e riducono il contrasto. La riduzione della qualità d'immagine può portare a un aumento delle difficoltà di esecuzione della procedura e, di conseguenza, a un aumento del tempo impiegato e dell'esposizione. La dose alla cute nei pazienti obesi può risultare fino a 10 volte maggiore rispetto alla dose alla cute ricevuta in analoghe procedure dai pazienti normopeso [13]. La maggior parte delle lesioni documentate è stata riscontrata proprio in pazienti obesi [9]. Sempre in questi pazienti risulta più elevata la dose efficace (fino a 50 volte superiore rispetto a pazienti normopeso [41]), in particolare per le procedure all'addome.

Oltre all'età e al peso altri fattori, quali il colore della pelle, sono correlati a differenti radiosensibilità: ad esempio, i pazienti con la pelle molto chiara sono maggiormente soggetti a complicanze cutanee dovute alle radiazioni [42].

6.5.1.2
Storia clinica

Alcuni aspetti della storia clinica del paziente, quali i fattori genetici, malattie coesistenti, farmaci in uso, esposizioni precedenti e gravidanza, devono essere tenuti in considerazione nella valutazione del rischio da esposizione alle radiazioni.

Difetti nei geni (ad esempio l'ATM) o altri disordini con componente genetica (come anemia di Fanconi e sindrome di Bloom) associati alla capacità di riparazione del DNA possono causare una maggiore predisposizione dell'individuo all'induzione di tumore o una diminuzione della soglia per gli effetti deterministici.

Anche altre malattie, quali le malattie autoimmuni o del tessuto connettivo (sclerodermia, lupus eritematoso sistemico, ecc. [43] o l'ipertiroidismo e il diabete mellito [33]) possono predisporre il paziente a gravi effetti deterministici alla cute.

Molti farmaci possono aumentare la radiosensibilità (ad esempio doxorubicina, metotrexate, ecc.) [33].

Anche irradiazioni precedenti nella stessa area interessata dalla procedura possono aumentare il rischio di effetti deterministici alla cute del paziente, in funzione della dose ricevuta e del tempo intercorso tra le due irradiazioni [44]. Inoltre, un precedente danno potrebbe non essere stato rilevato, se non particolarmente severo: potrebbe, infatti, essere avvenuta solo una riduzione della pigmentazione della cute e, magari, in una zona difficilmente visibile al paziente (dorso). Pertanto, nel caso di procedura programmata, la cute del paziente va accuratamente ispezionata e, nel caso si identifichi un danno residuo, è necessario, quando possibile, pianificare la procedura in modo da evitare l'area cutanea già danneggiata. In ogni caso, procedure successive con la stessa zona di ingresso del fascio in cute dovrebbero essere distanziate fra loro di almeno 60 giorni.

Infine, altri fattori che possono aumentare la radiosensibilità sono la denutrizione e una compromessa integrità della cute [43].

6.5.1.3
Esperienza degli operatori

È stato dimostrato come, in alcuni casi di danni cutanei, l'inesperienza dell'operatore e un insufficiente periodo di formazione, portando a un uso prolungato delle radiazioni, abbiano giocato un ruolo fondamentale, mentre operatori più esperti e meglio formati risultano più efficienti nel portare a termine le procedure in tempi più brevi. La formazione e l'esperienza degli operatori sono dunque essenziali per la gestione del rischio dei danni da radiazione. Il training non deve riguardare solamente la pratica clinica, ma essere rivolto anche a un utilizzo prudente e consapevole della fluoroscopia e della fluorografia. È necessario che gli operatori siano a conoscenza delle caratteristiche e degli strumenti di cui sono fornite le apparecchiature interventistiche atti al contenimento della dose a pazienti e personale presente in sala e/o al miglioramento della qualità di immagine [45].

6.5.1.4
Apparecchiatura angiografica

La gestione della dose ha sicuramente inizio da un'apparecchiatura perfettamente funzionante e configurata per l'utilizzo clinico cui è destinata. Le procedure che possono dare luogo a dosi al paziente clinicamente rilevanti dovrebbero essere eseguite con apparecchiature che rispettano le specifiche della norma IEC 60601-2-43

[2, 46, 47]. Un fisico qualificato dovrebbe valutare i ratei di esposizione per scenari clinici tipici e confermare la loro idoneità a fornire una qualità di immagine adeguata. La valutazione delle prestazioni dell'apparecchiatura dovrebbe essere fatta prima dell'inizio del suo utilizzo clinico e poi verificata almeno annualmente.

6.5.2
Durante la procedura

L'utilizzo delle radiazioni ionizzanti può essere paragonato a quello degli agenti di contrasto iodati. Tutti i medici conoscono il rischio associato all'utilizzo del mezzo di contrasto e lo somministrano in modo prudente, bilanciando rischi e benefici. Analogamente, l'operatore dovrebbe essere in grado di utilizzare in modo prudente le radiazioni ionizzanti, ottenendo da un lato una qualità diagnostica adeguata e minimizzando, dall'altro, la dose al paziente. L'utilizzo delle radiazioni dovrebbe essere limitato al minimo necessario a effettuare la procedura [48, 49], come raccomandato in diverse linee guida internazionali [5, 23, 50]. L'ottimizzazione della dose è possibile attraverso l'utilizzo appropriato dell'apparecchiatura e un impiego intelligente dei sistemi di riduzione della dose, di cui le moderne apparecchiature per radiologia interventistica sono dotate e che sono state introdotte e descritte nel precedente paragrafo.

Inoltre, gli operatori devono essere in grado di monitorare la dose erogata al paziente durante la procedura, come indicato nelle linee guida SIR-CIRSE [2]. Lo stesso ICRP, nella sua pubblicazione n. 85, afferma: "Le apparecchiature dovrebbero essere fornite di alcuni dispositivi (ad es. l'indicazione del kerma in aria cumulativo) per aiutare l'interventista a stimare l'ordine di grandezza della dose erogata [...]". Il monitoraggio della dose assicura che l'operatore sia a conoscenza di quanta radiazione viene somministrata. Il medico è, giustamente, concentrato sui requisiti clinici della procedura interventistica e può perdere consapevolezza della dose di radiazioni del paziente. Pertanto, è opportuno incaricare un altro soggetto (tecnico di radiologia) per monitorare la dose e tenere informato il medico. D'altra parte, tutto il personale coinvolto nella procedura dovrebbe essere in grado di riconoscere una situazione ad alto rischio e portarla all'attenzione del medico.

In alcuni centri è stata istituita una *policy* interna basata sui cosiddetti *trigger levels*. Questi non sono altro che valori di "allarme" stabiliti per gli indicatori dosimetrici, sulla base di analisi retrospettive, che indicano un'alta probabilità che durante una procedura si raggiungano elevati livelli di dose potenzialmente dannosi e consentono di attivare ulteriori azioni di gestione della dose [2, 23]. Il superamento di un livello non implica necessariamente la certezza di lesioni, così come una dose inferiore al livello non è necessariamente del tutto sicura.

Una regola empirica basata sul kerma in aria cumulativo all'IRP è quella del "3, 6, 9". Il medico viene allertato quando la CK raggiunge i 3 Gy, con lo scopo di aiutarlo a valutare la dose già erogata e a calibrare l'utilizzo delle radiazioni nel resto della procedura. Raggiunti i 6 Gy viene fornito un secondo allarme che informa il medico del possibile superamento della soglia per gli effetti deterministici e lo mette nella posizione di utilizzare tutte le opzioni per la riduzione della dose (ad esempio, il cosiddetto *dose spreading*, che consiste nel modificare l'area di ingresso sulla cute tramite piccoli movimenti dell'arco e piccoli spostamenti del lettino) [51]. Il terzo allarme viene dato quando la CK raggiunge i 9 Gy. A questi livelli la massima dose in cute effettivamente erogata, che dipende dalle strategie di riduzione attuate in precedenza, potrebbe essere potenzialmente dannosa e il medico è tenuto a operare una valutazione di tipo "rischio-beneficio". Bisogna tenere presente che il rischio da radiazioni è solo uno dei molti rischi di queste procedure e che, quindi, non è un motivo sufficiente per portare a un'interruzione [52]. È importante poi sottolineare che, anche con una tecnica ottimale, non è sempre possibile mantenere la massima dose cutanea sotto la soglia per gli effetti deterministici e che tale superamento quando avviene non indica necessariamente una cattiva tecnica o errori da parte dell'operatore. Infatti, alcuni fattori relativi al paziente, le varianti anatomiche, il tipo e la complessità della procedura, le dosi ricevute in procedure precedenti, ecc. possono combinarsi e portare inevitabilmente a un elevato rischio da radiazioni.

6.5.3
Dopo la procedura

È buona norma registrare tutte le informazioni dosimetriche disponibili nella cartella clinica del paziente per le procedure interventistiche [5, 23, 49, 53]. Se si tratta di paziente in stato di gravidanza, si dovrebbe altresì valutare e registrare la dose al feto.

Inoltre, qualora venga erogata una dose considerata significativa in termini di rischio, l'operatore dovrebbe segnalarlo indicando le motivazioni che hanno portato a questo evento [2, 23, 52]. È infine opportuno operare un follow-up dei pazienti che hanno ricevuto una dose di radiazione significativa a 10-14 giorni e poi a 1 mese dalla procedura, come raccomandato da diverse associazioni professionali [2, 23, 37, 52, 53].

Quando necessario, il follow-up del paziente dovrebbe essere organizzato prima che il paziente lasci l'ospedale dopo la procedura. In particolare, il paziente deve essere informato riguardo alla zona in cui potrebbe svilupparsi un'eruzione cutanea e deve essere avvertito di esaminare tale zona nelle 2-3 settimane successive alla procedura e segnalare le eventuali anomalie. In questo modo il paziente è informato in anticipo che l'evento è raro ma possibile e, nel caso si dovesse sviluppare un eritema, può essere inviato immediatamente a un dermatologo esperto nella gestione di lesioni da radiazioni che sia a conoscenza delle cause che verosimilmente hanno provocato il danno cutaneo. Pertanto, se si trattasse di un'eruzione cutanea da radiazioni, il paziente conoscerebbe tempestivamente la causa del danno e non riceverebbe diagnosi errate e spiegazioni mediche insoddisfacenti circa la progressione della lesione. Senza un follow-up, il paziente lascerebbe la struttura senza alcuna conoscenza circa gli effetti potenziali sulla cute e, a seguito del manifestarsi di un effetto, potrebbe non essere in grado di associarlo alla procedura interventistica eseguita.

Inoltre, grazie al follow-up, il centro avrebbe uno strumento di *feedback* su quanto spesso gli effetti cutanei si verificano e i dati relativi a eventuali eritemi temporanei associati a una particolare procedura potrebbero fornire una motivazione per la revisione della procedura stessa.

Oltre che nel caso di alte dosi, il follow-up dovrebbe anche essere previsto per quei pazienti con situazioni particolari, come per esempio precedenti irradiazioni della stessa area, che li fanno rientrare in una più alta classe di rischio.

Bibliografia

1. Miller DL (2008) Overview of contemporary interventional fluoroscopy procedures. Health Phys 95:638–644
2. Stecker MS, Balter S, Towbin RB et al for the SIR Safety and Health Committee and CIRSE Standards of Practice Committee (2009) Guidelines for patient radiation dose management. J Vasc Interv Radiol 20:S263–S273
3. Miller DL, Vañó E, Bartal G et al for the Cardiovscular and Interventional Radiology Society of Europe and Society of Interventional Radiology (2010) Occupational radiation protection in interventional radiology: a joint guideline of the Cardiovascular and Interventional Radiology Society of Europe and the Society of Interventional Radiology. Cardiovasc Intervent Radiol 33:230–239
4. Steele JR, Jones AK, Ninan EP (2012) Quality initiatives: establishing an interventional radiology patient radiation safety program. Radiographics 32:277–287
5. International Commission on Radiological Protection (2000) Publication 85: Avoidance of radiation injuries from medical interventional procedures. Ann. ICRP. Pergamon Press, Oxford
6. Miller DL, Balter S, Schueler BA et al (2010) Clinical radiation management for fluoroscopically guided interventional procedures. Radiology 257:321–332
7. Pierce DA, Preston DL (2000) Radiation-related cancer risks at low doses among atomic bomb survivors. Radiat Res 154:178–186
8. Wagner LK, Eifel PJ, Geise RA (1994) Potential biological effects following high X-ray dose interventional procedures. Vasc Interv Radiol 5:71–84
9. Koenig TR, Mettler FA, Wagner LK (2001) Skin injuries from fluoroscopically guided procedures: part 2, review of 73 cases and recommendations for minimizing dose delivered to patient. AJR Am J Roentgenol 177:13–20
10. Limacher MC, Douglas PS, Germano G et al (1998) ACC expert consensus document. Radiation safety in the practice of cardiology. American College of Cardiology. J Am Coll Cardiol 31:892–913
11. Mettler FA, Koenig TR, Wagner LK, Kelsey CA (2002) Radiation injuries after fluoroscopic procedures. Semin Ultrasound CT MR 23:428–442
12. International Commission on Radiological Protection (1992) The biological basis for dose limitation in the skin. Pergamon, Oxford
13. Wagner LK (2000) Management of patient skin dose in fluoroscopically guided interventional procedures. J Vasc Interv Radiol 11:25–33
14. Shope TB (1996) Radiation-induced skin injuries from fluoroscopy. Radiographics 16:1195–1199
15. Wagner LK, McNeese MD, Marx MV, Siegel EL (1999) Severe skin reactions from interventional fluoroscopy: case report and review of the literature. Radiology 213:773–776
16. Neofotistou V, Vano E, Padovani R et al (2003) Preliminary reference levels in interventional cardiology. Eur Radiol 13:2259–2263
17. Committee on the Biological Effects of Ionizing Radiations. National Research Council (1990) Health effects of exposure to low levels of ionizing radiation. National Academy Press, Washington, DC
18. Van Dam J, Bosmans H, Marchal G, Wambersie A (2005) Characteristics of dosemeter types for skin dose measurements in practice. Radiat Prot Dosimetry 117:185–189
19. Balter S (2006) Methods for measuring fluoroscopic skin dose. Pediatr Radiol 36:136–140
20. Toivonen M (2001) Review of dosimetry instrumentation in digital and interventional radiology. Radiat Prot Dosimetry 94:147–150
21. Delle Canne S, Carosi A, Bufacchi A et al (2006) Use of GAFCHROMIC XR Type R films for skin-dose measurements in interventional radiology: Validation of a dosimetric procedure on a sample of patients undergone interventional cardiology. Phys Med 22:105–110
22. Johnson PB, Borrego D, Balter S et al (2011) Skin dose mapping for fluoroscopically guided interventions. Med Phys 38:5490–5499

23. Hirshfeld JW, Balter S, Brinker JA et al (2005) ACCF/AHA/HRS/SCAI clinical competence statement on physician knowledge to optimize patient safety and image quality in fluoroscopically guided invasive cardiovascular procedures: A report of the American College of Cardiology Foundation/American Heart Association/American College of Physicians Task Force on Clinical Competence and Training. Circulation 111:511–532

24. Miller DL, Balter S, Noonan PT et al (2002) Minimizing radiation induced skin injury in interventional radiology procedures. Radiology 225:329–336

25. Miller DL, Balter S, Wagner LK et al (2004) Quality improvement guidelines for recording patient radiation dose in the medical record. J Vasc Interv Radiol 15:423–429

26. Tsapaki V, Kottou S, Kollaros N et al (2004) Dose perfomance evaluation of a charge coupled device and a flat-panel digital fluoroscopy system recently installed in an interventional cardiology laboratory. Radiat Prot Dosimetry 111:297-304

27. Vano E, Geiger B, Schreiner A et al (2005) Dynamic flat panel detector versus image intensifier in cardiac imaging: dose and image quality. Phys Med Biol 50:5731-5742

28. Trianni A, Bernardi G, Padovani R (2006) Are new technologies always reducing patient dose in cardiac procedures? Radiat Prot Dosimetry 11:97-101

29. Davies AG, Cowen AR, Kengyelics SM et al (2007) Do a flat detector cardiac x-ray systems convey advantages over image-intensifier-based systems? study comparing x-ray dose and image quality. Eur Radiol 17:1787-1794

30. Bogaert E, Bacher K, Lapere R, Thierens H (2009) Does digital flat detector technology tip the scale towards better image quality or reduced patient dose in interventional cardiology? Eur J Radiol 72:348-353

31. Kuon E, Glaser C, Dahm JB (2003) Effective techniques for reduction of radiation dosage to patients undergoing invasive cardiac procedures. Br J Radiol 76:406–413

32. Koenig TR, Wolff D, Mettler FA et al (2001) Skin injuries from fluoroscopically guided procedures: part 1, characteristics of radiation injury. AJR Am J Roentgenol 177:3–11

33. Vlietstra RE, Wagner LK, Koenig T et al (2004) Radiation burns as a severe complication of fluoroscopically guided cardiological interventions. J Interv Cardiol 17:131–142

34. Vano E, Arranz L, Sastre JM et al (1998) Dosimetric and radiation protection considerations based on some cases of patient skin injuries in interventional cardiology. Br J Radiol 71:510–516

35. Geijer H, Beckman KW, Andersson T et al (2002) Radiation dose optimization in coronary angiography and percutaneous coronary intervention (PCI). I. Experimental studies. Eur Radiol 12:2571–2581

36. Fenner JW, Morrison GD, Kerry J et al (2002) A practical demonstration of improved technique factors in paediatric fluoroscopy. Br J Radiol 75:596–602

37. http://www.cancer.gov/cancertopics/causes/radiation/interventionalfluoroscopy/allpages. Ultimo accesso 9 aprile 2012

38. Hall EJ (2009) Radiation biology for pediatric radiologists. Pediatr Radiol 39:S57-S64

39. Sidhu MK, Goske MJ, Coley BJ et al (2009) Image gently, step lightly: increasing radiation dose awareness in pediatric interventions through an international social marketing campaign. J Vasc Interv Radiol 20:1115–1119

40. Bryk SG, Censullo ML, Wagner LK et al (2006) Endovascular and interventional procedures in obese patients: a review of procedural technique modifications and radiation management. J Vasc Interv Radiol 17:27–33

41. Yanch JC, Behrman RH, Hendricks MJ, McCall JH (2009) Increased radiation dose to overweight and obese patients from radiographic examinations. Radiology 252:128–139

42. Geleijns J, Wondergem J (2005) X-ray imaging and the skin: radiation biology, patient dosimetry and observed effects. Radiat Prot Dosimetry 114:121–125

43. Hymes SR, Strom EA, Fife C (2006) Radiation dermatitis: clinical presentation, pathophysiology, and treatment. J Am Acad Dermatol 54:28–46

44. Balter S, Hopewell JW, Miller DL et al (2010) Fluoroscopically guided interventional procedures: a review of radiation effects on patients' skin and hair. Radiology 254:326–341

45. Bor D, Sancak T, Toklu T et al (2008) Effects of radiologists' skill and experience on patient doses in interventional examinations. Radiat Prot Dosimetry 129:32–35

46. International Electrotechnical Commission (2000) Medical electrical equipment: part 2-43 – Particular requirements for the safety of X-ray equipment for interventional procedures. Report 60601. International Electrotechnical Commission, Geneva

47. International Electrotechnical Commission (2010) Medical electrical equipment: part 2-43 – Particular requirements for the safety of S-ray equipment for interventional procedures. Report 60601. 2nd edn. International Electrotechnical Commission, Geneva

48. The 2007 Recommendations of the International Commission on Radiological Protection (2007) ICRP publication 103. Ann ICRP 37(2–4):1–332

49. Radiation protection in medicine (2007) ICRP Publication 105. Ann ICRP 37:1–63

50. National Cancer Institute (2005) Interventional fluoroscopy: reducing radiation risks for patients and staff. NIH Publication No. 05-5286. National Cancer Institute, Bethesda. http://www.cancer.gov/cancertopics/interventionalfluoroscopy/allpages. Ultimo accesso 9 aprile 2012

51. Mahesh M (2001) Fluoroscopy: patient radiation exposure issues. Radiooraphics 21(4):1033–1045

52. Balter S, Moses J (2007) Managing patient dose in interventional cardiology. Catheter Cardiovasc Interv 70:244–249

53. Miller DL, Balter S, Wagner LK et al (2004) Quality improvement guidelines for recording patient radiation dose in the medical record. J Vasc Interv Radiol 15:423–429

La gestione della dose in cardiologia

7

P. Marraccini, M. Bianchi, L. Faggioni, A. Mazzarisi, G. Coppini

Indice dei contenuti

7.1 Introduzione
7.2 La misura della dose
7.3 La dose in cardiologia interventistica
7.4 La dose in cardio-TC
7.5 La dose in cardiologia nucleare
Bibliografia

7.1
Introduzione

Le malattie cardiovascolari sono la causa più importante di morbilità e mortalità nei Paesi occidentali. I progressi della cardiologia moderna sono intimamente connessi allo sviluppo delle tecniche di imaging, che hanno determinato un sostanziale avanzamento delle possibilità diagnostiche e terapeutiche. Ciò, a sua volta, ha portato a un esponenziale incremento delle procedure che prevedono l'esposizione a radiazioni ionizzanti, come le tecniche di cardiologia interventistica, cardiologia nucleare e TC cardiaca [1].

Il beneficio derivante dall'uso di queste tecniche nei casi in cui ci sia una chiara e riconosciuta indicazione clinica è indubitabile. Tuttavia, la loro applicazione in casi in cui non sia chiaramente stabilita l'indicazione clinica dovrebbe stimolare i clinici e i radiologi a un'attenta valutazione del potenziale rapporto rischio-beneficio, in modo da ridurre al massimo l'uso inappropriato di tecniche gravate da una consistente esposizione radiologica. Per questa ragione è necessario conoscere l'esposizione necessaria per eseguire una determinata procedura e richiedere la docu-

La dose al paziente in diagnostica per immagini. Davide Caramella, Fabio Paolicchi, Lorenzo Faggioni (a cura di)
© Springer-Verlag Italia 2012

mentazione della dose somministrata, così da poter determinare la dose cumulativa di ogni singolo paziente. Per quanto riguarda la cardiologia interventistica, esiste sicuramente un crescente problema di radioprotezione per gli operatori, che rappresentano la categoria lavorativa sanitaria maggiormente esposta [2, 3].

7.2
La misura della dose

In relazione alla tecnica radiologica utilizzata, l'esposizione radiologica può essere misurata con diverse strumentazioni che forniscono misure non facilmente comparabili, come *air Kerma*, *dose-area-product* (DAP), *dose-length-product* (DLP), attività somministrata (nel caso di radioisotopi in medicina nucleare).

L'effettiva dose assorbita ai diversi organi non è direttamente calcolabile nella pratica clinica e può essere estrapolata solo attraverso simulazioni con fantocci antropomorfi [4].

In pratica, per la stima della dose effettiva somministrata al paziente si utilizzano parametri definiti dall'ICRP (International Commission on Radiological Protection), che consentono di estrapolare una valutazione della dose efficace; il calcolo di quest'ultima fornisce una stima quantitativa indipendente dalla tecnica radiologica impiegata. È tuttavia da segnalare che il calcolo della dose effettiva è influenzato da molte variabili, come il tipo di apparecchiatura radiologica, la tecnica di acquisizione delle immagini, l'età, il sesso e il peso del paziente. Si comprende dunque come l'uso di coefficienti standardizzati, sebbene pratico, possa indurre un significativo errore di valutazione [5].

7.2.1
Qualità delle immagini e la dose di riferimento

Uno dei concetti fondamentali della corretta pratica medica è quello di eseguire esami di adeguato contenuto diagnostico, risparmiando quanto più possibile la dose di esposizione (*As Low As Reasonably Achievable*, ALARA) [6].

I requisiti diagnostici sono correlati con la definizione delle strutture anatomiche e con la qualità fisica dell'immagine. Ciò significa che le immagini ottenute devono consentire di discriminare le strutture anatomiche esaminate con un'adeguata risoluzione di contrasto e avere caratteristiche fisiche (rumore, risoluzione spaziale, linearità) che facilitino l'interpretazione delle immagini, ovvero minimizzino il rischio di errori diagnostici.

La pubblicazione delle dosi di riferimento per le diverse tecniche ed esami diagnostici ha rappresentato un progresso importante, perché ha fornito alla comunità medica un riferimento tecnico necessario per evitare condizioni di lavoro inadeguate [7–9].

In generale, un esame radiologico soddisfacente dovrebbe essere ottenuto senza superare le dosi di riferimento; la sistematica mancanza di questo requisito dovrebbe essere considerata argomento di *audit*. Tuttavia, i dati disponibili in letteratura non vengono aggiornati in parallelo all'innovazione e al continuo sviluppo delle tecnologie e delle strategie diagnostiche e interventistiche, determinando uno sfasamento tra livelli di riferimento e realtà operativa [5].

7.3
La dose in cardiologia interventistica

La cardiologia interventistica ha conosciuto uno sviluppo esponenziale negli ultimi due decenni sia nei Paesi occidentali che in quelli asiatici [10]. Ciò è spiegato dall'importanza prognostica delle malattie cardiovascolari e dall'impatto che le tecniche interventistiche hanno avuto con lo sviluppo di strategie terapeutiche sia chirurgiche che percutanee. Anche in Italia si è osservato un simile andamento, come documentato dai dati pubblicati dal SICI-GISE (Società Italiana di Cardiologia Invasiva) (Fig. 7.1). Anche le procedure di cardiostimolazione e di aritmologia interventistica sono in rapido aumento e presentano problematiche di radioprotezione analoghe a quelle della cardiologia interventistica propriamente detta [10–12].

Le procedure di cardiologia interventistica sono tipicamente eseguite introducendo all'interno dei vasi arteriosi e venosi cateteri che permettono sia l'opacizzazione selettiva dei vasi, sia l'introduzione di strumenti miniaturizzati (guide metalliche, palloni per dilatazione, stent, ecc.). Per questo scopo sono utilizzate macchine radiologiche ad arco, che consentono il monitoraggio delle manovre in fluoroscopia ("scopia") e la documentazione diagnostica in fluorografia ("grafia") in differenti proiezioni spaziali. Durante le procedure gli operatori sono inevitabilmente

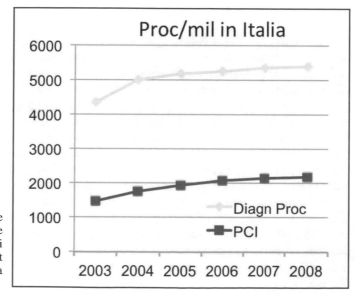

Fig. 7.1 Trend delle procedure diagnostiche (*Diagn Proc*) e interventistiche in Italia. Dati pubblicati sul sito www.gise.it da SICI-GISE (Società Italiana di Cardiologia Invasiva)

Tabella 7.1 Dose effettiva in procedure interventistiche cardiologiche

Procedura	Dose media (mSv)	Intervallo (mSv)
coronarografia	7	2-16
angioplastica coronarica	15	7-57
ablazione a radiofrequenza	22	4-77
impianto di pacemaker	1,1	0,24-8,2

vicino al paziente irradiato e pertanto costituiscono una delle categorie professionali più esposte [2, 3]. Una standardizzazione di questo tipo di procedure è praticamente impossibile, poiché l'esposizione è condizionata dalla tipologia di intervento, dalle difficoltà tecniche, dalla durata dell'intervento e dalla massa del paziente: per questo motivo i dati della letteratura [13] riportano dosi ampiamente variabili sia per le procedure diagnostiche che per quelle interventistiche (Tabella 7.1).

È significativo il fatto che siano stati segnalati un incremento dei casi di danno deterministico cutaneo fra i pazienti e un'aumentata incidenza di cataratta precoce negli operatori. Inoltre, i dati rilevati dai servizi di Fisica Sanitaria riguardo all'esposizione degli operatori hanno stimolato organizzazioni internazionali come IAEA (International Atomic Energy Agency) e ICRP (International Commission on Radiological Protection) a lanciare iniziative di informazione rivolte ai lavoratori coinvolti e ai pazienti, come pure a organizzare corsi formativi per il personale sanitario fino a introdurre nelle linee guida europee pubblicate nel 2000 la raccomandazione di seguire specifici corsi di un minimo di 20 ore per i medici cardiologi, fino ad almeno 50 ore per i radiologi (http://ec.europa.eu/comm/environment/radprot).

7.3.1
Strategie per ridurre la dose

L'aggiornamento della tecnologia, un programma di periodico controllo tecnico delle apparecchiature e la verifica da parte dei servizi di fisica sanitaria sono la base per avere a disposizione un sistema efficiente e in linea con le normative. Rispetto alle tradizionali apparecchiature con intensificatore di brillanza, i nuovi angiografi dotati di sistema di rilevazione digitale (*flat panel*) hanno portato a un sostanziale miglioramento dell'efficienza, riducendo la dose radiante mediamente del 30% circa a parità di prestazioni. Inoltre, l'uso dei sistemi *flat panel* di tipo digitale diretto ha reso applicabili nella pratica quotidiana tecniche di visualizzazione come la scopia pulsata a basso *frame rate* e la riduzione del campo di vista (*Field of View*, FOV) associata a zoom digitale, che consentono evidenti risparmi di dose (Figg. 7.2 e 7.3). L'educazione all'uso della scopia a bassa dose quando non è necessario avere un fine dettaglio dell'immagine (Fig. 7.4) e soprattutto la minore necessità di registrazioni in grafia (Fig. 7.5) hanno permesso di conseguire un'ulteriore consistente riduzione della dose. I dati riportati nei grafici sono stati ottenuti con misure eseguite presso il Laboratorio di Emodinamica dell'Istituto di Fisiologia Clinica del CNR di Pisa.

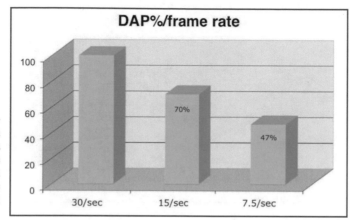

Fig. 7.2 Il grafico mostra il risparmio di dose ottenibile con la scopia pulsata su sistema *flat panel*. I valori di DAP sulle ordinate sono normalizzati in percentuale rispetto al valore ottenuto con *frame rate* di 30/sec

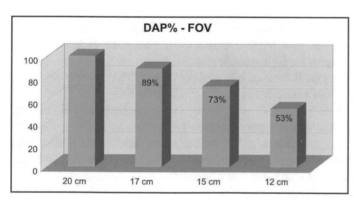

Fig. 7.3 Il grafico mostra come nei sistemi *flat panel* la focalizzazione dell'immagine in campi di vista più piccoli (effetto zoom) possa essere ottenuta con una riduzione della dose, contrariamente a quanto avviene nei sistemi tradizionali con intensificatore di brillanza

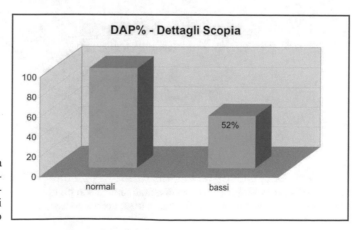

Fig. 7.4 È possibile ridurre la dose di circa il 50% utilizzando la scopia a elevato dettaglio solo nei momenti in cui ciò sia strettamente necessario

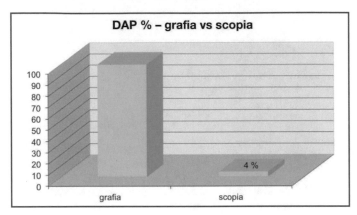

Fig. 7.5 Rispetto alla scopia, le riprese in grafia comportano un'esposizione radiante assai più elevata

7.3.2
Sistemi di protezione degli operatori

La cardiologia interventistica è attualmente l'attività sanitaria in cui è maggiore l'esposizione radiologica [2, 3], in gran parte a causa della necessità di manovrare i cateteri con l'ausilio della scopia. Le figure professionali coinvolte sono i medici, gli infermieri e i tecnici di radiologia. Il medico è in genere vicino al paziente e alla strumentazione radiologica, per cui tende a subire l'esposizione maggiore (Fig. 7.6). Gli operatori devono impiegare sistemi di protezione come barriere anti-X, camici e collari copri-tiroide piombati, nonché occhiali con lenti piombate. Oltre a questi sistemi di protezione fisica, è necessaria un'organizzazione dell'attività lavorativa che consenta la rotazione del personale pur garantendo una casistica adeguata per l'addestramento e il mantenimento dell'abilità operatoria. Una linea di ricerca tecnologica interessante riguarda l'applicazione della robotica alla cardiologia inter-

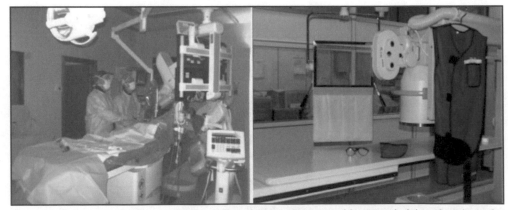

Fig. 7.6 Nella foto a *sinistra*, una sala di emodinamica con gli operatori impegnati vicino al paziente durante una procedura di angioplastica coronarica; nella foto a *destra* i sistemi di protezione necessari per gli operatori

ventistica, che potrebbe – in teoria – consentire all'operatore di lavorare a una certa distanza dal paziente e, nello stesso tempo, manovrare gli strumenti senza le incertezze e la variabilità legate alla manualità del singolo operatore [14].

7.4
La dose in cardio-TC

Fino alla fine degli anni Novanta le applicazioni cliniche della TC in cardiologia erano relativamente limitate e solo nei pochi centri che disponevano di una costosa *electron-beam CT* era possibile lo studio non invasivo dell'anatomia coronarica, anche se con limitata definizione spaziale. Con la commercializzazione delle apparecchiature TC multistrato e, in particolare, di quelle con 64 canali, si è realizzata la possibilità di un'applicazione clinica della TC per lo studio non invasivo dell'anatomia cardiaca e specialmente di quella coronarica [15] (Fig. 7.7). Tuttavia, le macchine TC 64 strati comunemente in uso soffrono tuttora di limitazioni tecnologiche importanti, come una risoluzione spaziale ancora inferiore a quella della coronarografia invasiva e, soprattutto, una bassa risoluzione temporale (Fig. 7.8), che ne riducono l'applicabilità clinica. Ciò è stato sottolineato dai risultati di trial clinici, che hanno riportato una buona sensibilità della TC per la diagnosi di aterosclerosi coronarica a scapito di una meno affidabile specificità. La Figura 7.9 mostra i dati derivati da una meta-analisi di numerosi trial pubblicati su questo argomento [16].

Oltre a queste considerazioni, un fattore di cautela per l'applicazione clinica della TC è la non trascurabile dose radiante necessaria per eseguire l'esame [13, 17]. Le dosi riportate in letteratura sono estremamente variabili e dipendono dal tipo di mac-

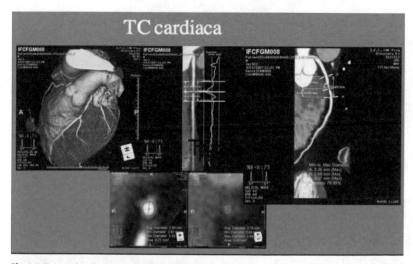

Fig. 7.7 Esempio di un esame di TC cardiaca di ottima qualità, che fornisce chiare informazioni sull'anatomia coronarica e rende possibile anche la quantizzazione di una stenosi sul ramo interventricolare anteriore

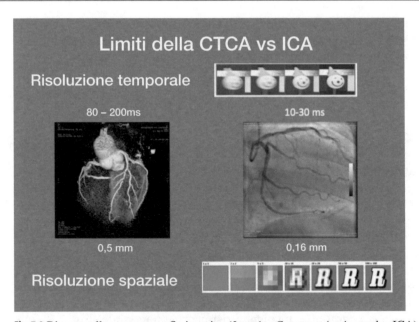

Fig. 7.8 Rispetto alla coronarografia invasiva (*Invasive Coronary Angiography*, ICA), la coronarografia TC (*CT Coronary Angiography*, CTCA) presenta ancora risoluzione temporale e spaziale limitate. In particolare, la risoluzione temporale rimane compresa tra gli 80 msec e i 200 msec (solo con le macchine a doppia sorgente radiogena si scende fino a circa 40 msec) rispetto ai 10-30 msec della coronarografia convenzionale; con macchine TC a 64 strati (quelle attualmente più diffuse per uso cardiologico) la risoluzione spaziale è circa 0,5 mm rispetto agli 0,16 mm dell'angiografia 2D, per quanto sia possibile scendere a 0,24 mm con apparecchiature di ultima generazione. L'effetto schematizzato nella figura è quello di una riduzione della definizione dell'immagine (sfumatura) e quindi minore capacità di discriminare strutture piccole come i rami coronarici epicardici, che hanno diametri variabili tra 1 mm e 3 mm

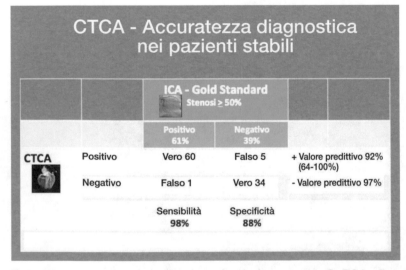

Fig. 7.9 Rispetto alla coronarografia convenzionale, la coronarografia TC ha dimostrato una buona sensibilità, ma una specificità relativamente bassa; pertanto, la coronarografia TC è affidabile per escludere la presenza di malattia coronarica (alto potere predittivo negativo). Dati della Figura in percentuale modificati da [16] con autorizzazione

china utilizzato, dai sistemi per la riduzione della dose sviluppati da ogni singolo produttore, dal protocollo di acquisizione scelto dagli operatori e dalle caratteristiche fisiche dei pazienti. La dose mediana riportata in letteratura per la tecnica più comunemente utilizzata, ovvero la tecnica spirale con ECG-*gating* retrospettivo, è di 12 mSv con un intervallo interquartile molto ampio (8-30 mSv). L'uso di strumentazioni e tecniche più evolute e più specifiche per le applicazioni cardiologiche può consentire di eseguire esami di ottima qualità con dosi mediane inferiori ai 5 mSv e, in prospettiva, addirittura inferiori a 2 mSv.

In considerazione di queste osservazioni, le linee guida per l'appropriato uso della TC in cardiologia tendono attualmente a circoscrivere le indicazioni ai casi in cui il rischio di presenza di malattia sia medio-basso, cercando così di bilanciare il rapporto rischio/beneficio, laddove per "rischio" si intende prevalentemente il danno stocastico correlato con un'esposizione inappropriata e per "beneficio" l'esclusione di una condizione di malattia cardiovascolare [18].

7.4.1
Strategie per la riduzione della dose in TC cardiaca

Il principio generale da tenere sempre in considerazione è quello dell'ottimizzazione, ovvero dell'esecuzione di un esame radiologico di qualità adeguata per lo scopo diagnostico per cui l'esame è stato indicato con la minore dose possibile [6]. Purtroppo, nella pratica clinica il rischio di un'esposizione elevata viene non di rado sottovalutato a vantaggio di una più sicura qualità dell'immagine. Tuttavia, a differenza di quanto poteva succedere in radiologia tradizionale (in cui le dosi di esposizione sono relativamente basse), questo comportamento non può essere considerato etico per esami che prevedono una dose radiante ben più alta, come la TC. Per fissare le idee, una radiografia del torace comporta un'esposizione media di 0,02 mSv, mentre – come detto in precedenza – un esame di TC cardiaca "pesa" 12 mSv: ciò significa che, da un punto di vista dosimetrico, una TC cardiaca equivale a circa 600 radiografie del torace.

Sono queste le ragioni che, a fronte di un continuo incremento di esami diagnostici eseguiti con la TC, hanno indotto gli enti regolatori internazionali a stimolare un forte impegno scientifico e tecnologico per cercare di ottimizzare quanto più possibile le macchine e le tecniche per la riduzione della dose in TC cardiaca. Parallelamente sono state incoraggiate iniziative per sensibilizzare l'attenzione di società scientifiche, istituzioni pubbliche, operatori e pazienti riguardo ai rischi correlati con l'uso inappropriato di esami che comportano un'esposizione radiante non trascurabile, come la TC.

Per limitare la dose gli operatori hanno a disposizione varie strategie:
1. copertura lungo l'asse *z*. Può sembrare ovvio, ma sicuramente bisogna sempre prestare molta attenzione a limitare il campo di irraggiamento al minimo necessario;
2. adattamento dei parametri di esposizione alle caratteristiche fisiche del paziente. Anche in questo caso si tratta di una norma di carattere generale, ma estremamente efficace, che presuppone una certa attenzione a semplici dati come peso e altezza dei pazienti e possibilmente il calcolo dell'indice di massa corporea [19];

3. sincronizzazione ECG. Per eseguire un esame di TC cardiaca è necessaria la sincronizzazione con il segnale elettrocardiografico per ridurre al minimo gli artefatti correlati con la cinetica cardiaca. Le macchine possono eseguire scansioni con *gating* ECG retrospettivo o prospettico. Come mostrato nel capitolo sulla dose in TC, con la tecnica del *gating* retrospettivo i dati vengono campionati con tecnica spirale durante tutto il ciclo cardiaco: questo approccio permette di ottenere immagini diagnostiche anche con frequenze cardiache relativamente elevate (70-90 battiti per minuto) e ha il vantaggio di poter consentire lo studio della funzione ventricolare e delle valvole cardiache, ma comporta una dose di esposizione relativamente elevata dovuta al fatto che durante l'acquisizione vengono emessi raggi X in maniera continuativa (benché la dose possa essere parzialmente limitata modulando la corrente anodica, in modo che sia maggiore in diastole e minore in sistole). Invece, con il *gating* ECG prospettico le immagini vengono acquisite con tecnica assiale solo nella fase diastolica, per cui è possibile principalmente lo studio dell'anatomia coronarica: questa tecnica fornisce buoni risultati con frequenze cardiache minori di 70 battiti per minuto, ma permette un notevole risparmio di dose essendo l'esposizione limitata solo a una parte del ciclo cardiaco [17];

4. voltaggio del tubo radiogeno. Poiché esiste una relazione approssimativamente quadratica tra la dose radiante e il voltaggio del tubo, riduzioni di voltaggio comportano un notevole risparmio di dose, anche se al prezzo di un aumento del ru-

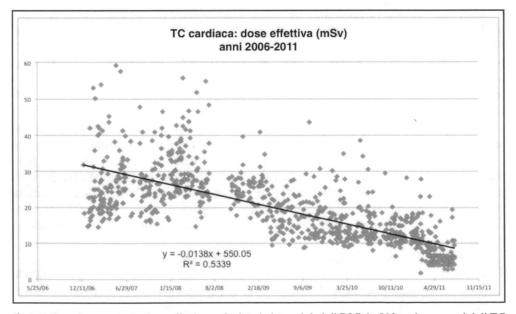

Fig. 7.10 Il grafico mostra la dose effettiva, calcolata in base ai dati di DLP, in 903 casi consecutivi di TC coronarica eseguiti da novembre 2006 a luglio 2011 presso l'Istituto di Fisiologia Clinica CNR e Fondazione Toscana Gabriele Monasterio di Pisa. Si può osservare un progressivo decremento delle dosi con due più evidenti scalini nel marzo 2009 (inizio dell'applicazione della tecnica con 100 kV) e febbraio 2011 (inizio acquisizione con *gating* prospettico)

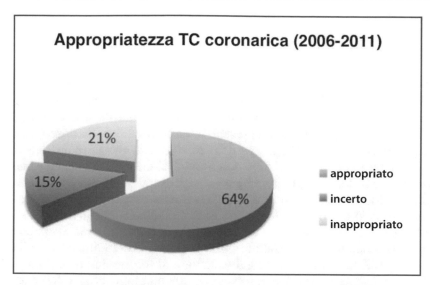

Fig. 7.11 La torta mostra la percentuale di TC coronariche appropriate, incerte, inappropriate catalogate in base alle linee guida pubblicate nel 2010 [18]. I dati sono stati ottenuti dall'analisi della casistica (2006-2011) del laboratorio dell'Istituto di Fisiologia Clinica CNR e Fondazione Toscana Monasterio di Pisa. È evidente che anche presso il nostro laboratorio, dove esiste un controllo dei criteri di appropriatezza, vi sono ancora ampi margini di miglioramento. Occorre comunque segnalare che una quota di esami con indicazione incerta o inappropriata è da riferire a indagini eseguite all'interno di progetti investigativi

more. Per questa ragione, tale tecnica è consigliabile per soggetti con indice di massa corporea non superiore a 25kg/m^2, nei quali si ottiene generalmente un'adeguata qualità delle immagini (intesa come rapporto segnale/rumore) e un maggior effetto di contrasto [17];

5. uso di metodi di ricostruzione delle immagini di tipo iterativo. Tali algoritmi, di recente introduzione, consentono una miglior discriminazione del segnale utile rispetto al rumore e permettono di utilizzare dosi più basse rispetto ai metodi tradizionali di ricostruzione. Il vantaggio ottenibile con questa tecnica è valutato in una riduzione della dose variabile tra il 27 e il 45% [20].

Nella pratica quotidiana, per ottenere buoni risultati gli operatori devono mantenere un costante livello di attenzione sia per aspetti clinici che per quelli tecnici. In quest'ultimo campo, inoltre, è necessario un costante confronto con i reparti di Fisica Sanitaria e Ingegneria Clinica, in modo da mantenere quanto più possibile aggiornati la strumentazione e i software di acquisizione ed elaborazione delle immagini diagnostiche.

Nella nostra esperienza personale, utilizzando una stessa strumentazione è stato possibile ottenere importanti riduzioni della dose pur mantenendo un adeguato standard di qualità (Fig. 7.10). Inoltre, il costante controllo delle indicazioni e dello *score* di appropriatezza ha contribuito a sensibilizzare gli operatori al corretto utilizzo della metodica (Fig. 7.11).

7.5
La dose in cardiologia nucleare

L'utilizzo di tecniche di medicina nucleare, principalmente per lo studio della perfusione miocardica in condizioni di riposo e durante stress fisico o farmacologico, è progressivamente cresciuto nei Paesi occidentali in considerazione della loro elevata accuratezza diagnostica [21], tanto da rappresentare circa il 22% della dose totale somministrata per attività mediche [10]. In particolare, è stimato che gli esami di cardiologia nucleare rappresentino circa il 57% dell'attività di medicina nucleare e che costituiscano circa l'85% della dose totale erogata con gli esami di medicina nucleare.

La scintigrafia miocardica con Tallio 201 (^{201}Tl) è stata praticamente abbandonata, almeno in Europa, proprio per l'elevata esposizione radiante, che in media è attorno ai 40 mSv per esame; le classiche tomoscintigrafie (SPECT) *rest/stress* con traccianti tecneziati comportano esposizioni intorno ai 10 mSv. In alternativa alla SPECT può essere utilizzata la PET, che ha il vantaggio di fornire dati quantitativi. Gli studi PET di perfusione miocardica (*stress-rest*) con ammoniaca 13 (^{13}N) causano un'esposizione nettamente minore (circa 3 mSv), mentre lo studio PET con fluoro-desossiglucosio (^{18}FDG) comporta un'esposizione di circa 14 mSv. L'uso della PET in cardiologia è comunque limitato dalla minore diffusione delle macchine, dalla maggiore complessità e dall'elevato costo dei traccianti rispetto alle prevalenti applicazioni oncologiche [10].

Bibliografia

1. Molina JA, Heng BH (2009) Global trends in cardiology and cardiothoracic surgery – An opportunity or a threat? Ann Acad Med Singapore 38:541–545
2. Vano E, Kleiman NJ, Duran A et al (2010) Radiation cataract risk in interventional cardiology personnel. Radiat Res 174:490–495
3. Miller DL (2008) Overview of contemporary interventional fluoroscopy procedures. Health Phys 95:638–644
4. ICRU Report 47 (1992) Measurement of dose equivalents from external photon and electron radiations. International Commission on Radiation Units and Measurements
5. Hausleiter J, Meyer T, Hermann F et al (2009) Estimated radiation dose associated with cardiac CT angiography. JAMA 301:500–507
6. The Council of the European Union (1997) Council Directive 97/43/Euratom. Official Journal of the European Communities L:22–27
7. European guidelines on quality criteria for diagnostic radiographic images, Report EUR 16260 (1996)
8. European guidelines on quality criteria for diagnostic radiographic images in paediatrics, Report EUR 16261 (2004)
9. European guidelines on quality criteria for multislice computed tomography, Report EUR 16262 (2004)
10. Mettler FA Jr, Bhargavan M, Faulkner K et al (2009) Radiologic and nuclear medicine studies in the United States and worldwide: frequency, radiation dose, and comparison with other radiation sources – 1950-2007. Radiology 253:520–531
11. Tsapaki V, Christou A, Spanodimos S et al (2011) Evaluation of radiation dose during pacemaker implantations. Radiat Prot Dosimetry 147:75–77
12. McFadden SL, Mooney RB, Shepherd PH (2002) X-ray dose and associated risks from radiofrequency catheter ablation procedures. Br J Radiol 75:253–265

13. Mettler FA, Huda W, Yoshizumi TT, Mahesh M (2008) Effective doses in radiology and diagnostic nuclear medicine: A catalog. Radiology 248:254–263
14. Beyar R, Gruberg L, Deleanu D et al (2006) Remote-control percutaneous coronary interventions: concept, validation, and first-in-humans pilot clinical trial. J Am Coll Cardiol 47:296–300
15. Williams MC, Reid JH, McKillop G et al (2011) Cardiac and coronary CT comprehensive imaging approach in the assessment of coronary heart disease. Heart 97:1198–1205
16. Stein PD, Yaekoub AY, Matta F, Sostman HD (2008) CT for diagnosis of coronary artery disease: a systematic review. Am J Med 121:715–725
17. Hausleiter J, Meyer T, Hermann F et al (2009) Estimated radiation dose associated with cardiac CT angiography. JAMA 301:500–507
18. Taylor AJ, Cerqueira M, Hodgson JM et al (2010) ACCF/SCCT/ACR/AHA/ASE/ASNC/NASCI/SCAI/SCMR 2010 appropriate use criteria for cardiac computed tomography. A report of the American College of Cardiology Foundation Appropriate Use Criteria Task Force, the Society of Cardiovascular Computed Tomography, the American College of Radiology, the American Heart Association, the American Society of Echocardiography, the American Society of Nuclear Cardiology, the North American Society for Cardiovascular Imaging, the Society for Cardiovascular Angiography and Interventions, and the Society for Cardiovascular Magnetic Resonance. J Am Coll Cardiol 56:1864–1894
19. Alkadhi H, Stolzmann P, Scheffel H et al (2008) Radiation dose of cardiac dual-source CT: the effect of tailoring the protocol to patient-specific parameters. Eur J Radiol 68:385–391
20. Leipsic J, Nguyen G, Brown J et al (2010) A prospective evaluation of dose reduction and image quality in chest CT using adaptive statistical iterative reconstruction. Am J Roentgenol 195:1095–1099
21. Zaman MU, Hashmi I, Fatima N (2010) Recent developments and future prospects of SPECT myocardial perfusion imaging. Ann Nucl Med 24:565–569

La gestione della dose in medicina nucleare

8

D. Volterrani, F. Guidoccio

Indice dei contenuti

8.1 Radiofarmaci e dose
8.2 Dosimetria interna
8.3 Limitare la dose al paziente in medicina nucleare
8.4 La problematica delle apparecchiature ibride
Bibliografia

Le indagini diagnostiche di medicina nucleare si basano sulla somministrazione diretta al paziente di un radiofarmaco, ovvero una sostanza radioattiva che si distribuisce nei vari organi e tessuti sulla base delle specifiche proprietà farmacocinetiche che lo caratterizzano. È evidente, quindi, come la dose al paziente sia intimamente legata alla somministrazione di un determinato radiofarmaco.

L'imaging medico nucleare è un imaging di tipo emissivo, ovvero l'informazione diagnostica deriva dalla emissione di fotoni da parte del corpo del paziente che sono rilevati da strumenti come la gamma camera o il tomografo PET. Tuttavia, in quest'ultimo decennio sono stati introdotti in commercio strumentazioni ibride, ovvero tomografi SPECT e PET che includono nel medesimo *gantry* un tomografo TC. La diffusione di apparecchiature SPECT/TC e PET/TC ha aggiunto, pertanto, la problematica della dose al paziente derivante anche dall'impiego della TC in medicina nucleare.

8.1
Radiofarmaci e dose

L'articolo 1 del D. Lgs. 219/2006, Testo Unico sul Farmaco, definisce come radiofarmaco qualsiasi medicinale che, quando pronto per l'uso, include uno o più radionuclidi. I radiofarmaci più semplici sono quelli costituiti dal solo radionuclide, ad esempio, in forma ionica, come lo ioduro di sodio dell'isotopo dello iodio, ^{131}I ($Na^{131}I$). Tuttavia, spesso il radionuclide è legato a una molecola *carrier*, il fattore responsabile della farmacocinetica del radiofarmaco, cioè della sua distribuzione all'interno dell'organismo.

L'attività (espressa in MBq o mCi) somministrata al paziente, le caratteristiche fisiche del radionuclide (emivita fisica e tipo di emissione) e quelle farmacocinetiche del radiofarmaco nella sua forma chimica, sono i principali fattori che determinano la dose al paziente (vedi capitolo 3 per la definizione delle grandezze dosimetriche).

Poiché la dose assorbita dipende dall'energia che è ceduta in un tessuto o organo dalla radiazione, è chiaro che quei radionuclidi di impiego diagnostico che hanno più decadimento (ad esempio, fotoni gamma di diverse energie e elettroni), a parità di attività somministrata, comportano un rilascio di dose maggiore ai vari organi e tessuti. Ad esempio, un radioisotopo che emette elettroni e fotoni gamma, come lo iodio-131, cederà una dose dovuta a entrambe le emissioni, dove quella rilasciata dagli elettroni è la più rilevante, sebbene non utile ai fini diagnostici (gli elettroni non sono rilevabili dall'esterno in quanto pressoché totalmente assorbiti all'interno del corpo del paziente). Allo stesso modo gli isotopi che emettono positroni utilizzati in PET, comportano potenzialmente una dose assorbita maggiore, a causa dei positroni e dei due fotoni di annichilazione che si producono.

La dose assorbita dipende anche dal tempo di permanenza della radioattività nell'organismo, ovvero risulta maggiore per quei radiofarmaci caratterizzati da un'emivita effettiva lunga, dove per emivita effettiva (T_{eff}) si intende il tempo di dimezzamento della radioattività nell'organismo o in un determinato organo o tessuto. La misura dell'emivita effettiva deriva dalla combinazione del tempo di dimezzamento biologico del radiofarmaco (T_{biol}), che dipende dalla velocità di eliminazione biologica attraverso i diversi emuntori e dal tempo di dimezzamento fisico del radionuclide (T_{fis}). L'emivita effettiva generalmente approssima l'emivita più breve, che sia quella biologica o fisica, come si evince dalla seguente formula:

$$T_{eff} = \frac{T_{fis} \cdot T_{biol}}{T_{fis} + T_{biol}} \qquad (8.1)$$

Infine, la dose che un organo riceve dipende anche dalla distribuzione del radiofamaco negli organi o tessuti esterni ad esso, cioè un certo organo può essere al contempo bersaglio ma anche sorgente di irradiazione, in quanto vicino a un altro; in questo caso la dose che riceve dipende da fattori geometrici (massa e localizzazione spaziale degli organi) e fattori fisici del tipo di radiazione.

8.2
Dosimetria interna

La dosimetria interna è la disciplina che si occupa del calcolo della dose ai diversi organi e tessuti in seguito alla somministrazione di radiofarmaci e costituisce la base scientifica per stimare la dose che riceve il paziente che esegue un esame scintigrafico o PET. Diversi sono i metodi finora proposti per il calcolo della dose. Occorre precisare che sebbene la modellizzazione matematica, che è alla base dei calcoli per la stima della dose, possa essere sempre più sofisticata, è comunque affetta da un problema di fondo, ovvero si basa su calcoli che richiedono l'impiego di uno o più fantocci antropomorfici oppure mediante simulazioni matematiche, e sulla distribuzione della radioattività nei vari organi di un teorico paziente medio, mediante misure sperimentali. La misura non può quindi tenere in considerazione tutte quelle che sono le variabili interindividuali, per quanto riguarda la cinetica del radiofarmaco, la massa e la geometria spaziale dei vari organi. La dose che riceve un paziente non è quindi misurata direttamente sul singolo paziente che esegue l'esame di medicina nucleare, ma si basa su assunzioni e valutazioni sperimentali effettuate preliminarmente, e pertanto la stima è in grado soltanto di approssimare la dose che effettivamente un paziente riceve in un esame diagnostico. Calcoli della dose personalizzata al paziente sono invece possibili in terapia radiometabolica, dove le dosi in gioco sono più elevate ed è necessario raggiungere il risultato terapeutico desiderato riducendo al minimo la tossicità per il paziente.

Il tradizionale sistema per il calcolo della dose assorbita media da un organo o tessuto a seguito della somministrazione di un radiofarmaco è descritto dal modello del Medical Internal Radiation Dose Committe (MIRD) della Society of Nuclear Medicine [1].

Secondo il MIRD, si definisce "sorgente" l'organo che contiene la radioattività e "bersaglio" l'organo che è da esso irradiato. Il sistema di calcolo consiste nella valutazione della dose a un organo-bersaglio da parte di una o più componenti sorgenti che possono essere il tessuto-bersaglio stesso o sue componenti (autoirraggiamento) e gli organi o tessuti esterni ad esso.

Per determinare la dose assorbita dall'organo o tessuto-bersaglio è necessario convertire l'attività accumulata ($\tilde{A}$, vedi capitolo 3 per la sua definizione) nelle diverse sedi d'organo o di tessuto considerate come sorgenti, in energia assorbita per unità di massa nell'organo o tessuto-bersaglio (Gy). In sostanza, la dose assorbita (D) da un organo può così essere espressa:

$$D = \tilde{A} \frac{\Delta_i \, \varphi_i}{massa \; del \; bersaglio} \tag{8.2}$$

dove D = dose assorbita media (Gy), $\tilde{A}$ = attività accumulata (MBq×sec), Δ_i = fattore che tiene conto del numero di radiazioni emesse per ciascuna transizione nucleare, dell'energia della radiazione e di una costante di proporzionalità.

La stima di $\tilde{A}$ viene effettuata facendo ricorso a modelli compartimentali, nei quali ogni organo o tessuto è rappresentato da uno o più compartimenti dove la cinetica del radiofarmaco, valutata sperimentalmente, è descritta con funzioni matematiche, in genere di tipo esponenziale. Pertanto, la quantità di energia assorbita dal tessuto bersaglio può essere calcolata sulla base di curve di attività, valutate negli organi-sorgente in funzione del tempo, tenendo conto dell'eliminazione biologica del tracciante somministrato e del decadimento radioattivo (Fig. 8.1).

La formula può essere semplificata con la seguente:

$$D = \tilde{A} \, S \quad \text{per} \quad S = \frac{\Delta_i \, \varphi_\iota}{massa \; del \; bersaglio} \tag{8.3}$$

dove S è la costante di Snyder, ovvero la frazione di energia rilasciata per singolo decadimento dalla sorgente nel bersaglio (rad/μCi-h o Gy/MBq-h), dipendente dalle caratteristiche fisiche del radioisotopo e anatomici degli organi. Per ciascun organo

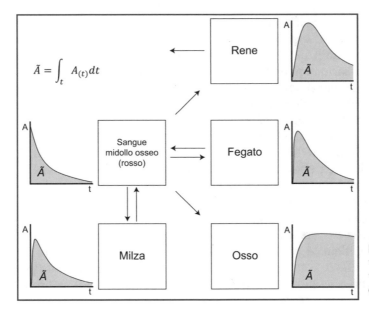

Fig. 8.1 Rappresentazione delle varie curve di attività/tempo valutate negli organi-sorgente di un ipotetico radiofarmaco

Tabella 8.1 Fattori S (mGy/MBq-h) per il Tc-99m

Organi bersaglio	Organi sorgente		
	Reni	Fegato	Polmoni
Reni	5,14E-05	1,05E-06	2,27E-07
Fegato	1,05E-06	1,24E-05	6,76E-07
Polmoni	2,30E-07	6,76E-07	1,41E-05
Surreni	2,97E-06	1,22E-06	7,30E-07
Vescica	7,57E-08	4,32E-08	9,73E-09
Scheletro	3,78E-07	2,97E-07	4,05E-07
Midollo osseo rosso	1,03E-06	4,32E-07	5,14E-07
Ovaie	2,97E-07	1,22E-07	2,54E-08
Milza	2,32E-06	2,49E-07	6,22E-07
Testicoli	2,38E-08	1,68E-08	2,14E-09
Tiroide	1,30E-08	4,05E-08	2,49E-07
La tabella completa contiene 20 organi bersaglio e sorgente			

esistono tabulati che riportano i fattori S calcolati per i diversi radionuclidi mediante fantoccio antropomorfo o simulazioni tipo Monte Carlo (Tabella 8.1).

Grazie ai fattori *S* preventivamente calcolati e alla conoscenza della distribuzione del radiofarmaco nei vari organi, viene calcolata la dose assorbita da un determinato organo bersaglio sulla base della seguente formula:

$$D\ (r_k \leftarrow r_h) = \sum_h \tilde{A}_h S\ (r_k \leftarrow r_h) \tag{8.4}$$

ovvero la dose assorbita dall'organo bersaglio r_k ricevuta da parte di un radionuclide distribuito uniformemente nei diversi organi sorgenti r_h (Fig. 8.2).

Sulla base di tutte queste valutazioni sono disponibili i valori calcolati di dose assorbita nei vari organi e di dose efficace, relativi a ciascun specifico radiofarmaco (Tabella 8.2). Allo stesso modo è possibile individuare per ogni radiofarmaco gli organi critici, che ricevono una dose più elevata (Tabella 8.3). I valori di dose assorbita e di dose efficace possono essere espressi per valore di attività unitaria (ad esempio mGy/MBq o mSv/MBq), oppure come valore assoluto facendo riferimento al valore standard di attività somministrata.

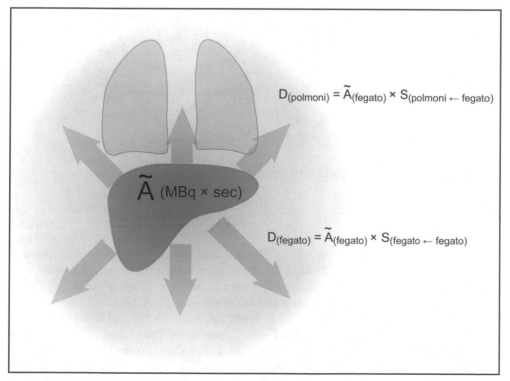

Fig. 8.2 Esempio di calcolo della dose assorbita tenendo conto dei concetti di organo bersaglio r_k e organo sorgente r_h. Nella Figura il fegato è organo sorgente e bersaglio di se stesso, i polmoni organo bersaglio

Tabella 8.2 Dosimetria della scintigrafia scheletrica con ^{99m}Tc-MDP (Tecnezio-99m-Metilendifosfonato). Valori basati su modello MIRD Dose - Report No. 13

Organo	Dose (mGy/MBq)	Dose (740 MBq) mG
Surrene	0,00250	1,850
Cervello	0,00190	1,406
Mammella	0,00095	0,703
Colecisti	0,00190	1,406
Colon prossimale	0,00340	2,516
Tenue	0,00240	1,776
Stomaco	0,00160	1,184
Colon inferiore	0,00210	1,554
Miocardio	0,00160	1,184
Rene	0,00860	6,364
Fegato	0,00160	1,184
Polmone	0,00160	1,184
Muscolo	0,00190	1,406
Ovaio	0,00330	2,442
Pancreas	0,00210	1,554
Midollo rosso	0,00540	3,996
Superficie ossea	0,03500	25,900
Cute	0,00120	0,888
Milza	0,00180	1,332
Testicolo	0,00230	1,702
Timo	0,00140	1,036
Tiroide	0,00170	1,258
Vescica	0,03300	24,420
Utero	0,00510	3,774
Dose efficace (mSv)	0,00610	4,514

8.3
Limitare la dose al paziente in medicina nucleare

8.3.1
Scelta del radiofarmaco

Una delle principali strategie messe in atto in questi ultimi venti anni per limitare la dose al paziente è stata quella di utilizzare radiofarmaci marcati con isotopi con breve emivita fisica, con un'emissione di fotoni in assenza di emissione di particelle (elettroni). Un'altra strategia è stata quella di sintetizzare radiofarmaci che avessero un'elevata captazione a livello del target verso cui erano diretti e al contempo un rapido wash-out da tutti gli altri tessuti non-target, attraverso l'emuntorio renale o epato-biliare. Un esempio è dato da quanto è avvenuto in ambito cardiologico quando il radiofarmaco di perfusione miocardica tallio-201 è stato progressivamente sostituito da traccianti tecneziati come il sestamibi o la tetrofosmina. Il tallio-201 è infatti caratterizzato da un'emivita fisica piuttosto lunga, a fronte di un'emivita

Tabella 8.3 Dose al corpo intero e ai principali organi-bersaglio per alcuni principali radiofarmaci convenzionali utilizzati nella routine diagnostica medico-nucleare (valori medi calcolati da diverse fonti)

	Attività somministrata (MBq)	Dose efficace in paziente di 70 kg (mSv)	Dose assorbita 1° organo critico (mGy)	Dose assorbita 2° organo critico (mGy)	Dose assorbita 3° organo critico (mGy)
^{99m}Tc-pertecnetato	185	2,4	Colon superiore 11,5	Parete stomaco 5,3	Tiroide 4,2
^{99m}Tc-MDP	740	5,9	Osso 46,6	Vescica 37,0	Midollo rosso 7,1
^{99m}Tc-DTPA	200	1,2	Vescica 13,0	Utero 1,6	Rene 0,9
^{99m}Tc-MAA (e.v.)	185	2,2	Polmone 12,4	Fegato 2,96	Vescica 1,8
^{99m}Tc-ECD	740	8,1	Vescica 53,7	Colecisti 18,1	Colon inferiore 11,1
^{99m}Tc-HMPAO (leucociti)	200	3,4	Milza 30,0	Midollo rosso 4,4	Fegato 4,0
^{99m}Tc-Sestamibi	740	6,3	Colecisti 28,9	Rene 26,6	Colon prossimale 20,0
^{111}In-Pente-treotide	185	22,2	Rene 122,1	Vescica 88,8	Milza 70,3
^{67}Ga-Citrato	185	22,2	Osso 109,1	Colon inferiore 37,0	Midollo rosso 35,5
^{123}I-MIBG	185	3,3	Fegato 13,1	Vescica 12,9	Milza 3,7
^{123}I-FP-CIT	185	4,3	Vescica 9,9	Polmone 8,8	Colon inferiore 7,8

biologica lunga. La sua sostituzione agli inizi degli anni '90 con radiofarmaci basati sulla chimica del tecnezio ha più che dimezzato la dosimetria interna del paziente (6-11 mSv vs 14-24 mSv) [2], oltre che migliorare la qualità dell'imaging e consentire lo sviluppo di tecniche come quella SPECT e Gated-SPECT, parte integrante della routine clinica odierna.

Il progresso tecnico e la diffusione dei tomografi PET/TC ha favorito l'impiego del FDG in ambito oncologico facendo sì che alcuni esami siano stati abbandonati come, ad esempio, la scintigrafia con gallio-67 nei linfomi, perché meno consistenti dal punto di vista del potere diagnostico e affetti da una ben più alta dosimetria. La stessa cosa è prevedibile che possa succedere a breve quando l'unico prodotto radiofarmaceutico, analogo della somatostatina, con autorizzazione all'immissione in commercio, l'Indio-111-pentetreotide (Octreoscan®), sarà sostituito nella diagnostica delle neoplasie di tipo neuroendocrino da nuovi radiofarmaci PET, ancora sperimentali, che includono nella loro molecola il Gallio-68, prodotto da un generatore Germanio-68/Gallio-68, che decade emettendo positroni con un tempo di dimezzamento piuttosto breve (68 minuti), comportando una dose efficace circa 3 volte inferiore.

È comunque necessario sottolineare che l'utilizzo di radiofarmaci marcati con isotopi a brevissima emivita non sempre si adatta alle esigenze diagnostiche: ad esempio, quando la cinetica del radiofarmaco ha una durata dell'ordine di alcune ore, non è possibile certamente utilizzare un radioisotopo con un'emivita fisica di pochi minuti. Inoltre, l'uso di radioisotopi con emivita brevissima, se da una parte comportano una bassa dose al paziente, dall'altra pongono delle problematiche pratiche nel loro utilizzo come, ad esempio, la necessità di avere sito di produzione e sala diagnostica e/o di somministrazione molto vicine.

8.3.2
Ottimizzazione della dose

Secondo quanto riportato nell'articolo 4 del D. Lgs. 187/2000, nell'ambito della diagnostica in medicina nucleare, il principio di ottimizzazione riguarda la produzione adeguata di un'informazione diagnostica appropriata, programmi per la garanzia di qualità, valutazione delle dosi e delle attività somministrate al paziente, scelta delle attrezzature.

Quando si sviluppa un radiofarmaco si sceglie il *carrier* in funzione dell'organo o tessuto che si vuole raggiungere con l'azione diagnostica svolta dall'emissione radioattiva del radionuclide. Per questo motivo è necessario, alla fine della reazione chimica che porta alla formazione del radiofarmaco nella sua forma chimica finale, verificare quale sia stata la resa della reazione ovvero la sua purezza radiochimica. Con il termine "purezza radiochimica" di una preparazione radiofarmaceutica si indica la percentuale di radioattività del radionuclide nella forma chimica desiderata rispetto alla radioattività totale del medesimo radionuclide presente nella preparazione radiofarmaceutica.

Ad esempio nella reazione seguente:

$$^{99m}Tc\ O_4^- + MDP \rightarrow\ ^{99m}Tc\text{-}MDP \tag{8.5}$$

il rapporto tra l'attività dovuta alla forma chimica voluta, ^{99m}Tc-MDP, e quella totale, $^{99m}Tc\ O_4^- + {}^{99m}$Tc-MDP, fornisce la misura della purezza radiochimica (in genere >95%).

Infatti, soltanto la parte di radioattività della forma chimica desiderata svolge l'effetto farmacologico previsto, mentre il resto costituisce l'impurezza radiochimica (indesiderata). Se le impurezze radiochimiche superano un valore percentuale di volta in volta definito, la preparazione non è somministrabile. Infatti, la presenza di una percentuale di impurezza radiochimica superiore al consentito in una preparazione usata a scopo diagnostico comporta una dose indebita al paziente in quanto la biodistribuzione del radiocomposto è alterata (diventano bersaglio tessuti o organi che altrimenti non lo sarebbero come, ad esempio, la tiroide nel caso di presenza di un'elevata percentuale di $^{99m}Tc\ O_4^-$), comportando inoltre la necessità di ripetere l'esame in un tempo successivo. Per questo motivo le Norme di Buona Preparazione dell'Associazione Italiana di Medicina Nucleare, pubblicate nel 2005, prevedono il controllo di qualità dei radiofarmaci per verificare la purezza radiochimica del radiocomposto prima della sua somministrazione.

Tutte le dosi dovute a esposizioni mediche per scopi radiologici devono essere

Tabella 8.4 Livelli diagnostici di riferimento di alcuni esami di medicina nucleare

Esame	Radiofarmaco	LDR (MBq)
Scintigrafia tiroidea	^{99m}Tc-pertecnetato	150
Scintigrafia delle paratiroidi	^{99m}Tc-MIBI	740
Scintigrafia surrenalica corticale	^{131}I-norcolesterolo (NP59)	37
Scintigrafia renale	^{99m}Tc-DMSA	160
Scintigrafia sequenziale renale	^{99m}Tc-DTPA	200
Scintigrafia sequenziale renale	^{99m}Tc-MAG3	160
Scintigrafia sequenziale epato-biliare	^{99m}Tc-IDA	185
SPECT miocardica di perfusione (basale + stress)	^{99m}Tc-MIBI (o tetrofosmina)	1480
SPECT cerebrale	^{99m}Tc-HMPAO (o ECD)	740
Scintigrafia polmonare perfusionale	^{99m}Tc-MAA	160
Scintigrafia ossea o articolare <30 anni	^{99m}Tc-difosfonati	600
Scintigrafia ossea o articolare 30-50 anni	^{99m}Tc-difosfonati	740
Scintigrafia ossea o articolare >50 anni	^{99m}Tc-difosfonati	900
Studio scintigrafico di neoplasie	^{123}I-MIBG	185
Studio scintigrafico di neoplasie	^{131}I-ioduro (total body)	200
Studio scintigrafico di neoplasie	^{111}In-octreotide	185
Studio scintigrafico di processi flogistici	^{99m}Tc-leucociti	370
Scintigrafia linfatica e linfoghiandolare	^{99m}Tc-colloidi	74

mantenute al livello più basso ragionevolmente ottenibile e compatibile con il raggiungimento dell'informazione diagnostica richiesta. Nel caso dei radiofarmaci è il radionuclide che assume il ruolo di responsabile di un effetto farmacologico del tutto specifico, cioè dell'accumulo di una determinata dose nel tessuto bersaglio. Tale dose rappresenta la posologia del medicinale chiamato radiofarmaco che deve essere somministrato nel rispetto dei Livelli Diagnostici di Riferimento (LDR) del D. Lgs. 187/2000. Ogni superamento del valore di LDR deve essere comunque annotato nel referto, indicando i motivi che lo hanno giustificato (ad esempio, un elevato peso corporeo). Nella Tabella 8.4 sono riportate le attività massime previste dai LDR per alcuni radiofarmaci.

Allo stesso modo i LDR definiscono i criteri che regolano la somministrazione dei vari radiofarmaci in pediatria, basati sulla riduzione percentuale dell'attività somministrata in relazione al peso corporeo. In questo ambito, recentemente la European Association of Nuclear Medicine ha pubblicato un nuovo metodo per il calcolo dell'attività da somministrare in pazienti pediatrici, che tiene conto del tipo di radiofarmaco e consente di ridurre la dose efficace utilizzando fattori di correzione indipendenti dal peso corporeo e suddividendo i radiofarmaci in tre categorie basate sulla relativa biodistribuzione e la tipologia del radioisotopo utilizzato [3].

Recentemente sono stati introdotti in commercio diversi software che consentono di ottenere immagini, planari e tomografiche, di buona qualità anche se caratterizzate da un'intrinseca bassa statistica di conteggio. Questo tipo di approccio avrebbe un duplice scopo: quello di eseguire esami in tempi più brevi con una somministrazione standard del radiofarmaco, oppure di eseguire esami in tempi standard, ma somministrando un'attività più bassa. La strategia cui tendono la maggior parte dei centri di medicina nucleare è indirizzata a limitare la dose al paziente.

Il principio su cui si basano questi software di *post-processing* è quello di utilizzare metodi di ricostruzione iterativa basati su modelli fisici che includono sistemi di compensazione per una serie di fattori degradanti la qualità delle immagini (rumore presente nei dati di proiezione, degrado di risoluzione spaziale causato dalla risposta del sistema collimatore-detettore, attenuazione fotonica, scatter, ecc.). L'utilizzo di questi nuovi algoritmi si traduce in primo luogo in un significativo miglioramento della qualità di immagine, ma soprattutto nella possibilità di ottenere immagini di ricostruzione con caratteristiche uguali o anche migliori rispetto alle ricostruzioni effettuate con algoritmi tradizionali, anche partendo da dati di proiezione con una bassa statistica di conteggio e quindi con più rumore [4, 5]. Questi software consentono quindi di ottenere immagini 2D o SPECT di ottima qualità, riducendo l'attività somministrata (o il tempo di acquisizione) anche del 50%.

Avere apparecchiature diagnostiche sempre più efficienti ha comportato già da tempo la possibilità di utilizzare attività più basse per ottenere la medesima informazione diagnostica. Questo è stato possibile soprattutto grazie al miglioramento dell'elettronica e del disegno progettuale delle gamma camere, che ormai da più di un decennio si basano su una tecnologia totalmente digitale (rapporto fotomoltiplicatori/ADC 1:1) e all'introduzione di cristalli di spessore più elevato, che garantiscono una maggiore sensibilità soprattutto con isotopi che emettono energie medio/alte. Allo stesso modo, il miglioramento dell'elettronica, l'introduzione di cristalli di nuova generazione con tempi di scintillazione più veloci, l'incremento del numero degli anelli di rivelazione, la possibilità di acquisizioni in modalità Time-of-Flight (TOF), unitamente allo sviluppo di software che riducono la percentuale di scatter, hanno portato alla possibilità di acquisizioni 3D in PET con un miglioramento dell'efficienza di circa 6 volte: da sensibilità di circa 1,2 cps/KBq per tomografi PET 2D di qualche anno fa, a sensibilità di 7,6 cps/KBq per tomografi PET 3D di ultima generazione. Anche se le attività non si sono ridotte altrettanto, siamo passati in media da attività somministrate di FDG di circa 5-6 MBq/Kg di peso corporeo ad attività di 3-3,5 MBq/Kg, con tempi di acquisizione che da 20-30 minuti sono scesi a meno di 10 minuti. Tuttavia il passaggio epocale è avvenuto recentemente quando sono comparse le prime gamma camere SPECT con detector a stato solido (il classico sistema cristallo/fotomoltiplicatori è sostituito da dei semiconduttori) e un nuovo disegno progettuale. L'impiego di rivelatori a semiconduttori di Cadmio Zinco Tellurio (CZT), l'acquisizione stazionaria (cioè senza necessità di rotazione dei detector) mediante la collimazione multi-pinhole e la ricostruzione 3D dei dati sono in grado di fornire, tra i diversi vantaggi, un'efficienza 4-6 volte superiore rispetto a gamma camere tradizionali [6–8]. Attualmente questa tipologia di strumentazione è stata progettata per essere impiegata in ambito cardiologico, ma è probabile che in pochi anni appariranno sul mercato strumenti analoghi utilizzabili nei diversi campi della diagnostica medico nucleare. Grazie all'elevata efficienza di questa tecnologia le attività somministrate in uno studio di perfusione miocardica con un radiofarmaco come il sestamibi o il tetrofosmin da 740 MBq possono scendere a meno di 200 MBq, con proporzionale riduzione della dose al paziente. Attualmente il limite principale allo sviluppo di questa tecnologia sono i costi di produzione.

8.4
La problematica delle apparecchiature ibride

Un recente ambito di sviluppo tecnologico di grande impatto, in particolare nella diagnosi oncologica, è costituito dalla realizzazione di sistemi integrati ibridi (o multi-modali) PET/TC e SPECT/CT. Il primo prototipo di strumento ibrido PET/TC si deve a Townsend nel 1998 [9, 10]. Da allora, diverse ditte hanno introdotto in commercio tomografi ibridi PET/TC e SPECT/TC. Questi sistemi sono costituiti da un tomografo PET o SPECT e da un tomografo TC di ultima generazione, integrati in un unico gantry, controllati da un'unica stazione di comando, con un unico lettino porta paziente. Questi sistemi permettono di acquisire immagini funzionali, PET o SPECT, e morfologiche, TC, in un'unica sessione di esame. Inoltre, poiché i due tomografi, PET o SPECT, e TC sono tra loro allineati e il paziente non si muove tra un esame e l'altro, le immagini funzionali e morfologiche sono automaticamente co-registrate, ovvero rappresentate nello stesso sistema di riferimento spaziale e quindi sovrapponibili. I sistemi integrati presentano, pertanto, i seguenti vantaggi: riduzione dei tempi di esame, accurata interpretazione delle immagini funzionali, PET o SPECT, sulla base delle immagini anatomiche TC (correlazione anatomo-funzionale), possibile integrazione diagnostica delle informazioni funzionali, PET o SPECT, e morfologiche TC, miglioramento della qualità e accuratezza quantitativa delle immagini PET o SPECT utilizzando le immagini TC come mappe di correzione dell'attenuazione dei fotoni di emissione [11–13].

Tuttavia, l'esecuzione della TC in associazione a un'indagine PET o SPECT aggiunge dose al paziente, che si somma a quella che deriva dalle stime della dosimetria interna.

Per quanto riguarda la PET/TC, ma anche la SPECT/TC, la TC che è effettuata in contemporanea è acquisita in modalità cosiddetta "bassa dose" (*low-dose TC*, LD-TC), cioè utilizzando un basso valore di mAs. Questo perché generalmente nel work-up del paziente la PET/TC è conseguente a un esame TC diagnostico, eseguito senza e con mezzo di contrasto (mdc), e perché la TC associata alla PET ha un ruolo determinante nella correzione per l'attenuazione dei dati PET e nella localizzazione anatomica dei reperti PET, ma non ha necessariamente un ruolo diagnostico di per sé. In uno studio pubblicato nel 2005 [14] è stata effettuata una stima della dose erogata da diverse modalità di acquisizione di indagini PET/TC in quattro centri PET in Germania, dimostrando che una TC in modalità bassa dose (30-60 mAs) eroga una dose al corpo intero di circa 1-4 mSv, che si vanno ad aggiungere ai circa 5-7 mSv della PET con FDG. Quando l'esame veniva eseguito con TC diagnostica con somministrazione di mdc, la dose totale al paziente risultava di circa 25 mSv (Fig. 8.3). Certamente l'utilizzo di sistemi che consentono di ridurre la dose dovuta alla TC sono fondamentali. Tuttavia, una strada fondamentale per ridurre la dose fornita dalla PET/TC è quella della collaborazione tra medicine nucleari e radiologie, cercando di limitare, soprattutto nel follow-up del paziente, il numero degli studi. Ad esempio, se nel follow-up è sufficiente una TC senza mdc, invece di eseguire lo studio TC e poi quello PET/LD-TC è preferibile eseguire un unico studio PET/TC con TC eseguita con parametri tali da poter essere refertata dal medico radiologo. È possibile fare la stessa cosa in caso di TC con mdc che può essere eseguita nella stessa seduta della PET.

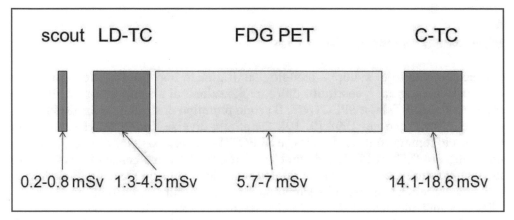

Fig. 8.3 Dose efficace di un esame PET/TC

In conclusione, la dose in medicina nucleare è strettamente collegata alla tipologia e alla quantità del radiofarmaco che viene somministrato a fini diagnostici. Il progresso scientifico e tecnologico ha portato all'impiego di nuovi radiofarmaci, che per le loro caratteristiche di emissione radioattiva e di distribuzione nell'organismo limitano la dosimetria per il paziente, e allo sviluppo di sistemi di rivelazione sempre più efficienti e di software di *post-processing* che consentono di somministrare attività sempre più basse. La diffusione di strumentazioni ibride PET/TC e SPECT/TC implica necessariamente che problematiche dosimetriche proprie della radiologia siano affrontate anche nel campo della medicina nucleare.

Bibliografia

1. Loevinger R, Berman M (1968) A formalism for calculation of absorbed dose from radionuclides. Physics in medicine and biology 13:205–217
2. ICRP (1998) Radiation dose to patients from radiopharmaceuticals (Addendum to ICRP Publication 53). ICRP Publication 80. Ann. ICRP 28(3)
3. Jacobs F, Thierens H, Piepsz A et al (2005) Optimised tracer-dependent dosage cards to obtain weight-independent effective doses. Eur J Nucl Med Mol I 32:581–588
4. Arosio M, Pasquali C, Crivellaro C et al (2011) Performance of a SPECT collimator-detector response reconstruction algorithm: phantom studies and validation in inflammation clinical studies. Q J Nucl Med Mol Imaging 55:671–679
5. Kalantari F, Rajabi H, Saghari M (2012) Quantification and reduction of the collimator-detector response effect in SPECT by applying a system model during iterative image reconstruction: a simulation study. Nucl Med Commun 33:228–238
6. Duvall WL, Croft LB, Godiwala T et al (2010) Reduced isotope dose with rapid SPECT MPI imaging: initial experience with a CZT SPECT camera. J Nucl Cardiol 17:1009–1014
7. Henzlova MJ (2009) Advances in cardiac single photon emission computed tomography (SPECT) imaging. Seminars in cardiothoracic and vascular anesthesia 13:259–262
8. Herzog BA, Buechel RR, Katz R et al (2010) Nuclear myocardial perfusion imaging with a cadmium-zinc-telluride detector technique: optimized protocol for scan time reduction. J Nucl Med 51:46–51

9. Kinahan PE, Townsend DW, Beyer T, Sashin D (1998) Attenuation correction for a combined 3D PET/CT scanner. AIP Conf Proc 25:2046–2053
10. Townsend DW, Beyer T (2002) A combined PET/CT scanner: the path to true image fusion. Brit J Radiol 75:S24–S30
11. Blodgett TM, Meltzer CC, Townsend DW (2007) PET/CT: form and function. Radiology 242:360–385
12. Coleman RE, Delbeke D, Guiberteau MJ et al (2005) Concurrent PET/CT with an integrated imaging system: intersociety dialogue from the Joint Working Group of the American College of Radiology, the Society of Nuclear Medicine, and the Society of Computed Body Tomography and Magnetic Resonance. J Am Coll Radiol 2:568–584
13. Townsend DW (2008) Dual-modality imaging: combining anatomy and function. J Nucl Med 49:938–955
14. Brix G, Lechel U, Glatting G et al (2005) Radiation exposure of patients undergoing whole-body dual-modality 18F-FDG PET/CT examinations. J Nucl Med 46:608–613

Strumenti informatici per la comunicazione del rischio

9

M. Paterni

Indice dei contenuti

9.1 Introduzione
9.2 La comunicazione del rischio
9.3 Lo strumento informatico
9.4 Disponibilità di tutorial
9.5 Formati multipli e personalizzati
9.6 Valutazione personalizzata del rischio
9.7 Aggiornamento automatico delle evidenze
9.8 Assistenza alla decisione
9.9 Un esempio: RadioRisk
Bibliografia

9.1
Introduzione

Il rapido progresso delle tecniche di imaging degli ultimi anni non è stato accompagnato da una corrispondente sensibilità verso i rischi che ne derivano. I dati statistici confermano un andamento in crescita della quantità di radiazioni ionizzanti assorbita *pro capite* per scopi medici nei paesi industrializzati. Seppure basso, il rischio di tumore per esposizione alle radiazioni a scopo medico esiste, soprattutto se si considera che gli esami vengono spesso prescritti e ripetuti in modo inappropriato e che questo comporta un cumulo di dosi nel tempo. I pazienti, tuttavia, sembrano ignari di questo rischio e anche i medici, in molti casi, lo sottostimano. Per evitare di ricevere radiazioni inutili e pericolose per la salute è necessario conoscere il rischio connesso a ciascun esame e bilanciarlo con i benefici diagnostici che ne conseguono [1].

Nel maggio 2010 il President's Cancer Panel, comitato di esperti che su mandato del Presidente Barack Obama ha analizzato i fattori ambientali più strettamente

La dose al paziente in diagnostica per immagini. Davide Caramella, Fabio Paolicchi, Lorenzo Faggioni (a cura di)
© Springer-Verlag Italia 2012

correlati con il cancro, ha pubblicato un rapporto nel quale le radiazioni mediche sono annoverate tra le sei maggiori cause ambientali di cancro. Il rapporto raccomanda inoltre la comunicazione del rischio a tutti gli attori coinvolti (medici, tecnici, pazienti) e invita allo sviluppo di sistemi, anche informatici, finalizzati al monitoraggio della dose cumulata e alla stima del rischio [2]. L'esigenza di quantificare e comunicare il rischio è quindi sempre più presente nella nuova era dell'imaging che utilizza radiazioni ionizzanti. La comunicazione del rischio può oggi trarre vantaggio dalla combinazione di ausili informatici, psicologia cognitiva e scienza della comunicazione. Gli strumenti informatici possono effettivamente migliorare la comunicazione del rischio poiché riducono l'elaborazione delle informazioni richieste dagli attori coinvolti e li aiutano a elaborare decisioni con il più alto valore atteso.

9.2
La comunicazione del rischio

Il National Research Council definisce la comunicazione del rischio come "un processo interattivo di scambio di informazioni ed opinioni tra individui, gruppi o istituzioni. Si tratta di un'attività costituita da numerosi scambi di messaggi sia sulla natura del rischio che sulle opinioni e sulle reazioni al concetto stesso di rischio e sulle azioni personali ed istituzionali da intraprendere per la minimizzazione del rischio".

L'Agenzia Internazionale per l'Energia Atomica definisce la comunicazione del rischio come "azioni, parole ed altre interazioni destinate ad aiutare le persone a prendere decisioni più informate sulle minacce alla loro salute e sicurezza."

La comunicazione del rischio costituisce in generale un argomento vasto e complesso, che si differenzia dagli altri tipi di comunicazione per alcuni aspetti peculiari quali l'asimmetria degli attori coinvolti e la soggettività della risposta. L'asimmetria è caratterizzata da un diverso modo di trattare i rischi tra gli esperti e la gente comune e dalle diverse aspettative che hanno gli uni rispetto agli altri.

Una buona comunicazione del rischio deve quindi facilitare, prima di tutto, lo scambio di informazioni tra persone comuni ed esperti. A livello individuale si registra una notevole soggettività della risposta alle informazioni sul rischio che dipende dal diverso coinvolgimento emotivo e dai valori personali. A un livello socio-sanitario e politico la comunicazione del rischio deve tener conto non solo delle conoscenze scientifiche, ma anche dei valori etici socialmente accettati e degli interessi della collettività.

Nei paragrafi che seguono affronteremo gli aspetti informatici della comunicazione del rischio, partendo dagli studi e dalla letteratura di riferimento per analizzare così gli strumenti che ne migliorano l'efficacia.

9.3
Lo strumento informatico

I pazienti variano molto nelle loro esigenze di informazione e nella capacità di utilizzare i dati. È stato inoltre ripetutamente dimostrato che molte persone non hanno le competenze sufficienti per analizzare criticamente i dati utilizzati nella comunicazione del rischio. La comprensione delle informazioni numeriche è influenzata dalla gravità della malattia, dall'età, dal livello culturale, dall'esperienza precedente, dal contesto sociale, ecc. Scarse conoscenze matematiche e poca familiarità con il linguaggio statistico possono infine generare un significativa confusione in una parte consistente della popolazione. Queste informazioni, spesso poco comprensibili, devono essere comparate fra di loro per scegliere tra le diverse opzioni possibili. Tutte queste situazioni richiedono sforzi computazionali notevoli che possono essere evitati con il valido ausilio di un computer, attraverso una grafica immediata, l'utilizzo di mezzi di comunicazione multimediali e adeguate modalità di presentazione dei dati [3].

9.4
Disponibilità di tutorial

L'informazione è un prerequisito fondamentale che prepara i pazienti a una più semplice comprensione dei rischi. All'interno di ogni software è consigliato l'uso di un tutorial generico per illustrare in modo semplice i dati sul rischio di malattia, i benefici e i rischi del trattamento [4] e mettere così i pazienti in condizione di valutarli criticamente.

Il tutorial dovrebbe migliorare la capacità di lettura critica, insegnando all'utente i concetti di rischio e di probabilità che il rischio si verifichi, indicando quali sono le informazioni più importanti da ricercare nelle dichiarazioni sul rischio (ad esempio, il lasso di tempo entro il quale si può concretizzare), come interpretare il rapporto tra rischio di malattia connesso con un esame/trattamento e beneficio di quell'esame/trattamento in un determinato contesto, come valutare e confrontare i rischi. Uno strumento informatico ha tutte le potenzialità per fornire questo ausilio sfruttando grafica, multimedialità e interattività, pertanto la comunicazione del rischio può essere efficacemente preparata.

9.5
Formati multipli e personalizzati

Gli strumenti informatici sono in grado di offrire con semplicità ed efficacia diverse modalità di rappresentazione che possono trasmettere informazioni complementari sul rischio. Tali ausili forniscono misure particolarmente efficaci per combattere la tendenza a interpretare i dati in modo diverso a seconda di come essi vengono presentati (*framing biases*).

Una vasta gamma di formati complementari (ad esempio descrittivi, numerici, assoluti, relativi, rappresentazioni grafiche) possono essere inclusi. Le caratteristiche delle informazioni (profondità, sequenza e stile) possono inoltre essere modificate sulla base del livello di istruzione del paziente. La disponibilità di vari formati risponde alla varietà di preferenze e di necessità dei pazienti, che potrebbero richiedere informazioni numeriche di probabilità, rappresentazioni grafiche o entrambe [5].

I valori di rischio possono assumere formati numerici diversi, anche se matematicamente equivalenti; tuttavia, è importante considerare che, sotto il profilo psicologico, a differenti formati corrispondono differenti percezioni del rischio. Quando il rischio viene espresso con numeri alti, viene percepito come più elevato indipendentemente dalla scala di riferimento; ad esempio, dire che il rischio di mortalità di cancro è 1.286 su 10.000 induce una percezione di rischio maggiore che dire 24,14 persone su 100. In realtà, 1.286 persone su 10.000 è un rischio inferiore a 24,14 su 100, perché equivale a 0,12 contro 0,24. Quando si pongono a confronto rischi diversi, è preferibile mantenere costante il denominatore; ad esempio non è consigliato usare 1 su 200 a confronto con 10 su 1000, ma 5 su 1000 a confronto con 10 su 1000. Nella comunicazione del rischio è preferibile usare frequenze o numero di casi (ad esempio 1/100) piuttosto che percentuali (ad esempio 0,1%), perché meglio percepiti. Le variazioni di rischio comunicate in modo relativo sono invece percepite in modo più consistente rispetto alla modalità assoluta. Ad esempio, se il rischio di mortalità si riduce da 6 persone su 100 a 4 persone su 100, salviamo 2 persone su 6, ovvero il 33%; le due misure di rischio sono logicamente equivalenti ma l'espressione in termini relativi produce numeri solitamente più grandi che sono percepiti in modo più consistente [6].

La rappresentazione grafica riveste un ruolo importante nella comunicazione del rischio poiché sostituisce il calcolo mentale con la percezione visiva e migliora l'efficacia della comunicazione testuale.

I grafici che utilizzano una rappresentazione proporzionale aiutano l'utente a partecipare al rapporto tra il numeratore (il numero di persone colpite da un pericolo) e il denominatore (l'intera popolazione a rischio), mentre i grafici che mostrano solo il numeratore sembrano sovrastimare il rischio percepito.

I grafici lineari sono efficaci per comunicare le tendenze dei dati e migliorano la comprensione delle persone nel tempo (ad esempio, rischio cumulativo). Grafici a barre, scale di rischio e sequenze di icone sono usati per rappresentare il confronto tra rischi specifici. In generale, le percezioni sono fortemente influenzate dal design della grafica e soprattutto dalla modalità di rappresentazione; per esempio l'ingrandimento della scala può richiamare l'attenzione su probabilità basse, ma ne può incrementare la percezione [7].

I grafici che contengono punti di riferimento (ad esempio, fascia di normalità, colori che evidenziano il livello del rischio, ecc.) e indicano il livello di minaccia del pericolo influenzano la percezione del rischio; in queste rappresentazioni sarebbe comunque opportuno indicare anche le azioni da intraprendere al superamento di queste soglie [5].

Altri sistemi molto utili sono quelli che permettono di mettere a confronto le probabilità di questi eventi con la probabilità di accadimenti quotidiani, situazioni di cui ogni individuo si è creato un'idea di grandezza e rispetto alle quali è più facile effettuare un confronto (per esempio il rischio di mortalità da incidente stradale, fumo di sigaretta, sport pericolosi ecc.).

L'utilizzo di immagini è sicuramente utile in quanto più intuitive del testo, ma la scelta deve essere accuratamente valutata, poiché molti studi evidenziano la dipendenza dell'interpretazione da personali competenze e istruzioni [6].

9.6
Valutazione personalizzata del rischio

Molte evidenze dimostrano l'efficacia della comunicazione quando il rischio viene calcolato individualmente. Attualmente la maggior parte dei supporti usati nella comunicazione sono il risultato aggregato di informazioni che coinvolgono molti studi e pazienti. I profili di rischio individuali "reali", tuttavia, potrebbero anche essere molto diversi rispetto ai dati di letteratura, il che potrebbe sollevare dubbi circa la pertinenza di queste informazioni e le modalità di utilizzo. Il profilo personalizzato di rischio è uno strumento di orientamento che, con la mediazione del medico, può aiutare il paziente a prendere decisioni più informate sui rischi legati alla propria salute e sicurezza [8]. Gli strumenti informatici permettono oggi di accedere a una grande quantità di dati provenienti da molte fonti e sfruttare quindi la potenza computazionale per produrre stime di rischio personalizzate. Nella specifica comunicazione del rischio radiologico lo strumento informatico può accedere ai vari archivi di immagini (RIS-PACS) e ricostruire la storia espositiva del singolo paziente utilizzando, quando disponibili, anche i dati di esposizione stimati dal sistema di acquisizione.

9.7
Aggiornamento automatico delle evidenze

L'aggiornabilità del programma e dei suoi contenuti costituisce un indice di qualità con cui vengono generalmente valutate le applicazioni informatiche. In questo specifico contesto è ancor più importante la presenza di questa funzionalità, data la necessità di avere come riferimento la più aggiornata letteratura *evidence-based* disponibile e produrre stime di probabilità più affidabili [2]. Lo strumento informatico deve quindi essere supportato dal team di sviluppo e fornire facile accesso a funzioni di aggiornamento.

9.8
Assistenza alla decisione

Come accennato in precedenza, lo strumento informatico deve permettere di raggiungere la decisione migliore in termini di rapporto rischio/beneficio partendo da probabilità e dati che richiedono competenze computazionali non banali. Abbiamo già visto che gli strumenti informatici possono aiutare in questo calcolo, utilizzando le probabilità ottenute dalla letteratura e personalizzate per ottenere il profilo di rischio individuale del paziente. Il compito del paziente è quello di pensare e di assegnare i valori, o utilità, ad ogni risultato, riflettendo sulle proprie preferenze alla luce delle informazioni presentate [2].

9.9
Un esempio: RadioRisk

Tra gli strumenti informatici di ausilio alla comunicazione del rischio citiamo RadioRisk (Fig. 9.1) [9], un programma sviluppato presso l'Istituto di Fisiologia Clinica del CNR di Pisa allo scopo di quantificare il rischio connesso all'imaging diagnostico. Il suo funzionamento si basa sulla definizione sequenziale degli eventi naturali, diagnostici e professionali che hanno determinato l'esposizione di uno specifico individuo a radiazioni ionizzanti; da questa ricostruzione storica si ricava il rischio di cancro in accordo con le stime prodotte nello studio BEIR VII [10].

Il programma permette di gestire e archiviare differenti profili personali e si presenta suddiviso in alcune sezioni distinte: dati personali, eventi, riepiloghi. Un piccolo tutorial aiuta a comprendere la tematica del rischio radiologico trattata dal programma.

La sezione *Dati personali* gestisce alcune semplici informazioni anagrafiche quali nome e cognome (necessari per le operazioni di archiviazione), sesso e data di nascita (importanti per la stima del rischio).

La sezione *Eventi* contiene la sequenza storica di tutti gli eventi che hanno determinato esposizione a radiazioni. Per quanto riguarda le radiazioni naturali, si considerano il luogo di residenza prevalente nei vari periodi di vita ed eventuali viaggi aerei. Per quanto concerne le radiazioni derivate dagli esami diagnostici, si considerano tutti i trattamenti riferibili a radiologia convenzionale, tomografia computerizzata, radiologia interventistica, medicina nucleare e radioterapia. Per ciascun esame si considera la dose media riportata dalla letteratura più aggiornata, anche in accordo con i miglioramenti tecnologici in termini di dose erogata. Quando disponibili, il programma permette l'inserimento dei dati reali di esposizione attraverso un'apposita funzione. Per quanto riguarda gli eventi dovuti a esposizione professionale il programma prevede l'inserimento dei dati dosimetrici derivati dalla sorveglianza sanitaria.

La sezione *Riepiloghi* utilizza i dati delle precedenti sezioni *Dati Personali* ed *Eventi* per stimare la dose cumulata e il rischio derivato. Le dosi sono espresse in mSv, ma per semplificare la comunicazione sono espresse anche come multipli di una radiografia del torace (antero-posteriore singola proiezione = 0,02 mSv). La dose cumulativa viene espressa anche come distanza dal *ground zero* di Hiroshima, cioè come distanza alla quale il 6 agosto 1945 era presente la stessa dose di radiazioni ionizzanti che la persona ha accumulato nel corso della vita. Può essere forse un messaggio terrorizzante, ma aiuta a comunicare un rischio, generalmente sottostimato, focalizzando l'attenzione sulla facilità di cumulare dosi significativamente importanti nel corso della vita.

Il programma propone dose cumulata e rischio di cancro (incidenza e mortalità) offrendo la possibilità di suddividere questi dati tra le varie sorgenti (naturale, diagnostica, professionale). L'utente può analizzare graficamente la storia espositiva attraverso grafici che illustrano la dose annuale, la dose cumulativa, il rischio annuale e il rischio cumulativo. Questo permette di vedere in modo semplice e rapido gli eventi che hanno per esempio generato maggiore esposizione e/o maggiore rischio (che non sono necessariamente gli stessi, dato che il rischio è dipendente dall'età, oltre che dalla dose).

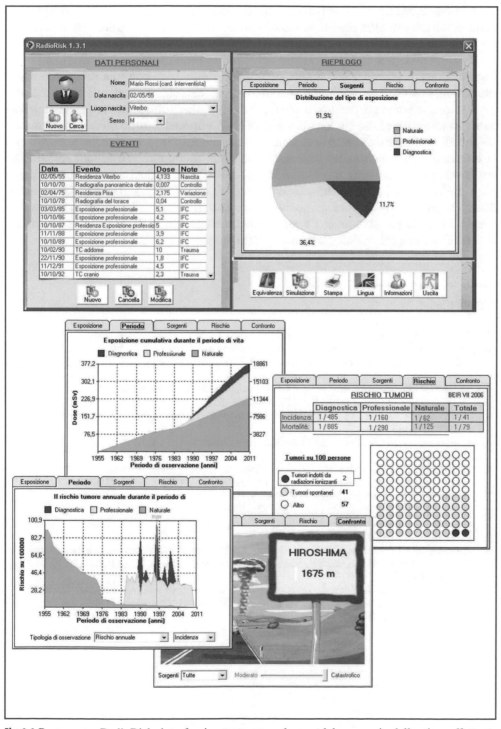

Fig. 9.1 Programma RadioRisk: interfaccia utente generale e qualche esempio delle stime effettuate (rischio di cancro, grafico della dose cumulata, grafico del rischio annuale, riepilogo delle dosi, distanza da Hiroshima)

Al fine di migliorare l'efficacia della comunicazione, il programma propone la comparazione con altri ambiti di rischio equivalenti, quali viaggiare in autostrada, fumare sigarette, lavorare in una miniera di carbone, scalare rocce.

Il programma può inoltre simulare eventuali eventi espositivi, quindi quantificare l'incremento di rischio a cui si sottopone un paziente che, con una personale storia espositiva, decide di eseguire uno specifico esame che utilizza radiazioni ionizzanti.

RadioRisk è uno strumento in continua evoluzione, sottoposto a continui aggiornamenti che riguardano sia le funzionalità che i parametri utilizzati nelle stime.

Il programma è un esempio di come uno strumento informatico, in accordo con la letteratura internazionale, può essere utile nella comunicazione del rischio. Lo strumento può certamente migliorare la consapevolezza di dosi e rischi connessi con gli esami radiologici e costituisce parte essenziale della *3A's strategy* (*Awareness*, *Audit*, *Appropriateness*) recentemente promossa dall'Agenzia Internazionale per l'Energia Atomica per sostenere l'appropriatezza degli esami diagnostici e l'eliminazione delle indagini radiologiche non giustificate.

Bibliografia

1. Picano E (2004) Sustainability of medical imaging. Education and debate. BMJ 328:578–580
2. President's Cancer Panel (2009) Reducing environmental cancer risk. What We Can Do Now. 2008–2009 Annual Report. US Department of health and human services, NIH, National Cancer Institute
3. Ruland CM (2004) Improving patient safety through informatics tools for shared decision making and risk communication. Int J Med Inform 73:551–557
4. Woloshin S, Schwartz LM (1999) How can we help people make sense of medical data? Eff Clin Pract 2:176–183
5. Lipkus IM, Hollands JG (1999) The visual communication of risk. J Natl Cancer Inst Monogr 25:149–163
6. Fagerlin A, Ubel PA, Smith DM, Zikmund-Fisher BJ (2007) Making numbers matter: Present and future research in risk communication. Am J Health Behav 31(Suppl 1):S47–S56
7. Ancker JS, Senathirajah Y, Kukafka R, Starren JB (2006) Design features of graphs in health risk communication. J Am Med Inform Assoc 13:608–618
8. Edwards A, Elwyn G, Mulley A (2002) Explaining risks: turning numerical data into meaningful pictures. BMJ 324:827–830
9. Carpeggiani C, Paterni M, Caramella D et al (2011) A novel tool for user-friendly estimation of natural, diagnostic and professional radiation risk: Radio-Risk software. Eur J Radiol doi:10.1016/j.ejrad.2011.05.039
10. Committee to assess health risks from exposure to low levels of ionizing radiation (2006) Health risks from exposure to low levels of ionizing radiation: BEIR VII – Phase 2. National Academies Press, Washington, DC

I mass media e la comunicazione del rischio radiologico

10

G. Kraft

Indice dei contenuti

10.1 Cartelloni pubblicitari
10.2 Radio
10.3 Internet
10.4 Quotidiani e riviste
10.5 Cinema
10.6 Televisione
    Letture consigliate

Non vi è dubbio sull'importanza del ruolo coperto dai media nel vissuto quotidiano di ciascuno di noi. Almeno per quanto concerne il nostro paese, viviamo immersi in un *mare magnum* di informazioni veicolate da TV, giornali, cartelloni pubblicitari, radio, internet. Spesso non ce ne rendiamo nemmeno conto, ma siamo costantemente bersagliati da messaggi – siano essi pubblicitari o informativi – a volte tra loro coerenti, più frequentemente contradditori, che inevitabilmente influenzano il nostro comportamento e le nostre scelte. È un rumore di fondo che a volte diviene rombo tonante e fa da colonna sonora alla vita moderna e che non dà tregua se non nelle ore notturne dedicate al riposo. E capita pure, talvolta, di addormentarsi con la TV accesa rendendo così l'assedio mediatico veramente senza soluzione di continuità.

Sarebbe quindi errato non considerare l'effetto dei media anche trattando di radio-consapevolezza: al classico triangolo del colloquio sanitario paziente/medico di base/specialista si aggiunge l'informazione *extra moenia* e i media scendono in campo con tutta la loro prepotenza, insistenza e invadenza.

Oggi è sempre più frequente che un paziente si presenti al proprio medico di base con le idee già chiare (o almeno questo è quanto crede il paziente stesso): il Signor Rossi, uomo di media cultura, dopo aver a lungo rimuginato sui malesseri che lo affliggono, è già convinto di conoscere la diagnosi anche se – in un ultimo rimasuglio di umiltà – propone/esige prima un iter diagnostico già ben delineato nella propria testa, un iter fatto di tutte le metodiche a cui si è già sottoposto il collega di ufficio o di cui ha sentito narrare mirabolanti prodigi in TV. Ecco che il dissuadere il Signor Rossi dai propri intenti diventa un arduo e faticoso compito per l'indaffarato e stanco medico che, oltretutto, si vede correre il forte rischio – nel raro caso in cui si affanni a informare lo sconsiderato paziente sull'inutilità dell'esame richiesto e sulle ricadute negative che invece questo avrebbe sulla sua salute – di vedersi sostituire da un professionista molto più disinvolto, accomodante e accondiscendente.

Oggi, nel bene e nel male, il paziente è già "basalmente" informato, sa già tutto (o quasi) di suo. Questo perché vive appunto una vita fatta di lettura, di radio e TV, di siti web e di forum, una vita ben diversa da quella dei nostri nonni, contadini del dopoguerra per i quali ancora il medico in paese aveva un'autorità che mai e poi mai veniva messa in discussione. Il "l'ha detto il dottore" di quegli anni è sempre più raro, rimpiazzato invece dal "l'ho sentito in TV" o "l'ho letto su internet".

10.1
Cartelloni pubblicitari

Nel nostro paese, a tutt'oggi, la pubblicità in ambito medico per mezzo dei cartelloni stradali è fortunatamente ancora contenuta, confinata per lo più all'ambito farmacologico. Tranne qualche rara insegna istituzionale che invita alla prevenzione di una qualche forma tumorale, non si notano ancora quei fenomeni devastanti tipici dell'asfalto d'oltre oceano ove cartelloni e pannelli luminosi vengono adottati per promuovere indagini mediche di ogni tipo.

Vale la pena ricordare però la campagna promossa da Regione Toscana a favore delle mammografie nel 2006-2007: lo slogan "Sì, hai capito bene, una mammografia può salvarti la salute" faceva bella mostra di sé nelle nostre città (Fig. 10.1). Nulla si diceva del "rovescio della medaglia", ovvero della dose assorbita dalla paziente con questa metodica e del rischio di cancro ad essa connessa. D'altro canto, è ovviamente difficile, dato il mezzo pubblicitario a disposizione – il cartellone appunto – essere al contempo efficaci ed esaustivi. Si transita spesso in velocità davanti a questi media, li guardiamo per una frazione di secondo, con l'attenzione tutta dedita al veicolo che ci precede, al semaforo, al pedone che intende attraversare. Un cartellone pubblicitario per veicolare il messaggio deve giocoforza essere sintetico: un'unica breve scritta, corpo del carattere alla massima dimensione, colori vivaci. Per tale motivo, questo mezzo di informazione deve essere impiegato con estrema cautela quando si parla di salute e deve essere comunque prevista nel piano di comunicazione una fase in cui al cittadino/paziente si spieghi con cura ogni dettaglio, ogni beneficio e ogni controindicazione, la rosa senza tralasciare la spina. Che questo compito sia demandato poi al medico di base o allo specialista poco importa, si corre altrimenti il rischio che centinaia o migliaia

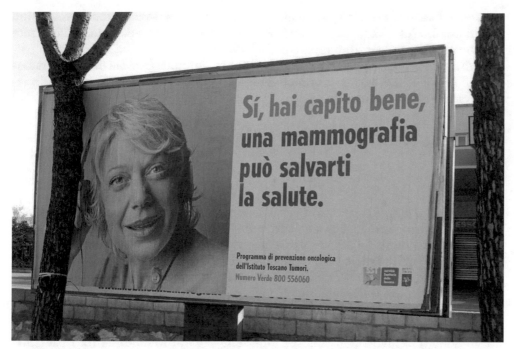

Fig. 10.1 Campagna promozionale promossa dalla Regione Toscana nel 2006-2007 a favore dello screening mammografico

di persone si sottopongano inutilmente a indagini che possono nuocere gravemente alla salute, intasando inoltre le liste di attesa a sfavore di chi invece di quell'esame ha vera necessità.

10.2
Radio

Il palinsesto radiofonico dei giorni nostri è fatto per lo più di intrattenimento musicale e l'informazione è limitata solitamente ai radiogiornali. Sono ben lontani gli anni in cui in radio si faceva formazione e pochi sono oggi i programmi di medicina. Nel pubblico, ad esempio, in questi giorni la Rai riporta nel palinsesto ufficiale solo due programmi sul tema: *Pronto salute* (5 trasmissioni a settimana, durata 15 minuti) e *La medicina* (5 trasmissioni a settimana, durata 3 minuti). Non è dato sapere gli ascolti delle singole trasmissioni, ma ce ne possiamo fare un'idea considerando che, in totale, Radiouno, Radiodue e Radiotre raggiungono ogni giorno circa 10 milioni di utenti (fonte: Audiradio, anno 2009).

Com'è ben noto esistono poi canali radio privati a copertura nazionale con ottimi dati di ascolto (es., Radio Montecarlo, RTL 102.5, ecc.) che non hanno però al momento in palinsesto specifici programmi di medicina.

È difficile valutare quale sia l'informazione radiofonica in tema di rischio radiologico: le poche indicazioni rinvenute portano solo a programmi attinenti alla recente catastrofe di Fukushima.

10.3
Internet

In rete si trova tutto e il contrario di tutto, basta cercare. Con una connessione veloce a disposizione, si accede a un vero *mare magnum* di informazioni su ogni argomento e in ogni lingua. È difficile, se non impossibile, stabilire quanta conoscenza vi sia in rete: ad oggi, si calcola che ci siano nel mondo oltre 2 miliardi di utenti (fonte: Internet World Stats) con quasi 20 miliardi di pagine web (fonte: WorldWideWebSize). Diventa quindi impossibile definire cosa "gira" in rete sul tema di rischio connesso a indagini mediche impieganti radiazioni ionizzanti. Esiste ovviamente on line tutta la letteratura medica (o almeno la più recente): chi tra gli addetti ai lavori non conosce PubMed? Ma chi lo conosce tra i pazienti? Questa la vera domanda! "Medichese", tabelle, grafici, studi prospettici, doppio cieco, ecc. rendono questa insostituibile banca dati accessibile solo al personale sanitario. I più navigano invece tra pagine web e siti medici (o pseudo-medici) trovando informazioni contraddittorie, spesso superficiali o incomplete, talvolta completamente errate. Capita persino di imbattersi in articoli che tranquillizzano la donna gravida dicendole di non temere di sottoporsi alla TC, che il bambino non ne trarrà danno (The Globe and Mail: *Radiodiagnostic tests don't boost childhood cancer risk, study says*").

Sui siti istituzionali, ad esempio quello del Ministero della Salute, per quanto abbia potuto constatare, non vi è traccia del rischio radioindotto da esami diagnostici e questo la dice lunga. Sul sito www.salute.gov.it, cercando "RISCHIO TC" salta però fuori un documento che illustra i rischi derivanti dall'uso di un giocattolo di legno di marca TIC TAC (sic!).

Sui siti professionali (o pseudo-tali) si parla spesso in modo errato di rischio radiologico. Capita ad esempio di leggere su www.medicitalia.it – sito di una community medica molto frequentato che fornisce consulti on-line – la risposta a un quesito posto da un paziente di 33 anni che si è sottoposto a TC addome, che cerca di capire la dose che gli è stata somministrata, muovendosi affannosamente tra kV e mA. Ebbene, la risposta del medico specialista radiologo è "pur comprendendo la sua ansia nei confronti dell'esposizione ai 'raggi' le comunico l'inutilità del calcolo da lei richiesto. Il danno da radiazioni è di tipo 'casuale' ai livelli di esposizione diagnostica. La TC cui è stato sottoposto non le causerà nessun danno; la raccomandazione generica è di non esporsi 'inutilmente' alle radiazioni. Stia tranquillo e si goda il risultato dell'esame". Si salva almeno il riferimento all'esposizione non necessaria! Alla replica del paziente (su internet succede pure questo) che insiste per conoscere la dose, un secondo radiologo precisa: "una TC addome e pelvi (nemmeno total body) al massimo può erogare radiazioni nell'ordine di 1-3 mSv, per cui il rischio di tumore radioindotto a 15-20 anni è decisamente trascurabile [...]", sottostimando circa di 8 volte la dose realmente assorbita (15-20 mSv nel mondo reale e non virtuale della rete).

Sempre sul sito medicitalia.it, un paziente si dichiara preoccupato per la dose ricevuta da 3 radiografie (due torace, una cervicale) e una TC encefalo. Risponde un medico radiologo: "Gli esami da lei eseguiti dovrebbero avere erogato nel complesso una dose accettabilissima (tot. circa 0,5 mSv [sbagliato!]) in un lasso di tempo sufficientemente ampio". Qual è il lasso di tempo sufficientemente ampio dato che non esiste wash-out al danno radiologico? Dose si somma a dose, danno si somma a danno.

È necessario però citare anche i "buoni". Su corriere.it, parlando di TC coronarica, dopo aver illustrato le caratteristiche salienti di questa metodica, parlato di "fette" e "parallelismi", si riporta: "[...] la dose di esposizione alle radiazioni del paziente è molto alta (fino a 4 volte in più di un cateterismo diagnostico coronarico), cosa che spinge a limitare l'uso di questa tecnica. Normalmente si calcola che una TC multistrato causi un carico di radiazioni pari a quello di 400-600 radiografie al torace". Detto chiaro e tondo, usando una unità di misura comprensibile da chiunque, l'Rx torace. È onesto pure il sito web di uno studio radiologico di Roma che, parlando di TC, recita: "Bisogna ricordare che poiché è un esame con alte dosi di radiazioni ionizzanti deve essere fatto solo se tale esame è indispensabile per la diagnosi precisa e per la terapia". Dal sito dell'AIMaC (Associazione Italiana Malati di Cancro) ci si sarebbe aspettata maggior chiarezza: nell'articolo *TC e rischio di sviluppare cancro* si cita uno studio pubblicato su Archives of Internal Medicine, confondendo poi il visitatore del sito con metodo Monte Carlo, limiti di incertezza, percentuali, popolazione studiata e fasce di età.

Impeccabile il web site dell'Ospedale Niguarda che nella pagina intitolata "TC: quale rischio per la salute" riporta: "Tra le indagini radiologiche, questo tipo di esame è quello a più alta esposizione; si stima, infatti, che la dose di radiazione per una TC è quello di 100-1000 radiografie al torace (dipende dal tipo di esame TC eseguito); [...] La TC non deve essere eseguita senza una giustificazione clinica ed un impiego ottimizzato e controllato; si tratta di un'indagine che non può essere prescritta con criteri simili a quelli con cui si eseguono gli esami del sangue".

Infine, citiamo www.saluteme.it, sito siciliano dedicato alla salute, nel quale alla pagina "TC rischio innesco tumore" si riporta: "La Tomografia Computerizzata può innescare il cancro in uno su 80 pazienti, lo sostiene un nuovo studio. Un tale livello di rischio è di gran lunga superiore a quello di 1 su 1.000 che sono generalmente citati e utilizzati in altri studi [...]. È una buona norma evitare di effettuare TC quando non è proprio strettamente necessario, ma oggi gli assistiti stessi pressano per una TC che rassicuri psicologicamente, spesso senza essere sufficientemente avvisati dei rischi". Bravi!

Questo è quindi l'annoso problema di internet: nessun controllo sull'informazione pubblicata né su come essa viene esposta. Chiunque, con pochi euro all'anno, può aprire il proprio sito web e in esso pubblicare ogni sorta di sciocchezze, eventualmente citando anche un'autorevole quanto fantomatica fonte scientifica, tanto chi va poi a controllare? Internet, la rete delle reti, questo miracolo dei giorni nostri, il mezzo di comunicazione che ci ha senza dubbio cambiato la vita, è senza controllo. Questo è il suo bello, ma anche il suo brutto. E purtroppo, molto spesso, l'uomo della strada, il cittadino qualunque al primo sintomo, al primo malessere va in rete e legge. Con pochi clic riesce a farsi un'idea della malattia che lo affligge, ha una diagnosi presunta, si auto-propone un iter diagnostico. E senza scollarsi dal monitor può effettuare direttamente la prenotazione dell'esame. In questo percorso diagnostico alterato e deviato, chi lo informa delle controindicazioni e degli effetti collaterali? Beh, qualcuno lo fa: se si cerca su Google "TAC RISCHIO TUMORE" sono 433.000 le citazioni, anche se in realtà poche sono quelle attinenti. Le informazioni in rete ci sono, basta cercarle. Ma il Signor Giovanni Rossi sa di dover cercare "TAC RISCHIO" (708.000 risultati, anche in questo caso l'attinenza è scarsa) o si limiterà a cercare la radiologia più vicina alla sua abitazione? "Ai posteri l'ardua sentenza", recitava Alessandro Manzoni riferendosi all'operato di Napoleone. Lo stesso dicasi per la medicina in rete: quanto fa bene e quanto fa male, quanto informa, quanto illude e quanto terrorizza, quanto dice e quanto non dice. È presto per fare un bilancio: internet è un'invenzione troppo recente per stabilirlo oggi ma, senza dubbio, il futuro corre sulla fibra ottica che presto collegherà tutte le abitazioni.

Occorre quindi che si faccia – e presto – qualcosa in modo da rendere l'informazione on line più attendibile, specialmente quella sanitaria, anche in considerazione del trend di crescita di internet con il web 2.0, i social forum e i blog, crescita anche dovuta alla possibilità di accedere alla rete attraverso telefoni cellulari, tablet, palmari, ecc., nuove tecnologie che permettono a chiunque di essere costantemente connesso.

10.4
Quotidiani e riviste

Oggi è facile sapere come viene trattato il rischio radiologico sulla carta stampata. Di quasi ogni quotidiano o periodico esiste infatti la versione on-line che consente di effettuare ricerche in archivio. Da Il Corriere della Sera a Il Mattino, da La Repubblica a Il Giornale, esiste un omologo digitale velocemente consultabile anche nello storico. Si scopre quindi che, ad esempio, di "rischio" e "TC" se ne parla in cronaca nazionale (15/7/2011 Il Messaggero: "Berlusconi: stanotte sono scivolato e ho battuto la testa. In previsione TC per scongiurare rischio di lesioni") e locale (24/07/2011 Il Tirreno: "Travolge auto e pompa del gasolio. Sottoposto a TC alla testa ma escludono che corra pericolo di vita. I Vigili del Fuoco si sono assicurati che non vi fosse rischio di incendio o esplosione"). Se ne parla pure in tema di malasanità, liste di attesa e riduzione dei costi. Se ne parla pure in cronaca sportiva ogni qual volta per un atleta si sospettano lesioni da chiarire.

Le metodiche impieganti radiazioni ionizzanti salgono poi spesso alla ribalta, con giudizi e suggerimenti contrastanti anche all'interno della stessa pubblicazione, nei vari inserti dedicati alla salute di quotidiani e periodici. Ad esempio, nell'inserto del Corriere del 21/12/2009 si titola: "Fumo: una TC rassicurante non induce a ricominciare"; nel pezzo si prosegue poi parlando di tutto, ma non dei danni che invece può causare uno screening su vasta scala basato proprio su TC. Tuttavia, pochi mesi prima (aprile 2009) nello stesso inserto usciva il pezzo: "TC: il pericolo degli eccessi", che inizia con "Le persone che si sottopongono a molte TC nel corso degli anni potrebbero aumentare il rischio di sviluppare un tumore" e prosegue con "La TC, secondo medici e ricercatori, resta senza dubbio un metodo diagnostico efficace e indispensabile in molti casi. Va però utilizzata con una certa parsimonia, solo quando è davvero necessaria e non può essere sostituita da test più 'soft'". E andando ancora a ritroso nel tempo, a giugno 2008, "Troppe TC, un rischio per la salute. Dagli Usa: c'è un eccesso di ricorso a questo mezzo diagnostico. Gli esperti italiani: 'Cautele giuste, ma da noi meno esagerazioni'". L'articolo prosegue: "Troppe TC, alla lunga, metterebbero a repentaglio la salute, aumentando il rischio di tumori. L'avvertimento – non certamente il primo – arriva dai medici 'ER' americani, riuniti nei giorni scorsi a Washington nel congresso annuale della Società di medicina delle emergenze (SAEM). Secondo i ricercatori dell'Orlando Regional Medical Center, il 12 per cento dei pazienti transitati presso il loro pronto soccorso è stato esposto a dosi di radiazioni che li potrebbero mettere a rischio in futuro, pari a 100 o più millisievert (l'unità di misura considerata). È da alcuni anni, infatti, che soprattutto negli Stati Uniti la comunità scientifica sta rivalutando il rapporto rischio-beneficio delle procedure diagnostiche basate su radiazioni ionizzanti, soprattutto alla luce dell'uso massiccio che ne è stato fatto nel corso degli ultimi decenni."

Insomma, anche nel mondo della carta stampata, si può trovare tutto e il suo contrario.

10.5
Cinema

Strano a dirsi, ma le apparizioni della radiologia sul grande schermo sono frequenti. Carlo Magri, docente presso il Dipartimento di Scienze Chirurgiche, Anestesiologiche e Radiologiche dell'Università di Ferrara, è uomo multimediale che da anni raccoglie materiale cinematografico attinente alla radiologia. Il suo lavoro certosino è ben sintetizzato in un filmato dal titolo "Radiologia nel cinema", scaricabile dalla rete accedendovi dai vari siti delle scuole per TSRM ove Carlo Magri effettua docenza.

In oltre 44 minuti di fotogrammi bianco/nero e colore, sgranati e definiti, italiani e stranieri, Carlo Magri ripercorre decenni di pellicole in cui compaiono radiografie, densitometri, TC, ecc.

Dal Pierino di Alvaro Vitali al Medico della Mutua di Alberto Sordi, dal Pozzetto di 7 chili in 7 giorni a Charlie Chan in Egitto, da Amici Miei a Papillon, a l'Esorcista, alla saga degli 007 ai Flintstones, da Gianni e Pinotto a Sarah Jessica Parker, moltissime e variegate sono le citazioni radiologiche nel cinema di ogni tempo e ogni bandiera.

Ma mai che si parli del rischio che comporta il sottoporsi a queste tecniche diagnostiche. Perché?

10.6
Televisione

Tra tutti i media, la televisione ha senza dubbio il maggior impatto, la maggiore influenza sulla nostra vita. Sentiamo spesso dire: "È vero, l'ho visto in TV" dimenticando sempre che questo meraviglioso e al contempo terribile strumento è fatto per lo più di finzione. Entra di prepotenza nelle nostre abitazioni e ci convince, ci fa credere l'impossibile. Eppure è anche un impareggiabile mezzo di informazione e di istruzione. Senza dover tornare con la mente a "Non è mai troppo tardi", programma condotto dal maestro Alberto Manzi negli anni '60 che ha strappato all'analfabetismo migliaia di italiani, basti pensare a Piero Angela, che dai primi '70 intrattiene, affascina e – soprattutto – istruisce milioni di telespettatori sui più disparati argomenti scientifici.

Esiste però, non dobbiamo dimenticarlo, una specifica TV medica: Medicina 33, Elisir, Vivere Meglio, ecc., siano essi programmi stand-alone o rubriche di TG, informano ogni giorno il vasto pubblico sulle nuove tecnologie e conoscenze mediche. Questo palinsesto specialistico è fatto essenzialmente di innovazione tecnologica, di iconografia 3D, di animazioni computerizzate. In queste trasmissioni si dipinge sempre una sanità di "ultima generazione" per strabiliare lo spettatore senza mai però informarlo dei risvolti, delle controindicazioni, dello scotto da pagare in termini di rischi a lungo termine e di reazioni avverse.

Lo share di questi programmi è solitamente contenuto: ad esempio Elisir, condotto su Rai 3 in prima serata da Michele Mirabella, totalizza circa 1 milione di spettatori con uno share pari al 5% circa del totale. Ben altri danni sulla popolazione possono invece fare programmi molto più seguiti dove l'informazione radiologica è più celata, più subliminale. Mi riferisco a tutte quelle fiction in cui la medicina fa da sfondo per raccontare il vissuto quotidiano: prima fra tutte, il blasonato ER, vero e proprio apripista del filone, seguito a ruota da Scrubs, Medicina Generale, Un Medico in Famiglia, Dr. House, Grey's Anatomy, Trapianti, ecc. Pare proprio che oggigiorno sia più facile trovare un medico in TV che in ospedale! E gli ascolti, come già accennato, sono cosa ben diversa: una puntata del Dr. House totalizza circa 5 milioni di utenti (pari al 15% circa), Un Medico in Famiglia sbanca con circa il 20% di share.

In questi programmi l'informazione radiologica è frequentemente contraddittoria e spesso viene quasi camuffata, nascosta. Passa di soppiatto nelle pieghe del racconto narrato, tra casi umani strappalacrime e amori più o meno felici. Può capitare pertanto di assistere a una puntata di ER, per la precisione il settimo episodio della decima stagione, in cui il figlio della Dottoressa Lockhart viene intrattenuto dal pediatra Dottor Kovac facendogli fare una radiografia al cranio. Radiologia come passatempo! Capita però anche di vedere un'intera puntata della quarta serie di Scrubs dedicata ai rischi di uno screening su vasta scala basato su TC, facendo passare ben chiaro il messaggio che questa è una metodica che comporta l'esposizione a raggi X e della quale non bisogna assolutamente abusare. Anche Striscia la Notizia che, lo ricordiamo, raggiunge ogni giorno il record di ascolti, nel 2007 si è occupata di radiorischio con la puntata dedicata ai falsi dentisti (il servizio è stato in realtà più volte ripreso negli anni). Valerio Staffelli, in questo suo servizio, parla senza mezzi termini del rischio dell'esposizione dovuta all'uso improprio degli apparecchi radiologici venduti illegalmente a falsi professionisti.

Letture consigliate

Bennet P, Calman K (1999) Risk communication and public health. Oxford University Press, London
Lundgren RE, McMakin AH (2009) Risk communication: a handbook for communicating environmental, safety and health risks. John Wiley & Sons, Hoboken, NJ
Wahlberg AA, Sjoberg L (2000) Risk perception and the media. J Risk Res 3:31–50
Moynihan R, Bero L, Ross-Degnan D et al (2000) Coverage by the news media of the benefits and risks of medications, N Engl J Med 342:1645–1650

La gestione dell'informazione dosimetrica: gli standard tecnologici

11

F. Sureda, A. Trianni, A. Negri

Indice dei contenuti

11.1 Introduzione
11.2 Standard DICOM per la raccolta e lo scambio delle informazioni dosimetriche
11.3 Il profilo REM (*Radiation Exposure Monitoring*) IHE
11.4 PAS IEC 61910-1
Bibliografia

11.1
Introduzione

I rischi connessi alle esposizioni mediche diagnostiche e interventistiche sono stati esaustivamente trattati nei precedenti capitoli. Come già sottolineato nella maggior parte dei casi, il beneficio per la salute dei pazienti supera di gran lunga il potenziale rischio indotto dalle radiazioni ionizzanti. Tuttavia, tali rischi non devono essere trascurati e il monitoraggio della dose da radiazione ricevuta dai pazienti è diventata oggi una priorità per molteplici ragioni [1]. Esso infatti può contribuire a:

- garantire che le procedure e i protocolli previsti dalle strutture siano adeguati e vengano applicati in modo appropriato;
- valutare l'impatto sulla dose comportato da cambiamenti nelle tecniche e nei protocolli. Tenendo in considerazione anche le variazioni nella qualità dell'immagine è possibile garantire il rispetto del principio ALARA (*As Low As Reasonably Achievable*);

- determinare, per ogni singolo paziente, tenuto conto della sua storia dosimetrica, se il beneficio derivante dalle informazioni diagnostiche fornite da uno o più esami aggiuntivi prevalga sui potenziali rischi associati;
- valutare la dose al feto nel caso di paziente in stato di gravidanza;
- effettuare una stima della dose alla cute per pazienti che presentino eritema cutaneo a seguito di lunghi tempi di fluoroscopia;
- impostare o rivedere le linee guida per la gestione dei rischi connessi alle esposizioni mediche, stabilendo degli standard o dei livelli di riferimento di dose sulla base di una comprensione quantitativa delle pratiche correnti.

Gli standard per la gestione delle informazioni dosimetriche consentono di realizzare queste attività in modo efficace e non eccessivamente oneroso.

11.2
Standard DICOM per la raccolta e lo scambio delle informazioni dosimetriche

Il passaggio dalle pellicole alle immagini digitali ha aperto la possibilità di registrare automaticamente le informazioni dosimetriche e gli altri dati relativi all'esame radiologico assieme alle immagini. L'archiviazione consente uno stoccaggio dei dati a lungo termine e una conservazione più sicura degli stessi.

A questo scopo, lo standard DICOM prevede principalmente tre soluzioni: l'*header* dell'immagine, il *Modality Performed Procedure Step* (MPPS) e il *Radiation Dose Structured Report* (RDSR) [2].

11.2.1
DICOM *Image Headers*

L'*header* di un'immagine DICOM è un file di testo contenente molteplici informazioni, tra cui dati relativi al paziente, al protocollo e alla geometria di acquisizione, caratteristiche dell'immagine e grandezze dosimetriche stimate. Dati diversi sono memorizzati a seconda della modalità e del sistema d'immagine. Tutte le informazioni memorizzate nell'*header* vengono catalogate in gruppi di elementi numerici denominati "Tag DICOM" che individuano in modo univoco i dati (Fig. 11.1).

L'aspetto positivo di questa soluzione è che le informazioni di dose sono memorizzate in modo persistente e possono essere archiviate in un PACS.

Tuttavia, un certo numero di limitazioni impediscono che questa soluzione sia completa, precisa e non soggetta a errori:
- le informazioni non possono essere dissociate dalle immagini. Pertanto, quando le immagini non vengono memorizzate anche i relativi dati vengono persi. Ciò riguarda, ad esempio, le immagini di fluoroscopia, la cui archiviazione è facoltativa, o la cancellazione di immagini non ritenute clinicamente rilevanti. Di conseguenza le informazioni dosimetriche possono essere incomplete;
- nella fase di *post-processing* vengono ricostruite e/o elaborate nuove immagini, senza che il paziente venga di nuovo esposto e i dati dosimetrici vengono trascritti

```
First 128 bytes: unused by DICOM format
Followed by the characters 'D','I','C','M'
This preamble is followed by extra information e.g.:

0002,0000,File Meta Elements Group Len: 132
0002,0001,File Meta Info Version: 256
0002,0010,Transfer Syntax UID: 1.2.840.10008.1.2.1.
0008,0000,Identifying Group Length: 152
0008,0060,Modality: MR
0008,0070,Manufacturer: MRIcro
0018,0000,Acquisition Group Length: 28
0018,0050,Slice Thickness: 2.00
0018,1020,Software Version: 46\64\37
0028,0000,Image Presentation Group Length: 148
0028,0002,Samples Per Pixel: 1
0028,0004,Photometric Interpretation: MONOCHROME2.
0028,0008,Number of Frames: 2
0028,0010,Rows: 109
0028,0011,Columns: 91
0028,0030,Pixel Spacing: 2.00\2.00
0028,0100,Bits Allocated: 8
0028,0101,Bits Stored: 8
0028,0102,High Bit: 7
0028,0103,Pixel Representation: 0
0028,1052,Rescale Intercept: 0.00
0028,1053,Rescale Slope: 0.00392157
7FE0,0000,Pixel Data Group Length: 19850
7FE0,0010,Pixel Data: 19838
```

Fig. 11.1 Esempio di DICOM *Header*

nell'*header*. Di conseguenza, le informazioni dosimetriche sono ridondanti e portano a stimare una dose al paziente più elevata di quella che ha realmente ricevuto;

• le informazioni dosimetriche sono incomplete. Sebbene lo standard DICOM possa evolvere nella definizione di ulteriori campi per la memorizzazione dei dati di dose, questi saranno facoltativi. Pertanto, i produttori utilizzeranno campi proprietari che saranno inevitabilmente di difficile accesso;

• la mole di dati registrati può essere consistente;

• per alcune modalità, come per esempio l'angiografia, non è obbligatorio registrare un'informazione anatomica codificata. Pertanto, di solito l'indicazione della regione anatomica esaminata non è presente.

11.2.2
DICOM *Modality Performed Procedure Step* (MPPS)

L'MPPS è un messaggio di notifica dello stato dello studio dalla modalità al RIS e/o PACS, finalizzato ad informare questi ultimi dei processi in corso (Fig. 11.2). Esso è progettato per la gestione del flusso di lavoro e non viene memorizzato in modo persistente con i dati del paziente.

```
...
(0x0040,0x0244)  DA  [20120115]                      # Performed Procedure Step Start Date
(0x0040,0x0245)  TM  [114020.000]                    # Performed Procedure Step Start Time
(0x0040,0x0250)  DA  [20120115]                      # Performed Procedure Step End Date
(0x0040,0x0251)  TM  [115102.000]                    # Performed Procedure Step End Time
(0x0040,0x0252)  CS  [COMPLETED ]                    # Performed Procedure Step Status
(0x0040,0x0253)  SH  [1 ]                            # Performed Procedure Step ID
(0x0040,0x0254)  LO  [MPPS_1 ]                       # Performed Procedure Step Description
(0x0040,0x0270)  SQ  Sequence with 1 items           # Scheduled Step Attributes Sequence
    # Item 1 -----------------
    (0x0008,0x0050)  SH  [0012345 ]                  # Accession Number
    (0x0020,0x000d)  UI  [1.2.840.113619.2...]       # Study Instance UID
    (0x0032,0x1060)  LO  [Coronary]                  # Requested Procedure Description
    (0x0040,0x0007)  LO  [Diag]                      # Scheduled Procedure Step Description
    (0x0040,0x0009)  SH  [1032-1]                    # Scheduled Procedure Step ID
    (0x0040,0x1001)  SH  [32-132]                    # Requested Procedure ID
(0x0040,0x0300)  US  [324]                           # Total Time of Fluoroscopy
(0x0040,0x0301)  US  [2]                             # Total Number of Exposures
(0x0040,0x0302)  US  [7]                             # Entrance Dose
(0x0040,0x030e)  SQ  Sequence with 2 items           # Exposure Dose Sequence
    # Item 1 -----------------
    (0x0018,0x0060)  DS  [71]                        # KVP
    (0x0018,0x1150)  IS  [721 ]                      # Exposure Time
    (0x0018,0x115a)  CS  [PULSED]                    # Radiation Mode
    # Item 2 -----------------
    (0x0018,0x0060)  DS  [71]                        # KVP
    (0x0018,0x1150)  IS  [721 ]                      # Exposure Time
    (0x0018,0x115a)  CS  [PULSED]                    # Radiation Mode
(0x0040,0x0340)  SQ  Sequence with 1 items           # Performed Series Sequence
    # Item 1 -----------------
    (0x0008,0x0054)  AE  [MOD_IXR_1]                 # Retrieve AE Title
    (0x0008,0x103e)  LO  [Series_MPPS_1 ]            # Series Description
    (0x0008,0x1050)  PN  [Dr. John Doe ]             # Performing Physician's Name
    (0x0008,0x1070)  PN  [Smith]                     # Operators' Name
    (0x0008,0x1140)  SQ  Sequence with 2 items       # Referenced Image Sequence
        # Item 1 -----------------
        (0x0008,0x1150)  UI  [1.2.840.10008.5.1.4.1.1.12.1]  # Referenced SOP Class UID
```

Fig. 11.2 Esempio di messaggio MPPS

Il messaggio MPPS registra informazioni quali la dose totale e il tempo di esposizione della procedura, la geometria del sistema, l'anatomia del paziente e alcuni dettagli espositivi (anche per la fluoroscopia) come il kVp, la corrente, il tempo di esposizione e i filtri utilizzati.

Al contrario del DICOM *header*, con questa soluzione le informazioni dosimetriche vengono memorizzate indipendentemente dalla gestione delle immagini. Tuttavia, sono presenti anche in questo caso un certo numero di limitazioni:

- i dati dosimetrici sono incompleti;
- l'informazione è transitoria e progettata per il flusso di lavoro, non per l'archiviazione permanente;
- RIS e PACS sono in grado di leggere le informazioni e archiviarle, tuttavia non vi sono regole fisse che indichino quali informazioni debbano essere memorizzate nel database;
- le informazioni non possono essere trasmesse tramite supporto esterno, quali CD, DVD, ecc.

11.2.3
DICOM *Radiation Dose Structured Report* (RDSR)

Il RDSR (Fig. 11.3) è un oggetto DICOM il cui contenuto è definito da modelli di report strutturato appropriati per il monitoraggio della dose di radiazione in TC, an-

X-Ray Radiation Dose Report

ID paziente:	ANON-939-732-218	Nome:	368 Anonymous
Data di nascita:	1933-08-28	Età:	76 (77)
Sesso:	Maschile	Gruppo etnico:	
Data esame:	2009-12-28, 08:41:12	Esame n.:	50
Numero richiesta:	1	Data contenuto:	2009-12-28, 08:41:12

Peso:	Area della superficie corporea:
Statura:	Indice di massa corporea:

Flag di completamento:	COMPLETE
Flag di verifica:	UNVERIFIED

Procedure reported	Computed Tomography X-Ray
Observer Type	Device
Device Observer UID	1.2.840.113619.6.267
Device Observer Name	ct01
Device Observer Manufacturer	GE Medical Systems
Device Observer Model Name	Discovery CT750 HD
Start of X-ray Irradiation	2009-12-28, 08:41:12
End of X-ray Irradiation	2009-12-28, 08:44:47
Scope of Accumulation	Study
Study Instance UID	1.2.840.113619.2.267.3.3363899913.904.1261981794.186

CT Accumulated Dose Data

Total Number of Irradiation Events	3.0 {events}
CT Dose Length Product Total	321.6 mGycm

Fig. 11.3 Esempio di RDSR

giografia, fluoroscopia, mammografia, CR e DR. Questi dati dosimetrici vengono creati, interrogati, recuperati e possono essere elaborati e visualizzati come tutti gli altri oggetti DICOM (quali le immagini). Essi possono inoltre essere archiviati insieme alle immagini, come parte dello studio, nel PACS.

Il RDSR, essendo in grado di fornire informazioni molto più complete in un formato persistente, supera, come strumento per monitorare la dose, i limiti messi in evidenza dall'*header* e dall'MPPS.

I dati dosimetrici vengono registrati per ogni "evento di irradiazione", ovvero ogni qualvolta un'irradiazione venga erogata senza interruzione al paziente. Ad esempio in fluoroscopia un evento (denominato *pedal press*) corrisponde all'intervallo di acquisizione tra quando il fascio viene acceso e quando viene spento. Un'acquisizione di fluoroscopia pulsata o una scansione TC multislice rappresentano un singolo evento. Invece, per esempio, la *scout* e la successiva acquisizione elicoidale sono due eventi separati, analogamente a due diverse pressioni del pedale che aziona la fluoroscopia. Anche l'irradiazione simultanea da due tubi a raggi X, come in un'apparecchiatura biplano, corrisponde a due eventi di irradiazione.

Alla fine di ogni fase della procedura eseguita sulla modalità viene creato un oggetto dosimetrico che raccoglie le informazioni relative a tutti gli eventi di irradiazione avvenuti. È poi possibile scegliere di riorganizzare i dati a un livello superiore o inferiore di dettaglio attraverso i sistemi di gestione della dose.

I dati tipicamente contenuti nel report dosimetrico strutturato sono:
- *per tutte le modalità*: tensione di picco (kVp), corrente (mA), collimazione, filtri, ecc.;
- *per la TC*: DLP, CTDIvol, dose efficace;
- *per le procedure fluoroscopiche e interventistiche*: DAP, dose cumulativa al punto di riferimento, geometria di acquisizione, tempo di fluoroscopia;
- *per la mammografia*: AGD, kerma in aria di ingresso al punto di riferimento, compressione, spessore emivalente;
- *per CR e DR*: indice di esposizione e indice di deviazione.

Oltre alle informazioni dosimetriche, il RDSR contiene dati relativi a:
- paziente e studio;
- apparecchiatura, medico responsabile dell'esame e tecnico esecutore;
- fattore di calibrazione del sistema dosimetrico;
- geometria di irradiazione per ogni evento;
- anodo, collimazione, filtri.

Lo standard DICOM è in continua evoluzione per allargare la portata del RDSR e coprire altre modalità. Nuovi candidati per la standardizzazione sono la PET e le metodiche di medicina nucleare in generale. Mancano ancora i sistemi ibridi (PET-CT, SPECT-CT), la TC *cone beam* e i sistemi per tomosintesi, per cui è necessaria la definizione di nuove quantità.

Le possibilità di utilizzo del RDSR sono in continuo aumento: dal semplice monitoraggio dell'esposizione del paziente, lo standard sta evolvendo per consentire il più complesso calcolo della dose agli organi, tra cui la cute [3]. I nuovi orientamenti portano inoltre verso la possibilità di tracciare la storia dosimetrica del paziente, tenendo conto delle dosi ricevute nelle varie procedure effettuate con diverse modalità e in diverse strutture. Altre opportunità di miglioramento includono un maggiore controllo dell'accuratezza delle informazioni dosimetriche e una maggiore automatizzazione dell'analisi da parte di registri nazionali.

Per le ragioni sopraelencate è necessario includere nel RDSR alcune informazioni oggi mancanti, quali:
- la posizione relativa tra paziente e fascio di raggi X nel corso della procedura;
- la descrizione delle caratteristiche e del movimento del fascio nel corso di una sola irradiazione;
- una migliore definizione della geometria nel sistema di coordinate del paziente;
- la nomenclatura tecnica per descrivere la configurazione del protocollo;
- la nomenclatura clinica per descrivere la procedura;
- il protocollo di calibrazione dei sistemi dosimetrici.

Esiste, infine, un forte interesse verso l'implementazione di un'infrastruttura uniforme per la gestione delle informazioni dosimetrie sulla base del DICOM RDSR [4].

11.3
Il profilo REM (*Radiation Exposure Monitoring*) IHE

Lo standard DICOM è indispensabile per garantire una sintassi e una semantica comuni per lo scambio di informazioni. Tuttavia, da solo DICOM non è sufficiente, poiché possono presentarsi conflitti di interpretazione e una scelta troppo vasta di opzioni, impedendo così un'implementazione uniforme in grado di garantire l'interoperabilità e lo scambio efficiente dei dati. È pertanto necessario definire delle specifiche sulla modalità di applicazione degli standard ai particolari scenari.

IHE (*Integrating the Healthcare Enterprise*) rappresenta un'iniziativa internazionale che vede professionisti del settore sanitario e industria collaborare per l'integrazione dei sistemi informativi sanitari che gestiscono i dati anagrafici, clinici e diagnostici del paziente.

IHE promuove l'impiego coordinato degli standard esistenti, come DICOM e HL7, per affrontare le specifiche esigenze cliniche a sostegno della cura ottimale del paziente e garantire che tutte le informazioni richieste siano corrette e facilmente reperibili. Un profilo IHE descrive come utilizzare gli standard esistenti per affrontare uno scenario specifico e serve ai produttori come guida per l'implementazione.

Sistemi sviluppati in conformità con IHE comunicano meglio tra di loro e consentono un utilizzo più efficace delle informazioni.

11.3.1
Attori

Il profilo REM [1] definisce la comunicazione tra i sistemi che generano report di eventi d'irradiazione (in genere le modalità di acquisizione e le workstation) e i sistemi che ricevono, archiviano e elaborano tali report (in genere sistemi locali di gestione delle informazioni dosimetriche e registri di dose regionali e nazionali). Il profilo REM stabilisce come il DICOM RDSR debba essere generato, memorizzato, interrogato, recuperato ed eventualmente processato, visualizzato e distribuito (compresa la divulgazione ai registri centralizzati). Esso facilita la raccolta e distribuzione delle informazioni riguardanti l'esposizione alle radiazioni del paziente derivanti da procedure di imaging.

Il profilo REM si applica a TC, angiografia, fluoroscopia, mammografia, CR e DR. Non è ancora indirizzato alla medicina nucleare (PET o SPECT) e alla radioterapia.

Il profilo REM richiede che le modalità di imaging esportino i dati di esposizione in un formato standard. I sistemi di report possono interrogare l'archivio periodicamente per ottenere gli "oggetti dosimetrici" o riceverli direttamente dalle modalità. Di seguito sono riportati gli attori coinvolti in questo profilo e il loro ruolo (Fig. 11.4):
- modalità di acquisizione: crea e memorizza il report dosimetrico strutturato;
- gestore/archivio delle immagini: accetta e richiede i dati dosimetrici e supporta le funzioni di Query/Retrieve da parte dei sistemi di report;
- sistema di report: è responsabile della logica di associazione, analisi e report dei dati legati agli eventi di irradiazione;
- gestore delle informazioni dosimetriche: è responsabile del trattamento dei dati di irradiazione;
- registro dosimetrico: raccoglie le informazioni sugli eventi di irradiazione di un certo numero di strutture per permetterne l'analisi.

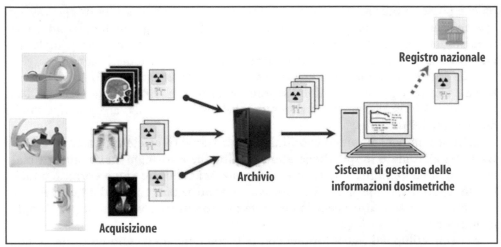

Fig. 11.4 Flusso di lavoro tra i vari attori coinvolti nella gestione delle informazioni dosimetriche

11.3.2
Workflow

Tipicamente gli eventi di irradiazione avvengono nella modalità di acquisizione che li registra in "oggetti dosimetrici". Tali oggetti sono parte dello studio assieme alle immagini e vengono immagazzinati nel sistema di gestione e archivio delle immagini. In molte strutture, un sistema di report delle informazioni dosimetriche analizza gli oggetti raccolti in un determinato intervallo temporale (ad esempio, giornaliero, settimanale, mensile, ecc.) e genera un report di riepilogo. Il sistema di gestione delle informazioni dosimetriche può generare, ad esempio, mappe di dose e allarmi in tempo reale. Tutta l'informazione dosimetrica o un suo sottoinsieme potrebbero essere inviati a un registro dosimetrico nazionale o regionale per facilitare eventuali valutazioni statistiche sulla dose alla popolazione e altre tipologie di ricerche.

Le modalità di acquisizione, oltre a creare i RDSR al termine di una procedura, possono anche inviare informazioni dosimetriche al termine dei singoli eventi di irradiazione (quasi in tempo reale). Questo meccanismo, chiamato *streaming dose*, può essere utilizzato da applicazioni in grado di delineare una mappa delle dosi in tempo reale durante la procedura, permettendo così di prevenire eventuali "incidenti" da irradiazione eccessiva.

11.3.3
Limiti

È importante capire i limiti tecnici e pratici legati al monitoraggio della dose e le ragioni per cui i valori ricavati potrebbero non fornire con precisione l'effettiva dose di radiazione somministrata al paziente:
- i valori forniti non sono "misure" di dose, ma solo stime calcolate;
- per la tomografia computerizzata, il CTDI è una stima della dose ricevuta da un fan-

toccio di PMMA (polimetilmetacrilato) piuttosto che la dose ricevuta dal paziente;
- è inaccurato sommare le stime delle dosi ricevute da diverse parti del corpo in un unico valore cumulativo.

Nonostante tali limitazioni, l'interesse per le stime di dose di radiazione di monitoraggio è chiaramente espresso in documenti quali la Direttiva Europea EURA-TOM 97/43 e il *White Paper* dell'American College of Radiology [5].

11.3.4
Utilizzo

Il profilo REM regola il flusso di informazioni dosimetriche dalla sorgente. Esso non è obbligatorio e ha lo scopo di facilitare alcune azioni, quali la valutazione dell'impatto dosimetrico sul paziente di un determinato esame e il processo di assicurazione di qualità (QA) attraverso un'analisi tecnica della procedura (ad esempio, stabilendo se la dose erogata durante una data procedura è adeguata, se le dosi erogate da un determinato sistema o da un operatore superano costantemente i livelli diagnostici di riferimento, ecc.).

Il profilo REM IHE descrive, inoltre, come i sistemi di report delle radiazioni debbano presentare i report dosimetrici ai registri centralizzati in modo che possano essere gestiti e processati da società professionali o gruppi nazionali di accreditamento.

11.3.5
Applicazione

Sebbene il profilo REM regoli la raccolta e la distribuzione delle informazioni dosimetriche, esso è solo uno strumento. Il programma di gestione delle esposizioni, che definisce le politiche e le procedure per la sicurezza, rimane a carico della struttura. I fisici medici e i radiologi della struttura devono collaborare con il produttore del sistema di report per definire la modalità più efficace per analizzare i dati e generare i report. Il profilo riduce gli oneri di raccolta e gestione dei dati, ma non definisce tali politiche.

11.4
PAS IEC 61910-1

Gli standard per i report dosimetrici, che comprendono il RDSR e il profilo REM IHE, sono stati sviluppati congiuntamente dalla International Electrotechnical Commission (IEC), DICOM e IHE.

La *Publicly Available Specification* (PAS) IEC numero 61910-1 [6] è stata preparata dal team 38 del sottocomitato dell'IEC 62B (apparecchiature elettriche nella pratica medica). Questo PAS definisce le quantità di radiazioni significative e stabilisce i livelli di conformità delle attrezzature sulla base del rischio per il paziente e la garanzia della qualità. In particolare:

- il livello 1 è destinato ad apparecchiature che producono livelli di dose al di sotto delle soglie significative per gli effetti deterministici per tutti gli usi previsti;
- il livello 2 è destinato ad attrezzature utilizzate per le procedure che potrebbero causare gravi danni deterministici;
- il livello 3 (che non è descritto in questo documento) potrà eventualmente contenere specifiche per la modellizzazione avanzata della dose sui singoli pazienti.

La PAS si applica a tutte le apparecchiature dotate di strumenti per misurare o calcolare la dose e in grado di produrre report DICOM-compatibili. Essa non si applica alla radiografia dentale e alla radioscopia, alla mammografia e alla TC.

Bibliografia

1. IHE REM Profile Document: http://www.ihe.net/Technical_Framework/index.cfm#radiology. Ultimo accesso 8 aprile 2012
2. DICOM Standard Parts 3 and 16: ftp://medical.nema.org/medical/dicom/. Ultimo accesso 8 aprile 2012
3. Balter S (2011) Imaging educational course, DICOM Dose SR. Paper presented at AAPM
4. Clunie D (2010) Extracting, managing and rendering DICOM radiation dose information from legacy and contemporary CT modalities. DICOM International Conference & Seminar, Oct 9-11, 2010. Rio de Janeiro, Brazil
5. Amis ES JR, Butler PF, Applegate KE et al (2007) American College of Radiology White Paper on radiation dose in medicine. J Am Coll Radiol 4:272–284
6. International Electrotechnical Commission (2007) PAS 61910-1 radiation dose documentation Part 1: Equipment for radiography and radioscopy. IEC, Geneva
7. O'Donnell K, McNitt-Gray MF (2011) Monitoring radiation exposure: Standards, tools and IHE REM. RSNA

Il decreto 187/2000: basi di teoria per migliorare la pratica

12

M. Fruzzetti, F. Paolicchi, L. Faggioni

Indice dei contenuti

12.1 La normativa: il principio di giustificazione e ottimizzazione
12.2 Il principio di giustificazione nella norma
12.3 Il principio di giustificazione nella pratica
12.4 Il principio di ottimizzazione nella norma
12.5 Il principio di ottimizzazione nella pratica
12.6 Il pericolo della sovraesposizione
Bibliografia

12.1
La normativa: il principio di giustificazione e ottimizzazione

La crescente preoccupazione per un uso non giustificato e non ottimizzato delle procedure che prevedono l'impiego di radiazioni ionizzanti e i conseguenti rischi per la popolazione esposta hanno portato sia i ricercatori che i mass media a una maggiore attenzione verso gli aspetti legali connessi con le attività radiologiche. A differenza di altre nazioni – soprattutto oltre oceano, dove numerosi casi di sovraesposizione radiologica recentemente verificatisi hanno messo in luce un quadro legislativo assai carente o addirittura inesistente, costringendo i governi ad assumere immediati e importanti provvedimenti – in Italia esiste da oltre dieci anni una precisa normativa che impone precisi comportamenti per chi utilizza radiazioni ionizzanti a scopo medico. I concetti di appropriatezza diagnostica e ottimizzazione delle procedure, oggi particolarmente discussi non solo per i rischi di tipo medico derivanti da una loro mancata osservanza, ma anche per la forte necessità di impiegare al meglio le scarse risorse economiche disponibili, sono espressi con chiarezza nel decreto 187/2000 [1].

Purtroppo, anche fra i lavoratori dell'area radiologica non è raro riscontrare una conoscenza inadeguata di questo decreto. Riteniamo quindi opportuno illustrare i suoi punti principali, mettendone i risalto gli aspetti di maggiore interesse e criticità.

Il decreto legislativo 187 del 26 maggio 2000 è l'attuazione della direttiva EURATOM 97/43 [2], che abroga la direttiva EURATOM 84/466 [3] e integra la direttiva 96/29 [4], definendo i principi generali della radioprotezione per quanto concerne le esposizioni mediche. La precedente direttiva 84/466, conosciuta come *Patient Directive*, aveva già posto le basi per la nascita di una "cultura della radioprotezione" per i pazienti, affermando principi fondamentali come la ricerca dell'informazione diagnostica con la minima dose ragionevolmente erogabile e l'eliminazione delle esposizioni non necessarie e non motivate. La nuova norma, recepita in Italia dal D. Lgs. 187/2000 (che segue il precedente D. Lgs. 230/1995 [5]) introduce importanti modifiche: vengono, per esempio, ulteriormente delineati i concetti di giustificazione e ottimizzazione, introducendo i livelli diagnostici di riferimento (LDR) e stabilendo precisi protocolli per ciascun tipo di procedura radiologica.

La norma si occupa della protezione delle persone direttamente sottoposte a indagini diagnostico-cliniche ed esposte in maniera diretta o indiretta alle radiazioni ionizzanti. Rientrano in questo gruppo tutti i pazienti esposti in ambito medico, i professionisti della sorveglianza sanitaria, le persone sottoposte a programmi di screening, soggetti che partecipano volontariamente a programmi di ricerca o si sottopongono a procedure diagnostiche per motivi medico-legali e infine – novità rispetto alla vecchia normativa – anche coloro che, fuori dalla propria professione e purché maggiorenni e non in gravidanza, assistono pazienti sottoposti a esposizioni mediche. A quest'ultimo proposito, il tecnico di radiologia deve fornire tutti i presidi radioprotezionistici atti a proteggere chi presta assistenza (allegato 1, parte 2, comma 2).

12.2
Il principio di giustificazione nella norma

L'articolo 3 riprende il principio di giustificazione già espresso nella precedente normativa. Il comma 1 vieta espressamente l'esposizione non giustificata. Prima di eseguire un'indagine che comporti l'esposizione a radiazioni ionizzanti, il medico sovrintendente all'esecuzione della procedura (di seguito chiamato "specialista") è tenuto per legge a valutare i vantaggi diagnostico-terapeutici complessivi rispetto al potenziale danno radiogeno per la persona e la collettività, prendendo in considerazione eventuali metodiche alternative che producano un'esposizione minore o nulla. Il principio di giustificazione viene posto in essere sia dal medico prescrittore nel momento della compilazione motivata della richiesta, sia dallo specialista all'atto dell'esecuzione dell'indagine. Devono essere giustificate tutte le procedure mediche che comportino l'esposizione a radiazioni ionizzanti e le tecniche utilizzate devono essere regolarmente riviste e aggiornate alla luce del progresso tecnico- scientifico. Per quanto concerne l'utilizzo e la scelta delle apparecchiature, vanno segnalati:
- il divieto di effettuare esami fluoroscopici senza dispositivi di controllo del rateo di dose (art. 8, comma 7), salvo casi giustificati;

- la necessità di dotare le apparecchiature per radiodiagnostica di nuova installazione di un dispositivo che informi lo specialista sulla quantità di radiazioni ionizzanti prodotte (art. 8, comma 8);
- la ridefinizione dei criteri di accettabilità delle attrezzature radiologiche, radioterapiche e di medicina nucleare (art. 8, comma 4, Allegato V).

È compito del Ministero della Salute proibire esposizioni mediche non giustificate (come la fluoroscopia senza intensificatore di brillanza e la plesiografia). Il quarto comma consente comunque di decidere caso per caso sulla giustificazione dell'esposizione medica, poiché ciò che non è giustificato in linea generale può esserlo in determinate circostanze e su singoli individui.

Il quinto comma è di particolare interesse, perché impone allo specialista e al medico prescrivente di valutare tutte le informazioni a sua disposizione o, eventualmente, di assicurarsi di non poterle ottenere, al fine di evitare esposizioni inutili. A titolo di esempio, accade frequentemente nella radiologia d'emergenza di eseguire nell'arco di poco tempo più indagini TC sullo stesso paziente, in rapporto all'evoluzione della patologia e ai quesiti clinici posti dai vari specialisti chiamati a consulenza. Per esempio, in un esame TC multistrato condotto per sospetto di occlusione arteriosa acuta è possibile agire sul dataset acquisito per ricostruire a posteriori immagini diagnostiche dei dischi intersomatici lombari senza dover irradiare nuovamente il paziente (Fig. 12.1). Il dataset può essere infatti rielaborato utilizzando FOV, filtri e tecniche di ricostruzione bi/tridimensionali per visualizzare il rachide lombare senza sottoporre il paziente a una nuova indagine e quindi a un rischio aggiuntivo – oltre che a un costo – non necessario e punito dall'articolo 14 comma 1 con l'arresto fino a tre mesi e un'ammenda di venti milioni di lire (il decreto è precedente all'entrata in vigore dell'euro). Si pensi che, nell'esempio descritto, la dose risparmiata al paziente – supponendo di lavorare entro i LDR riportati nella Tabella 12.1 – è di circa 460 mGy $\cdot$ cm, ovvero 7 mSv, equivalente a 350 radiografie del torace; il limite dosimetrico per anno solare è pari a 1 mSv per la popolazione e 6 mSv per lavoratori esposti di categoria B.

Al principio di ottimizzazione contribuisce notevolmente la formazione del personale operante in ambiti professionali direttamente connessi con l'esposizione medica. Per questo motivo, per il personale dovranno essere previsti corsi di formazione con periodicità quinquennale, secondo quanto riportato all'articolo 16-bis del D. Lgs. 502/1992.

12.3
Il principio di giustificazione nella pratica

Il numero delle richieste per esami diagnostici facenti uso di radiazioni ionizzanti è in continuo aumento. Questa crescita è costante e una percentuale tutt'altro che trascurabile di queste richieste è ingiustificata [6]. Esistono dal 2004 linee guida nazionali di riferimento per la diagnostica per immagini, redatte dall'ASSR (Agenzia per i Servizi Sanitari Regionali) e recepite dalle Regioni, che rappresentano un documento ufficiale e operativo, ma di fatto per lo più sconosciuto o ignorato [7]. In questo documento si rinnova il concetto di giustificazione quale strumento

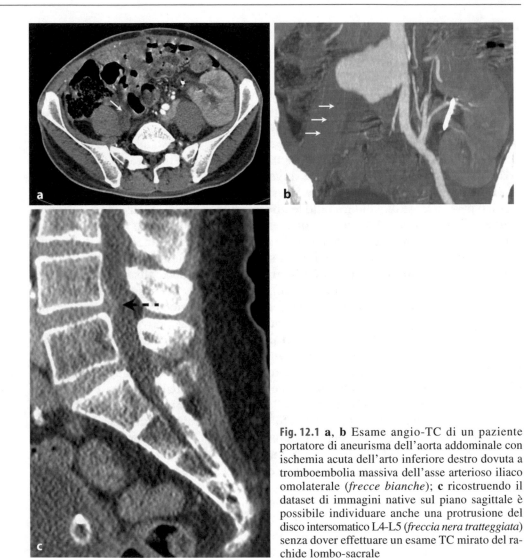

Fig. 12.1 a, **b** Esame angio-TC di un paziente portatore di aneurisma dell'aorta addominale con ischemia acuta dell'arto inferiore destro dovuta a tromboembolia massiva dell'asse arterioso iliaco omolaterale (*frecce bianche*); **c** ricostruendo il dataset di immagini native sul piano sagittale è possibile individuare anche una protrusione del disco intersomatico L4-L5 (*freccia nera tratteggiata*) senza dover effettuare un esame TC mirato del rachide lombo-sacrale

Tabella 12.1 Livelli di dose di riferimento per gli esami di tomografia computerizzata riportati dalla Direttiva Europea 97/43, e ripresi dal D. Lgs. 187/2000, allegato II, tabella A [8]

Tipologia di esame TC	CTDIw (mGy)	DLP (mGy cm)	Fantoccio
Cranio standard	60	1050	Head
Massiccio facciale e seni paranasali	35	360	Head
Trauma vertebrale	70	460	Body
Torace standard	30	650	Body
Torace ad alta risoluzione	35	280	Body
Addome standard	35	780	Body
Fegato e milza	35	900	Body
Pelvi standard	35	570	Body
Pelvi per osso	25	520	Body

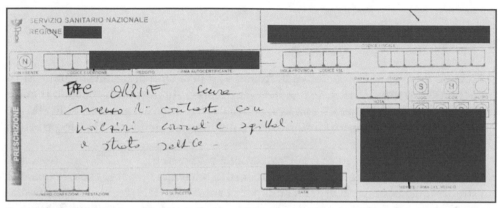

Fig. 12.2 Esempio di richiesta "infelice" di esame TC delle orbite. Il documento non contiene alcuna indicazione del quesito diagnostico, dilungandosi invece in precisazioni fuori luogo (oltre che inesatte: in TC non esistono "proiezioni coronali e sagittali"!) da parte del prescrittore su come effettuare tecnicamente l'indagine

indispensabile per il contenimento della domanda e l'utilizzo utile e razionale delle radiazioni, indicando inoltre le varie metodiche alternative disponibili. Si sottolinea come il prescrittore abbia l'obbligo di valutare la sintomatologia del paziente ed esprimere sulla richiesta un quesito diagnostico; quest'ultimo ha l'importante funzione di rendere l'indagine mirata ed efficace, consentendo eventualmente allo specialista di scegliere metodiche di imaging alternative. Si pensi, per esempio, a una richiesta di un esame TC accompagnata dal purtroppo frequente quesito diagnostico: "accertamenti", oppure del tutto priva di motivazione esplicita (Fig. 12.2). Richieste di questo genere dovrebbero essere rifiutate, in quanto prive di un reale quesito diagnostico e potenzialmente inappropriate e/o pericolose. In condizioni simili lo specialista rischia di non poter lavorare in osservanza dei principi di giustificazione e ottimizzazione. È verosimile che l'applicazione delle linee guida e una stringente attenzione ai quesiti diagnostici possano portare a una diminuzione del numero di indagini non necessarie, con una conseguente significativa riduzione della dose radiante erogata alla popolazione.

Un altro possibile errore nella gestione del paziente può derivare dall'utilizzo dei moderni sistemi informatici. Gli attuali sistemi RIS-PACS hanno consentito una più semplice e rapida identificazione dei pazienti e gestione delle immagini; il sistema, tuttavia, non è in grado di prevenire errori derivanti dalla disattenzione degli operatori umani. Scaricare un esame dalla lista di lavoro e accorgersi, dopo averlo eseguito, che è stato attribuito a un paziente sbagliato è purtroppo un evento comune. In questi casi interviene l'amministratore di sistema – figura professionale sempre più attuale – che, avendo competenze sia radiologiche sia informatiche, provvede a riassegnare le immagini al giusto nominativo. Tuttavia, sono documentati casi in cui, anziché effettuare la suddetta procedura di riconciliazione delle immagini con il paziente esatto, si è preferito procedere a una nuova esposizione del paziente con la corretta anagrafica. Questo comportamento, del tutto ingiustificato oltre che eticamente deprecabile, viene punito con una reclusione fino a tre mesi dall'articolo 3 del D. Lgs. 187/2000.

12.4
Il principio di ottimizzazione nella norma

Il secondo caposaldo del decreto è l'articolo 4: il principio di ottimizzazione. Si ripropone il concetto ALARA (*As Low As Reasonably Achievable*), secondo il quale le dosi per esposizione medica non terapeutica devono essere mantenute al livello più basso possibile per ottenere l'informazione diagnostica richiesta. Questo principio riguarda anche:

- la scelta delle attrezzature (utilizzare quelle più idonee);
- la produzione di un'informazione diagnostica adeguata (produrre solo la quantità strettamente necessaria di immagini per la soluzione del quesito, di qualità diagnostica e non necessariamente "belle" da un punto di vista iconografico).

Notevole attenzione viene posta all'applicazione del principio di ottimizzazione, viste anche le raccomandazioni fornite in tal senso dalla comunità scientifica internazionale (ICRP 60) [7], attraverso l'attuazione dei seguenti dispositivi normativi:

- l'obbligo di programmare individualmente le esposizioni terapeutiche (art. 4, comma 2);
- la definizione dei LDR come strumenti di facile impiego per verificare l'ottimizzazione di molte procedure radiologiche a elevata diffusione e/o comportanti l'assorbimento di dosi elevate e della quasi totalità delle metodiche di medicina nucleare (art. 4, comma 3), nonché la definizione delle linee guida per un loro utilizzo in fase di prima applicazione (Allegato II);
- la definizione dei vincoli di dose per i soggetti che, coscientemente e volontariamente, collaborano, al di fuori della loro occupazione, all'assistenza e al conforto di pazienti sottoposti a diagnosi o terapia (art. 4, comma 7 e Allegato I, parte II);
- l'obbligo per il medico nucleare o il radioterapista di fornire al paziente portatore di radioattività o al suo tutore legale, prima che il paziente abbandoni la struttura sanitaria, istruzioni scritte volte a ridurre – per quanto ragionevolmente possibile – la dose radiante per le persone in diretto contatto con questi, nonché le informazioni sui rischi connessi all'uso delle radiazioni ionizzanti (Allegato I);
- l'obbligo di fornire presidi protezionistici idonei a chi presta assistenza ai pazienti (Allegato I).

Questo articolo contiene anche la delega degli aspetti pratici, cioè "far fare a chi sa fare" nel reciproco rispetto delle competenze e nello spirito del lavoro di gruppo. Si introduce inoltre il concetto di garanzia di qualità in sostituzione del vecchio controllo di qualità, che si conforma con la normativa nazionale per l'accreditamento istituzionale delle radiologie. L'esercente e il responsabile dell'impianto radiologico devono garantire la qualità delle apparecchiature e non limitarsi semplicemente a controllarla con un richiamo esplicito (art. 9, comma 6) alle raccomandazioni e indicazioni comunitarie e internazionali riguardanti i programmi di garanzia della qualità; il programma di garanzia della qualità deve essere istituito dal responsabile dell'impianto radiologico ai sensi dell'art. 8, comma 2-a. I programmi di garanzia della qualità devono essere predisposti per tutte le strutture in cui siano presenti sorgenti radiogene, ambulatori e studi odontoiatrici compresi.

Altra novità importante è l'introduzione dei LDR indicati nell'allegato 2 del decreto. I LDR rappresentano i livelli di dose radiante per esami tipici, per pazienti di corporatura standard e per tipi di attrezzatura, che normalmente non dovrebbero essere superati. Essi rivestono particolare importanza negli esami TC: i software installati sui moderni scanner TC consentono di visualizzare prima dell'esecuzione dell'indagine i valori di CTDI (*Computed Tomography Dose Index*) e DLP (*Dose Length Product*), ovvero i due descrittori di dose per gli esami TC riportati nel decreto. I tecnici devono prestare particolare attenzione a questi descrittori dosimetrici, selezionando parametri di scansione che consentano di rimanere entro i limiti fissati dai LDR. È obbligatorio annotare su apposito registro le dosi ottenute, che dovranno essere confrontate ogni due anni con i LDR per individuare e correggere eventuali scostamenti. L'obbligo della registrazione di cui all'art. 12, comma 1 riguarda non solo le procedure di radiodiagnostica specialistica, radioterapia e medicina nucleare, ma anche le esposizioni dovute all'esercizio delle attività radiologiche complementari (chirurgiche, ortopediche, cardiologiche, ecc.). Per quanto concerne la radiodiagnostica e la medicina nucleare, si ritiene che la registrazione dei dati in sede di accettazione sia sufficiente a ottemperare all'obbligo, poiché la verifica dei LDR permette di correlare tali dati con la dose assorbita. Per ogni altra procedura complementare devono essere registrati le generalità del paziente e i valori del tempo di fluoroscopia, della tensione e della corrente utilizzati. In alternativa, se le attrezzature sono dotate di uno strumento di misura del DAP (*dose-area product*), potrà essere registrato quest'ultimo valore. Infine, nel caso particolare della radiologia odontoiatrica dovrebbero essere registrati almeno le generalità del paziente e il numero di esposizioni effettuate.

12.5
Il principio di ottimizzazione nella pratica

In base al modello LNT, è impossibile ottenere immagini diagnostiche mediante radiazioni ionizzanti senza correre il pericolo di produrre un danno al paziente, indipendentemente dalla dose che utilizziamo. Tuttavia, è possibile modulare la dose di radiazioni fino al minimo indispensabile per ottenere immagini di qualità sufficiente per risolvere il quesito diagnostico, in modo da ridurre il più possibile la probabilità del danno radiante. Naturalmente, l'entità di tale riduzione dovrà essere stabilita sulla base del quesito diagnostico e delle caratteristiche fisiche del paziente. Per fissare le idee, la dose di radiazioni necessaria per ottenere informazioni diagnostiche circa la presenza di lesioni polmonari in un paziente di medie dimensioni sarà sicuramente maggiore di quella sufficiente in un paziente di piccola taglia; viceversa, la stessa dose radiante utilizzata in questa tipologia di paziente non potrà essere impiegata utilmente in un paziente obeso, in quanto la maggiore attenuazione di quest'ultimo porterà verosimilmente a un esame non diagnostico e quindi, paradossalmente, a uno spreco di dose, aggravato dalla necessità di ripetere l'indagine. Questo esempio intende mostrare quanto possa essere delicato il problema dell'ottimizzazione. Ottimizzare significa avvicinarsi all'obiettivo il più possibile senza rimanere troppo lontano, sia in termini di un'eccessiva riduzione che di un aumento ingiustificato della dose erogata. A questo scopo, la conoscenza dei principi fisici delle radiazioni ionizzanti e della tecnologia utilizzata per impiegarle a fini diagnostici è un requisito indispensabile per ottimizzare le procedure radiologiche. Tale conoscenza è imposta dalla norma, sia indirettamente analizzando quanto enunciato dal comma 1 dell'art. 4[1], sia direttamente nell'allegato IV, dove si elencano le materie oggetto della formazione continua (obbligo di effettuare corsi almeno ogni cinque anni).

12.6
Il pericolo della sovraesposizione

Nell'evoluzione tecnologica che accompagna la diagnostica per immagini dalla sua nascita, un'attenzione particolare è sempre stata rivolta ai sistemi di rivelazione della radiazione emergente dal paziente. Ogni evoluzione dei rivelatori, dalle prime lastre di vetro con emulsione di fosfori ai nuovi sistemi semiconduttori con silicio amorfo, ha portato a una crescente sensibilità nel rilevare i fotoni X e incrementato la capacità di convertirli in segnali elettrici; in altre parole, si è assistito a una costante diminuzione della radiazione necessaria per eseguire l'indagine diagnostica e, quindi, a una riduzione della dose radiante erogata. In particolare, il passaggio dai sistemi analogici a quelli digitali ha segnato un aumento significativo dell'efficienza dosimetrica, grazie sia alle caratteristiche intrinseche dei rivelatori, sia all'evoluzione dei software installati nei sistemi radiologici. Purtroppo, questa maggiore efficienza dosimetrica teorica non si è sempre tradotta in un'effettiva riduzione della dose somministrata al paziente. Un grande vantaggio pratico dei sistemi analogici rispetto a quelli digitali era una maggiore percezione da parte dell'operatore dell'effetto della dose radiante sull'immagine prodotta. Infatti, le pellicole radiografiche avevano una latitudine espositiva (*range*) ristretta ed era quindi facile sbagliare l'esposizione dell'esame, poiché a una piccola differenza di esposizione corrisponde una grande differenza in densità ottica sulla pellicola: uscire con l'esposizione dal ristretto intervallo della "latitudine delle giuste esposizioni" portava a una sovra- o sottoesposizione della pellicola, con il rischio di generare immagini non diagnostiche. In questi casi l'indagine doveva essere ripetuta, irradiando nuovamente il paziente. Un operatore esperto sapeva scegliere con precisione la corretta esposizione radiante in funzione della distanza fuoco-pellicola, della corporatura del paziente e del quesito clinico; aveva, in altri termini, consapevolezza dell'effetto della radiazione sulla pellicola e, quindi, della dose erogata. Al contrario, la curva digitale è di tipo lineare, ovvero – a meno di saturare il sistema di rivelazione con esposizioni estremamente alte e in maniera differente tra sistemi CR e DR – al crescere dell'esposizione corrisponde sempre una densità ottica proporzionalmente crescente

[1] "Tutte le dosi dovute a esposizioni mediche per scopi radiologici di cui all'articolo 1, comma 2, ad eccezione delle procedure radioterapeutiche, devono essere mantenute al livello più basso ragionevolmente ottenibile e compatibile con il raggiungimento dell'informazione diagnostica richiesta, tenendo conto di fattori economici e sociali; il principio di ottimizzazione riguarda la scelta delle attrezzature, la produzione adeguata di un'informazione diagnostica appropriata o del risultato terapeutico, la delega degli aspetti pratici, nonché i programmi per la garanzia di qualità, inclusi il controllo della qualità, l'esame e la valutazione delle dosi o delle attività somministrate al paziente."

(Fig. 12.3): nel caso di una cattiva scelta dei parametri di esposizione, ciò può permettere di recuperare a posteriori l'informazione diagnostica da un'immagine nativa altrimenti inservibile mediante tecniche di *post-processing*. Per questo motivo i sistemi digitali hanno eliminato quasi del tutto la necessità di ripetere esami radiografici a causa di un'errata esposizione.

È facile intuire le insidie che si nascondono dietro questa tecnologia. L'introduzione dei sistemi digitali ha portato, in molti casi, a un paradossale aumento delle dosi utilizzate in radiologia tradizionale, in quanto l'immagine viene prodotta in maniera quasi indipendente dall'esposizione. Esistono dispositivi di controllo che indicano il rateo di dose così come previsto dalla norma (art. 8, comma 8) ma, non essendo vincolanti, spesso non vengono presi in considerazione. Mentre nei sistemi TC si stanno sviluppando sistemi di blocco della dose rispetto ai LDR (giustificati dall'impatto dosimetrico potenzialmente altissimo della metodica), che possono essere superati solo previa immissione di password personale da parte dell'operatore, nei sistemi CR e DR ciò non è ancora previsto. Il metodo migliore per contenere le dosi in radiologia tradizionale rimane quindi la formazione e la conoscenza del personale, anche perché i sistemi di controllo elettronici costituiscono sicuramente un valido ausilio, ma non devono essere visti come alternativa all'educazione degli operatori.

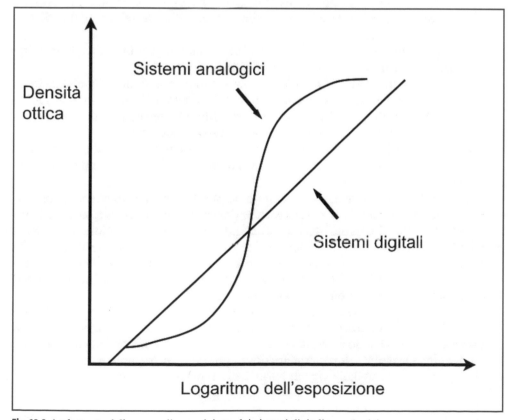

Fig. 12.3 Andamento della curva di esposizione dei sistemi digitali e analogici

Le responsabilità (articolo 5) vengono attribuite nella quasi totalità dei casi allo specialista e, limitatamente al principio di giustificazione, anche al medico prescrivente. In particolare, la scelta della metodica da utilizzare, la responsabilità finale dell'esposizione medica e la valutazione della qualità tecnica delle immagini ottenute sono di esclusiva pertinenza dello specialista. Il responsabile dell'impianto radiologico provvede affinché siano redatti protocolli operativi scritti che consentano di utilizzare in maniera corretta le attrezzature radiologiche nelle procedure standard (art. 6, comma 2). In particolare, seguendo lo spirito dell'art. 6 comma 1, potrebbe essere auspicabile che:

- presso ogni attrezzatura per radiodiagnostica specialistica siano disponibili procedure scritte essenziali per il corretto utilizzo dell'attrezzatura stessa, la descrizione degli esami che con essa possono essere eseguiti e le modalità operative che consentano il rispetto dei LDR per gli esami radiologici per i quali questi siano disponibili. Nel caso delle attività radiologiche complementari, compresa la radiologia odontoiatrica, devono essere disponibili procedure scritte per il corretto utilizzo delle attrezzature e le modalità operative di effettuazione degli esami più comuni. Le modalità operative dovrebbero essere tali da consentire procedure standardizzate e ottimizzate;
- presso ogni attrezzatura per radioterapia siano disponibili procedure scritte per il corretto utilizzo dell'attrezzatura stessa: la personalizzazione dei trattamenti prevista (art. 4, comma 2) implica, inoltre, che per ogni paziente siano fornite dal TSRM informazioni chiare e il più possibile standardizzate sulle modalità di esecuzione del trattamento;
- presso ogni attrezzatura per medicina nucleare siano disponibili procedure scritte per il corretto utilizzo dell'attrezzatura stessa;
- sia presente un Manuale di Qualità che documenti il programma di garanzia della qualità adottato dal Servizio, redatto dal Responsabile dell'impianto radiologico con la collaborazione dell'Esperto in Fisica Medica per quanto di sua competenza, che contenga le informazioni riportate nell'Appendice 2;
- siano disponibili opuscoli informativi che, almeno per gli esami standard implicanti l'uso di materie radioattive, forniscano informazioni e raccomandazioni al paziente e a chi lo assiste.

In relazione al Manuale di Qualità citato, si può facilmente trovare un parallelismo con quello previsto dalla normativa per l'accreditamento istituzionale. All'interno del Manuale di Qualità vengono contenuti documenti, istruzioni operative e protocolli operativi che sovrintendono all'organizzazione e alla dotazione tecnologica. Le informazioni richieste nell'Appendice 2 del D. Lgs. 187/2000 possono essere facilmente inserite e integrate in questi protocolli, così come i dati richiesti dall'articolo 7 e 8, formazione e apparecchiature.

Perfezionare costantemente la formazione professionale e la conoscenza delle apparecchiature e delle innovazioni tecnologiche, lavorare con rigore e passione e mirare sempre a ottimizzare le dosi erogate – magari "perdendo" qualche istante a pensare prima di agire – consente di risparmiare dose al paziente e adempiere con professionalità a quanto richiesto dalle vigenti normative in materia di radioprotezione.

Bibliografia

1. Decreto Legislativo 26 maggio 2000, n. 187 "Attuazione della direttiva 97/43/Euratom in materia di protezione sanitaria delle persone contro i pericoli delle radiazioni ionizzanti connesse ad esposizioni mediche", pubblicato nella Gazzetta Ufficiale n. 157 del 7 luglio 2000 – Supplemento Ordinario n. 105
2. Direttiva EURATOM 97/43 "On health protection of individuals against the dangers of ionizing radiation in relation to medical exposure", 30 giugno 1997
3. Direttiva EURATOM 84/466 "Laying down basic measures for the radiation protection of the persons undergoing medical examinations or treatment", 3 settembre 1984
4. Direttiva EURATOM 96/29 "Laying down basic safety standards for the protection of the health of workers and the general public against the dangers arising from ionizing radiation", 13 maggio 1996
5. Decreto Legislativo 17 marzo 1995, n.230 "Attuazione delle direttive Euratom 80/836, 84/467, 84/466, 89/618, 90/641 e 92/3 in materia di radiazioni ionizzanti", pubblicato nella Gazzetta Ufficiale n.136 del 13-6-1995 – Supplemento Ordinario n. 74
6. Herzog C, Rieger CT (2004) Risk of cancer from diagnostic X-rays. Lancet 363:340–341
7. Agenzia Nazionale per i Servizi Sanitari Regionali (2004) La diagnostica per immagini. Linee guida nazionali di riferimento. http://www.agenas.it/agenas_pdf/diag_per_immag.pdf. Ultimo accesso 9 aprile 2012
8. ICRP 1991 (1990) Recommendations of the International Commission on Radiological Protection. ICRP Publication 60. Ann ICRP 21:1–3

Aspetti medico-legali in radiodiagnostica: profili di responsabilità, informazione e consenso

13

G. Terranova, F. Schillirò

Indice dei contenuti

13.1   Le responsabilità del professionista sanitario
13.2   Obiettivi
13.3   Responsabilità penale e civile
13.4   Fonti di responsabilità nel setting radiologico
13.5   Responsabilità per violazione dei principi della radioprotezione
13.6   Risvolti medico-legali dell'inappropriatezza: uno sguardo nel vaso di Pandora
13.7   Gestione delle risorse e responsabilità erariale
13.8   Responsabilità disciplinare
13.9   Informazione e consenso
13.10 Responsabilità per omessa o incompleta informazione sui rischi connessi con le radiazioni ionizzanti
13.11 Strategie di governo clinico per coniugare qualità, appropriatezza e sicurezza nell'utilizzo dell'imaging radiologico e prevenire il contenzioso
       Bibliografia

13.1
Le responsabilità del professionista sanitario

Il principale mandato del professionista sanitario è quello di tutelare la salute, la sicurezza e la dignità delle persone a lui affidate in virtù delle norme deontologiche

che regolano la sua professione e della posizione di garanzia che egli assume davanti alla legge nei loro confronti. Da questo mandato promana la responsabilità (cioè, il dovere di mettere in atto un comportamento atteso) di perseguire il miglioramento continuo della qualità e garantire la sicurezza del paziente individuando, all'interno della propria organizzazione, le fonti di rischio e partecipando alle iniziative di analisi e prevenzione degli eventi avversi. Questo tipo di responsabilità rappresenta il nucleo concettuale del "Governo Clinico" [1], basato sul responsabile coinvolgimento di tutti i professionisti della sanità a garanzia dell'efficacia, efficienza, appropriatezza, equità e sicurezza delle cure.

Nel comune lessico sanitario il concetto di responsabilità assume invece una accezione negativa (sopportare le conseguenze di un comportamento censurabile) e viene pressoché costantemente associato ai concetti di colpa, di errore, di addebito in sede giudiziaria, che trovano un fertile humus nel nostro substrato culturale.

Recuperando invece una terminologia anglosassone, più idonea a definire i compiti e gli ambiti di operatività del professionista, richiamiamo i termini *accountability*, *responsibility* e *liability*, che in italiano si traducono con il medesimo termine (responsabilità) ma ai quali sono attribuiti significati diversi:

- *responsibility* è la capacità di assolvere un mandato in virtù delle conoscenze e abilità possedute. Mantenere questa capacità significa coltivare costantemente la propria curiosità intellettuale, aggiornare le proprie conoscenze, aderire ai programmi di formazione aziendali secondo un'attitudine all'apprendimento continuo che rappresenta uno dei prerequisiti più importanti per un buon esercizio professionale;
- *accountability* è la titolarità del professionista a rispondere consapevolmente del mandato conferitogli nei confronti degli altri professionisti e dell'organizzazione di cui fa parte. Al professionista viene formalmente attribuita l'autorità di esercitare la sua professione (dall'Ordine quando consegue l'abilitazione e si iscrive all'albo, dall'organizzazione con la quale stipula il contratto di lavoro) ma oltre all'investitura egli possiede la consapevolezza (conoscenza introiettata) dei propri doveri, ivi compresi quelli previsti dai codici deontologici, che traducono in norme i valori etici condivisi dal gruppo professionale che li elabora;
- *liability* è l'obbligazione del professionista a rispondere delle conseguenze del proprio comportamento dinanzi alla società e alla legge e in tal senso è il termine che si avvicina di più al nostro concetto di "responsabilità".

13.2
Obiettivi

Nei paragrafi che seguono cercheremo di affrontare i vari "profili" di responsabilità in una prospettiva che tende a valorizzare gli attributi positivi del professionista operante nel setting radiologico: capacità, abilità, attitudine all'apprendimento continuo, autorevolezza e consapevolezza dei propri doveri. Il costante mantenimento di queste caratteristiche è infatti la strategia più efficace per prevenire gli errori e il contenzioso e contribuire al miglioramento di tutta l'organizzazione.

Al lettore il compito di attribuire, di volta in volta, all'unico termine che la lingua italiana contempla ("responsabilità") le molteplici accezioni dell'idioma anglosassone.

Per quanto concerne il tema della radioprotezione, non celebreremo i progressi – eccezionali e incontestabili – dell'imaging radiologico nell'era della moderna medicina né, d'altro canto, solleveremo il minimo dubbio sull'utilità sociale di metodiche che, utilizzate in modo appropriato e competente, salvano vite umane tutti i giorni, ma cercheremo di richiamare alla mente dei professionisti i doveri e i comportamenti – etici, deontologici, tecnico-professionali, normati dalla legge – da cui discendono autorità, riconoscimento sociale ma anche responsabilità di natura medico-legale.

13.3
Responsabilità penale e civile

La responsabilità professionale penale è l'obbligo di sopportare le pene previste dal codice penale o da altre leggi dello Stato per un reato causalmente riconducibile al comportamento antigiuridico dell'agente (il professionista). Tale comportamento è di solito colposo – ossia determina conseguenze involontariamente cagionate – e si realizza:
- per imprudenza, negligenza o imperizia;
- per mancata osservanza di leggi, regolamenti, ordini, discipline (colpa specifica).

Il comportamento colposo si concretizza inoltre in un'azione contraria alle regole di buona pratica professionale (colpa commissiva) oppure nell'omissione di atti dovuti (colpa omissiva).

La responsabilità professionale civile è l'obbligo di risarcire il danno provocato al paziente dal comportamento colposo del professionista che si configura, secondo dottrina prevalente, quale inadempimento contrattuale, ossia quale violazione del "contratto" di diagnosi, cura e assistenza tacitamente stipulato quando il paziente si rivolge a una struttura o a un professionista per richiedere una prestazione (teoria del contatto sociale). L'adempimento cui è tenuto il professionista nell'esecuzione del contratto (tranne casi particolari quali quello della chirurgia estetica) è un'obbligazione di mezzi; egli è infatti tenuto a svolgere l'attività richiesta secondo le regole di buona pratica, non a conseguire il risultato sperato (ad esempio, la guarigione).

L'altra fattispecie di responsabilità civile del professionista è la responsabilità extracontrattuale, che consegue non alla violazione di un dovere specifico che sostanzia il contratto di diagnosi, cura e assistenza, bensì alla violazione di un dovere generico di diligente e oculata condotta (principio del *neminem laedere*) da cui sia derivato un danno ingiusto.

Una delle differenze fondamentali tra responsabilità penale e civile è che la prima è personale mentre la seconda può essere trasferita, previo pagamento di un premio, alla compagnia assicurativa.

13.4
Fonti di responsabilità nel setting radiologico

Ciascuno dei macro-processi che si svolge nel setting radiologico e che si concretizza nella "prestazione" (ad esempio, un esame TC dell'addome) può essere analizzato e suddiviso in quattro fasi fondamentali: la preparazione, l'esecuzione, la lettura e la refertazione o, per usare un termine più ampio, la comunicazione dei risultati. In ciascuna di queste fasi si annidano molteplici insidie e occasioni di errore per le figure professionali coinvolte. La prescrizione e la prenotazione di norma si svolgono al di fuori del setting radiologico e coinvolgono professionisti diversi, ma interferiscono inevitabilmente con le fasi successive.

Senza la pretesa di essere esaustivi, richiamiamo di seguito alcune delle fattispecie di responsabilità di più frequente riscontro in ambito medico-legale, rinviando alla letteratura specialistica di riferimento [2] per eventuali approfondimenti. Come vedremo si tratta, per la maggior parte, di comportamenti omissivi.

13.4.1
Nella fase di preparazione

1. Difetto di informazione del paziente sulle regole da osservare nei giorni precedenti l'esame (che può avere come conseguenza il rinvio oppure l'esecuzione di un esame inutile o, peggio, falsato perché non consente di visualizzare correttamente l'organo da indagare e di rispondere al quesito diagnostico).
2. Difetto di informazione del paziente sui rischi connessi con l'esame e mancata acquisizione del consenso informato. Ci soffermeremo più diffusamente in seguito su questa specifica fattispecie di responsabilità. Per il momento ci preme sottolineare che il dovere di informazione grava su tutti i professionisti che operano nel setting radiologico, ciascuno per le proprie competenze, mentre il dovere di acquisire il consenso del paziente all'esame è onere dello specialista radiologo o in attività radiologica complementare. L'attività radiologica complementare viene svolta da specialista non radiologo (es., specialista in odontoiatria o in cardiologia) [3], direttamente o in équipe, ed è caratterizzata dallo svolgimento di interventi strumentali propri della disciplina purché contestuali, indilazionabili e integrati rispetto all'espletamento della procedura specialistica (art. 2, comma 2 del D. Lgsv. 187/2000).
3. Errore di identificazione del paziente (scambio di persona, errata attribuzione anagrafica), errore di identificazione del lato da indagare, con conseguenze facilmente immaginabili. L'errore di identificazione non sempre è un errore umano ma spesso è causato o concausato da carenze tecnologiche nella gestione delle anagrafiche, che devono essere segnalate e risolte dai competenti livelli organizzativi.
4. Mancata giustificazione dell'esame e verifica dei precedenti anamnestici da parte dello specialista (termine che in ambito radiologico comprende, come abbiamo visto, sia il radiologo che lo specialista in attività radiologica complementare). Prima di eseguire un esame che comporta rischi significativi per il paziente lo specialista ha il preciso dovere di attivarsi per raccogliere informazioni anamnestiche sia direttamente (attraverso il colloquio con il paziente) che contattando eventualmente il medico curante o il clinico di riferimento, i quali dovrebbero preventivamente redigere una scheda anamnestica di accompagnamento o comunque fornire ogni notizia utile.
5. Mancata verifica dell'assenza di uno stato di gravidanza (in tal caso la responsabilità accomuna sia il tecnico di radiologia che lo specialista).
6. Mancata verifica del corretto funzionamento delle attrezzature e delle tecnologie (in tal caso risponde sia il tecnico di radiologia responsabile dei controlli di

qualità giornalieri che il medico specialista dell'area radiologica responsabile delle apparecchiature con il coinvolgimento anche del responsabile della struttura).
7. Difetto di assistenza e vigilanza in caso di caduta di paziente barellato in attesa dell'esame o durante la fase di posizionamento sul lettino. Si tratta di evenienze purtroppo frequenti che originano da comportamenti negligenti pressoché sistematicamente censurati dalla giurisprudenza in caso di danno del paziente. In tal caso la responsabilità accomuna sia il personale che avrebbe dovuto assistere il paziente durante l'esame (tecnico di radiologia, infermiere professionale) che lo specialista delegante gli aspetti pratici.
8. Mancata applicazione o aggiornamento di linee guida e protocolli. In questo caso delle conseguenze dannose risponde sia il professionista che non ha applicato le regole di buona pratica (radiologo, tecnico) sia il Responsabile della struttura che non abbia fornito indirizzi operativi aggiornati.

13.4.2
Nella fase di esecuzione ed elaborazione delle immagini

1. Esecuzione di proiezioni o protocolli sbagliati, difetto di acquisizione o elaborazione delle immagini con produzione di una iconografia non diagnostica. In questo caso l'errore del tecnico di radiologia potrebbe concorrere con quello del radiologo che non valuti adeguatamente la qualità delle immagini e sulla base di esse formuli una diagnosi sbagliata o ometta di rilevare un reperto patologico.
2. Violazione dei principi di ottimizzazione e limitazione delle dosi individuali, su cui ci soffermeremo più ampiamente in seguito.
3. Difetto di assistenza nel caso in cui il paziente cada o si verifichino complicanze durante l'esecuzione dell'esame (es., reazione avversa a mezzo di contrasto). Risponderanno il radiologo, il tecnico di radiologia e l'infermiere professionale (ciascuno per le rispettive competenze) ed eventualmente il Responsabile della struttura nel caso in cui emergano carenze organizzative (mancanza di formazione, di un carrello per le emergenze).
4. Introduzione di oggetti ferromagnetici nelle vicinanze dell'apparecchiatura per risonanza magnetica con danno del paziente, dell'operatore o dell'apparecchiatura. Il tipico esempio è lo scambio di una barella per risonanza magnetica con altra di tipo normale.
5. Esecuzione scorretta di manovre che producono danno locale (iniezione endovenosa di mezzo di contrasto, biopsie eco o TC guidate, manovre di radiologia interventistica in generale). Risponde del danno il professionista che ha eseguito la manovra. Ciò che fa la differenza tra complicanza prevedibile e comportamento colpevole è il rispetto (documentato) delle *leges artis*.

13.4.3
Nella fase di lettura

1. Errore percettivo del radiologo consistente nella mancata visualizzazione di reperti patologici presenti nelle immagini, attesi e ricercati in base al quesito diagnostico

oppure occasionali. Nel caso in cui l'errore venga concausato dalla cattiva qualità delle immagini vi potrà essere responsabilità concorrente del tecnico di radiologia.

2. Errata interpretazione di reperti patologici o anomali.
3. Errata interpretazione di reperti normali come patologici.
4. Mancata valutazione comparativa con esami precedenti.
5. Mancata richiesta di doppia lettura in caso di reperti dubbi.
6. Mancato raccordo con il clinico di riferimento, quando possibile, per migliorare l'inquadramento del caso e l'orientamento diagnostico.

13.4.4
Nella fase di refertazione e comunicazione dei risultati

1. Mancata, incompleta o ambigua descrizione di reperti patologici. In caso di omissione diagnostica, la responsabilità del radiologo potrà essere esclusiva (mancata descrizione del reperto patologico) oppure concorrente con quella del clinico (in caso di descrizione ambigua o incompleta) che non abbia disposto ulteriori approfondimenti [4].
2. Mancanza di una risposta al quesito diagnostico, di un giudizio o almeno di un'ipotesi diagnostica.
3. Mancata indicazione della necessità di eventuali ulteriori approfondimenti oppure di follow-up.
4. Mancata comunicazione diretta al clinico di riferimento di reperti fortemente sospetti per patologie gravi o che richiedano provvedimenti urgenti [5].

13.4.5
Fattori contribuenti

Non attenuano la responsabilità penale, che è personale, ma possono rappresentare utili elementi di giudizio in ambito civilistico, al fine di delimitare il contributo causale individuale e quello eventuale dell'organizzazione. Tali fattori devono essere ricercati e, possibilmente, rimossi, nel contesto di un'analisi approfondita dell'evento avverso svolta all'interno della struttura coinvolta con l'ausilio di esperti in gestione del rischio clinico.

In tutte le fasi del processo, ma soprattutto in quella della lettura, è possibile che condizioni di stress e sovraccarico lavorativo interferiscano negativamente inducendo il professionista in errore. I tempi della prestazione, del resto, sono sempre più contratti. Il nomenclatore delle prestazioni radiologiche SIRM-SNR, che definisce la metodologia di determinazione dei volumi di attività e della produttività dei medici radiologi, prevede per esami complessi come la TC con mezzo di contrasto un tempo medio di 6,7 minuti/prestazione per la giustificazione dell'esame, per il consenso informato e la verifica di appropriatezza e un tempo medico medio/prestazione complessivo di 30,4 minuti. Durante quei 30,4 minuti lo specialista teoricamente dovrebbe: 1) verificare l'indicazione dell'esame e giustificarlo acquisendo l'anamnesi patologica e radiologica del paziente ed eventualmente raccordandosi con il suo medico curante; 2) verificare i dati identificativi e gli esami ematochimici specifici; 3) informare il paziente, rispondere a eventuali quesiti e acquisirne il consenso; 4) dare disposizioni al personale di supporto; 5) iniettare il mezzo di contrasto dopo aver valutato l'utilità della sua somministrazione se quest'ultima viene preceduta dall'esame TC senza mezzo di contrasto; 6) controllare la corretta esecuzione dell'esame secondo gli standard di esecuzione definiti dalla sezione di studio; 7) valutare il risultato iconografico; 8) redigere e validare il referto; 9) comunicare direttamente al curante e/o al paziente eventuali reperti che rivestano carattere di urgenza.

Il delicato equilibrio tra efficienza e qualità può essere certamente agevolato dalla pronta disponibilità di dati anamnestici e dosimetrici, attraverso l'obbligatorietà di una richiesta motivata e accompagnata da una dettagliata relazione clinica ad opera del medico prescrivente e l'introduzione di una personal card in possesso del paziente (la stessa tessera sanitaria dotata di microchip) nella quale siano registrati tutti gli esami diagnostici eseguiti dal paziente, anche al di fuori della struttura, con i relativi dati di esposizione.

La formazione continua e l'esperienza sono i presupposti di una corretta interpretazione dei reperti e di una buona refertazione; pertanto, ove si verifichino ripetutamente criticità in questi ambiti dell'attività radiologica sono ipotizzabili carenze nell'aggiornamento, nella sensibilizzazione dei professionisti al rispetto delle *leges artis* e nell'affiancamento e tutoraggio dei neoassunti (che potrebbero configurarsi quale colpa in vigilando del Responsabile).

13.5
Responsabilità per violazione dei principi della radioprotezione

I principi etici della radioprotezione nelle esposizioni mediche sono stati recepiti nel nostro Paese in attuazione a direttive della comunità europea, dapprima con il D. Lgsv. 230/1995 e successivamente con il D. Lgsv. 187/2000, che afferma il concetto di una responsabilità forte e condivisa, alla quale nessuno degli attori coinvolti può sottrarsi, e stabilisce pesanti sanzioni in caso di violazione (arresto fino a 3 mesi e ammende pecuniarie, art. 14).

L'esistenza di norme di legge che regolamentano le attività sanitarie in ambito radiologico impegna gli operatori a una stretta osservanza e aggrava la loro posizione nel caso in cui si verifichi un danno del paziente riconducibile alla violazione delle suddette norme.

In ambito penale, la violazione della norma di legge, della quale si presuppone la conoscenza da parte dello specialista, si configura quale colpa specifica (ossia riferibile a mancata osservanza di leggi, regolamenti, ordini, discipline o comunque regole di cautela) o addirittura può indurre il giudice ad appesantire la gravità del reato – ad esempio, lesioni personali conseguenti a sovraesposizione – rubricandolo come doloso (ossia volontario), in base alla consapevolezza della violazione da parte del soggetto agente e alla prevedibilità degli effetti dannosi conseguenti.

In ambito civile, qualora dalla violazione dei principi sanciti dalla legge derivi un danno alla persona, di quel danno potranno essere chiamate a rispondere tutte le figure professionali responsabili, a vario titolo, della contestualizzazione delle norme radioprotezionistiche all'interno dell'organizzazione.

13.5.1
Giustificazione

In un contesto di sistema, le Società Scientifiche, il Ministero della Salute e anche gli organismi nazionali e regionali che regolano le politiche sanitarie hanno la responsabilità di giustificare l'introduzione di nuove pratiche basate sulle radiazioni ionizzanti, valutando il rapporto costo/efficacia e rischio/beneficio per il singolo e per la collettività e tenendo conto delle eventuali tecniche alternative e dell'efficacia delle pratiche già esistenti (D. Lgsv. 187/2000, art. 3 comma 2). Il Ministero della Salute è inoltre investito del compito di emanare linee guida e raccomandazioni, al fine di uniformare i comportamenti e garantire l'appropriatezza delle prestazioni (art. 6, comma 1) [6].

Nel contesto della singola esposizione assumono una precisa responsabilità il medico prescrivente e lo specialista esecutore della pratica, i quali hanno il dovere di evitare esposizioni non necessarie (art. 3 comma 5) e, pertanto, devono valutare preliminarmente indicazione, rapporto rischio/beneficio e costo/efficacia con riferimento agli specifici obiettivi dell'accertamento programmato e alle caratteristiche del paziente. Una simile valutazione implica che medico prescrivente e specialista esecutore si avvalgano di tutte le informazioni utili, in particolare precedenti anamnestici, quadro clinico attuale, esami già effettuati. Il medico prescrivente, che di solito è il medico curante oppure il clinico che segue il paziente, è il principale depositario delle informazioni clinico-anamnestiche che lo riguardano e ha o dovrebbe avere le conoscenze necessarie per valutare l'indicazione dell'esame e la sua reale utilità nel caso concreto.

La responsabilità del processo di giustificazione, dunque, è in parte condivisa dal medico prescrivente e dallo specialista esecutore (soprattutto per quanto riguarda la valutazione dei precedenti e dell'anamnesi); tuttavia, è innegabile che il maggior onere grava sul secondo, in virtù delle specifiche competenze, che gli consentono di entrare nel merito dell'appropriatezza della prescrizione in relazione al quesito o sospetto diagnostico, fino al punto da sostituire l'accertamento prescritto con altro più indicato.

13.5.2
Ottimizzazione e limitazione delle dosi individuali

Una volta che è stata giustificata, l'esposizione alle radiazioni ionizzanti deve essere mantenuta al livello più basso ragionevolmente ottenibile (principio ALARA, acronimo che sta per *As Low As Reasonably Achievable*). Il rispetto del principio di ottimizzazione comporta la scelta di apparecchiature idonee e sicure, il controllo della qualità delle prestazioni e l'aderenza alle linee guida sui livelli diagnostici da utilizzare come riferimento (LDR) nei programmi di assicurazione della qualità in radiodiagnostica e in medicina nucleare (D. Lgsv. 187/2000, art. 4 commi 1 e 3, allegato II).

Gli attori del processo di ottimizzazione sono: il responsabile dell'impianto radiologico, il medico specialista (radiologo, radioterapista o medico nucleare), l'esperto in fisica medica, il tecnico sanitario di radiologia, che collaborano e interagiscono in équipe, ciascuno per le proprie competenze. Il responsabile dell'impianto radiologico, unitamente all'esercente che lo nomina, rappresenta il referente e il responsabile dei programmi di garanzia della qualità, della manutenzione delle apparecchiature radiologiche, e della loro dismissione qualora esse non siano più in grado di mantenere lo stesso livello di efficienza ed efficacia. Il responsabile dell'impianto radiologico si pronuncia in merito all'idoneità per uso clinico delle attrezzature (art. 8, comma 2, punto b), predispone il protocollo di esecuzione delle prove necessarie per esprimere il giudizio di idoneità, avvalendosi dell'incaricato dell'esecuzione dei controlli di qualità (art. 8, comma 3), verifica gli LDR (art. 4, comma 3, allegato II), adotta protocolli scritti di riferimento per ciascun tipo di pratica radiologica (art. 6, comma 2).

L'esercente e il responsabile dell'impianto radiologico, per quanto di rispettiva competenza, provvedono affinché le indagini e i trattamenti con radiazioni ionizzanti vengano registrati singolarmente, anche su supporto informatico (art. 12 commi 1 e 4).

Il decreto affida alle Regioni il compito di monitorare le esposizioni a scopo medico con riguardo alla popolazione regionale o a gruppi di riferimento della stessa, tenendo conto sia dei dati complessivi dell'attività sanitaria in loro possesso sia predisponendo indagini campionarie sui dati registrati nelle singole strutture (art. 12 comma 2).

L'esperto in fisica medica ha competenze specifiche nell'attuazione degli appropriati programmi di garanzia di qualità e controlli di qualità indispensabili ai fini della procedura di ottimizzazione, consiglia sulla dosimetria dei pazienti, sullo sviluppo e l'impiego di tecniche e apparecchiature complesse, sugli aspetti radioprotezionistici in generale (art. 2, comma 1, lettera i).

Ogni esposizione medica viene effettuata sotto la responsabilità dello specialista, cui compete la scelta delle metodologie e tecniche idonee a ottenere il maggior beneficio con il minimo rischio per il paziente (art. 5 commi 1-2). Lo specialista può delegare gli aspetti pratici dell'esecuzione dell'esposizione o parte di essi ad altre figure professionali (il tecnico sanitario di radiologia, l'infermiere), ciascuno per le rispettive competenze (art. 5, comma 3). Lo sviluppo delle autonomie professionali rende ormai desueto il concetto di "delega" contenuto nel D. Lgsv. 187/2000 e impone invece la delimitazione di specifici ambiti di operatività e interazione tra figure professionali che collaborano in équipe per la corretta esecuzione della prestazione.

In virtù della specifica formazione, ovviamente, il tecnico sanitario di radiologia è il collaboratore più stretto dello specialista nel processo di ottimizzazione della singola esposizione. L'ambito di autonomia professionale (e, conseguentemente, di responsabilità) del tecnico sanitario di radiologia, molto ampio per quanto riguarda la radiologia tradizionale, viene condiviso nel passaggio a esami più complessi quali la tomografia computerizzata, che richiede modalità di acquisizione ed elaborazione delle immagini secondo protocolli codificati e concordati con lo specialista, oppure gli esami con mezzo di contrasto. Il tecnico sanitario di radiologia è invece direttamente responsabile della qualità iconografica e della corretta applicazione dei protocolli operativi condivisi, della modulazione dei parametri tecnico-fisici durante l'esecuzione della procedura, del corretto utilizzo delle apparecchiature radiologiche [7]. Il D. Lgsv. 187/2000 attribuisce anche al tecnico sanitario di radiologia, oltreché al responsabile dell'impianto radiologico e al fisico sanitario, il compito di attivare programmi di garanzia della qualità nonché di valutazione della dose somministrata ai pazienti (art. 7, comma 6).

13.5.3
Responsabilità delle figure professionali esterne al setting radiologico

Come abbiamo visto, la responsabilità clinica dell'esposizione relativamente ai tre aspetti della giustificazione, dell'ottimizzazione e della limitazione della dose individuale è posta dal decreto 187/2000 a carico delle figure professionali che operano nel setting radiologico, *in primis* lo specialista radiologo. Tuttavia, non è certamente esente da responsabilità, quantomeno concorrente, il medico curante o il clinico che abbia prescritto, per superficialità o mancata conoscenza delle linee guida di riferimento (art. 6 comma 1), un accertamento inutile perché non indicato o già eseguito in precedenza, oppure abbia prescritto senza adeguata motivazione (art. 5 comma 1) o senza corredare la richiesta di tutte le informazioni clinico-anamnestiche utili al radiologo, ivi compresi i referti di esami già effettuati (art. 3 comma 5), o senza valutare eventuali condizioni di gravidanza o allattamento (art. 10 comma 1). La responsabilità dell'informazione sui rischi delle radiazioni ionizzanti viene riferita dal decreto 187/2000 all'ambito della responsabilità clinica attribuita allo specialista (art. 2 comma 2 lett. c); tuttavia, è evidente il ruolo concorrente del medico curante, che conosce la storia clinica e radiologica del paziente, è in grado di valutare il rischio cumulativo di eventi stocastici e, pertanto, ha anche il dovere di informarlo in merito e coinvolgerlo nella scelta della migliore opzione diagnostico-terapeutica.

13.6
Risvolti medico-legali dell'inappropriatezza: uno sguardo nel vaso di Pandora

Nel 2003 Leonard Berlin [8], uno degli esponenti storici dell'American College of Radiology nonché esperto in problematiche medico-legali, segnalava, tra le possibili fonti di conflittualità e di contenzioso, l'esposizione a radiazioni ionizzanti nel corso di esami TC di dubbia appropriatezza, effettuati su individui sani (TC di screening) oppure nei soggetti in età infantile (assai più sensibili all'effetto carcinogenetico delle radiazioni ionizzanti rispetto agli adulti); sottolineava inoltre l'importanza di una corretta informazione sugli effetti stocastici delle radiazioni ionizzanti e del consenso e concludeva il suo articolo profetizzando che dall'apertura del vaso di Pandora rappresentato dall'abuso degli esami TC total body nell'ambito degli studi di screening sarebbero probabilmente derivati in futuro numerosi problemi di natura medico-legale per i Radiologi. Certamente gli ambiti più insidiosi e delicati dal punto di vista etico e medico-legale sono quelli delle "pratiche speciali" (art. 9 del D. Lgsv. 187/2000): i programmi di screening, effettuati su ampie categorie di soggetti sani e quindi senza concrete prospettive di beneficio, le esposizioni che riguardano i bambini (e anche i giovani adulti), le procedure che comportano elevate dosi per il paziente (e per gli operatori) quali la radiologia/cardiologia interventistica, la tomografia computerizzata o la radioterapia, soprattutto quando non vi è unanime consenso da parte della comunità scientifica sull'appropriatezza delle procedure e magari non vi è stata una corretta informazione del paziente sui rischi ad esse correlati.

La profezia di Berlin non si è ancora avverata anche se in tutto il mondo si registra, sia nell'opinione pubblica che nella comunità scientifica, un'attenzione sempre maggiore verso gli aspetti radioprotezionistici. Il monito di Berlin ci induce tuttavia a riflettere su quali potrebbero essere gli scenari di potenziale conflittualità per i professionisti e per le strutture in caso di violazione dei principi di radioprotezione e di tutela della sicurezza e dell'autonomia del paziente, ampiamente condivisi a livello internazionale e affermati anche dalla normativa nazionale, ove da tale violazione si pretendesse di far discendere un danno – di natura patrimoniale o biologica – a seguito di esposizioni mediche a radiazioni ionizzanti inappropriate.

13.7
Gestione delle risorse e responsabilità erariale

L'ambito dell'appropriatezza prescrittiva, relativamente ai farmaci ma anche agli esami diagnostici, è certamente strategico in un momento storico nel quale le risorse da destinare alla spesa sanitaria sono sempre più contenute. Ad oggi la magistratura contabile, che si pronuncia in tema di danno all'erario dello Stato valutando la congruità della spesa nelle pubbliche amministrazioni (sulla base di indagini della Guardia di Finanza, d'iniziativa oppure su segnalazione delle stesse Aziende Sanitarie o di privati cittadini), ha concentrato la sua attenzione soprattutto sulla spesa farmaceutica, una delle voci più pesanti per il bilancio del sistema sanitario nazionale, con varie pronunce di condanna nei confronti dei medici prescrittori. Le sentenze emesse sino ad oggi a proposito dell'inappropriatezza prescrittiva sottolineano il vincolo per il medico di medicina generale al rispetto del prontuario terapeutico, delle schede tecniche, delle linee guida, del percorsi diagnostico-terapeutici e del tetto di spesa assegnato. Nell'ambito delle indagini radiodiagnostiche si potrebbe profilare una responsabilità erariale concorrente del prescrivente (per mancata osservanza di linee guida o protocolli) e dello specialista esecutore (per violazione del principio di giustificazione dell'esame).

Nella Regione Toscana il Laboratorio Management & Sanità della Scuola Superiore S. Anna di Pisa ha selezionato numerosi indicatori di appropriatezza prescrittiva farmaceutica che fanno parte del noto "bersaglio" attraverso il quale viene valutata la performance delle Aziende Sanitarie regionali. L'attenzione che sino ad oggi si è concentrata sulla spesa farmaceutica sarà certamente rivolta in futuro anche alla spesa per gli esami diagnostici ed è ragionevole ritenere che, non appena sarà disponibile un sistema di rendicontazione delle prestazioni efficace e uniforme, si chiederà conto a tutti, prescrittori ed esecutori, dell'appropriatezza degli esami effettuati e della spesa sostenuta. Come risulta dal Rapporto CEIS Sanità nel nostro Paese sono stati effettuati nell'anno 2005 ben 52.511.348 esami di diagnostica per immagini e di radiologia diagnostica e

3.133.933 esami di medicina nucleare, con un numero medio di esami diagnostici pro-capite che si attesta su valori di 0,95. A fronte di un tasso di inappropriatezza stimato intorno al 30% [9], i costi sociali, economici e biologici delle esposizioni mediche non potranno che essere oggetto, in futuro, di un auspicabile ridimensionamento in favore di una pratica radiologica più selettiva, appropriata e di qualità.

13.8
Responsabilità disciplinare

I professionisti che esercitano alle dipendenze di enti pubblici o privati sono tenuti, in base a disposizioni speciali contemplate nei contratti del pubblico impiego, all'os-servanza dei doveri di servizio o di ufficio (fedeltà, obbedienza, segretezza, impar-zialità, vigilanza, onestà, puntualità), la cui violazione comporta sanzioni di carattere amministrativo, comminate mediante un procedimento disciplinare interno.

Incorre inoltre in responsabilità disciplinare e nelle sanzioni previste dal proprio Ordine il professionista (medico, infermiere, tecnico sanitario di radiologia) che violi le norme del Codice Deontologico di riferimento. Informazione del paziente, educazione sanitaria e appropriatezza sono argomenti rilevanti per tutte le profes-sioni sanitarie, in particolare per quelle che operano in ambito radiologico.

Il tema dell'informazione e del consenso è centrale per il medico (radiologo), il quale, come recita l'art. 33 del Codice di Deontologia Medica (2006): "[...] deve fornire al paziente la più idonea informazione sulla diagnosi, sulla prognosi, sulle prospettive e le eventuali alternative diagnostico-terapeutiche e sulle prevedibili con-seguenze delle scelte operate. Il medico dovrà comunicare con il soggetto tenendo conto delle sue capacità di comprensione, al fine di promuoverne la massima parte-cipazione alle scelte decisionali e l'adesione alle proposte diagnostico-terapeutiche [...]". Da sottolineare la decisa enunciazione dell'obbligo per il medico a un'infor-mazione idonea e a una comunicazione personalizzata con il paziente, in mancanza delle quali egli non potrebbe esercitare il proprio diritto a scegliere in modo auto-nomo e consapevole.

Il Codice di Deontologia Medica affronta anche il tema dell'appropriatezza pre-scrittiva all'art. 13, sottolineando la responsabilità del medico in questo ambito: "La prescrizione di un accertamento diagnostico e/o di una terapia impegna la diretta re-sponsabilità professionale ed etica del medico e non può che far seguito a una dia-gnosi circostanziata o, quantomeno, a un fondato sospetto diagnostico [...]. Le prescrizioni e i trattamenti devono essere ispirati ad aggiornate e sperimentate acqui-sizioni scientifiche tenuto conto dell'uso appropriato delle risorse, sempre perse-guendo il beneficio del paziente secondo criteri di equità [...]".

Nel Codice di Deontologia Medica viene pertanto affermato l'impegno del pro-fessionista, nella fattispecie il radiologo, a garanzia dei diritti del paziente (informa-zione, autodeterminazione), dell'equità nell'accesso alle prestazioni e della corretta allocazione delle risorse.

Anche il Codice Deontologico del 2004 che regolamenta la professione del tec-nico sanitario di radiologia, contiene esplicite previsioni circa l'appropriatezza e l'equità di accesso alle prestazioni (artt. 2.13 e 2.14), in favore delle quali il professionista è tenuto ad adoperarsi. In particolare, l'art. 7.4 precisa che il tecnico sanitario di radiologia "fa uso appropriato delle tecnologie di diagnostica per immagini e radioterapia a sua disposizione e, per ogni singolo caso, adotta le tecniche più adeguate alle esigenze delle persone a lui affidate, riconoscendo particolare attenzione agli aspetti radioprotezionistici ed ai controlli di qualità". Quanto all'impegno radioprotezionistico, si richiama inoltre uno specifico articolo dedicato alla tutela dei minori, in virtù della maggiore radiosensibilità dell'organismo dei soggetti in età pediatrica (art. 3.12.).

L'informazione e l'educazione sanitaria del paziente sono compiti che riguardano non solo il medico ma anche il tecnico sanitario di radiologia, relativamente agli aspetti di competenza: le tecnologie utilizzate, le modalità di svolgimento dell'indagine, gli aspetti radioprotezionistici (artt. 3.4 e 3.5).

13.9
Informazione e consenso

Nel nostro contesto costituzionale e giuridico, l'informazione del paziente sul trattamento sanitario e sui rischi ad esso correlati è da ritenersi doverosa, nel rispetto di diritti inviolabili della personalità quali la libertà personale e l'autodeterminazione nelle scelte riguardanti la salute (artt. 2, 13 e 32 della Costituzione). Secondo consolidata giurisprudenza di legittimità, il consenso del paziente consapevolmente prestato sulla base di un'informazione adeguata e comprensibile rappresenta il presupposto di liceità dell'atto medico, in mancanza del quale viene affermata l'arbitrarietà del trattamento sanitario e, quindi, la sua rilevanza penale [10]. Al medico, infatti, non è attribuibile un generico e incondizionato diritto di curare, visto che l'ordinamento riconosce al paziente non solo la facoltà di scegliere tra diverse soluzioni terapeutiche ma altresì di rifiutare la terapia o di interromperla in qualsiasi momento [11]. In una famosa sentenza del 2008 le Sezioni Unite della Cassazione Penale hanno attenuato la responsabilità del medico, relativamente al reato di lesioni personali e violenza privata per omissione di informazione e consenso, nei casi in cui venga effettuato, in corso d'opera, un trattamento diverso da quello preventivamente concordato; tale attenuazione, tuttavia, ha effetto soltanto se il trattamento ha avuto un esito fausto e il paziente non abbia preventivamente espresso parere contrario [12].

In ambito civilistico la violazione del diritto all'informazione e all'autodeterminazione può di per sé comportare un obbligo risarcitorio a carico del medico e della struttura sanitaria, anche se la condotta professionale è stata corretta. Alcune pronunce della giurisprudenza di legittimità, infatti, hanno affermato che la violazione del diritto all'informazione quale autonoma fonte di responsabilità per il medico e la struttura sussistono indipendentemente dalla correttezza o meno della condotta professionale e che pertanto il paziente ha titolo al risarcimento del danno, consistente nell'impossibilità di esprimere la propria volontà in modo consapevole, in tutti i casi in cui da tale trattamento siano derivate conseguenze negative per la salute [13] (per esempio, complicanze prevedibili e descritte in letteratura); una recente sentenza ammette la risarcibilità di tale danno ribaltando l'onere della prova sul paziente, il quale deve dimostrare che avrebbe rifiutato il trattamento se fosse stato tempestivamente e adeguatamente informato [14] sulle possibili conseguenze del medesimo. Del tutto recentemente la Cassazione ha riaffermato l'omissione di informazione quale autonoma fonte di responsabilità per il medico indipendentemente dalla correttezza del trattamento posto in essere [15, 16].

L'estensione delle informazioni dovute al paziente è contenuta in una ben nota sentenza [17] e comprende: natura dell'intervento, possibilità e probabilità dei risultati conseguibili, rischi prevedibili, non esiti anomali, possibili alternative, rischi specifici rispetto a determinate scelte alternative, concreta situazione ospedaliera in rapporto alle dotazioni, alle attrezzature e al loro regolare funzionamento. La "prevedibilità" del rischio, che per la Suprema Corte rappresenta il criterio in base al quale scatta il dovere di comunicazione, è strettamente correlata alla frequenza (desumibile dai dati di letteratura) con cui si verifica l'effetto negativo di un determinato trattamento sanitario. Tuttavia, anche una bassa frequenza non esime il medico dal dovere di informare il paziente se l'effetto negativo incide pesantemente sulla sua salute: "[...] Assume rilevanza, in proposito, l'importanza degli interessi e dei beni in gioco, non potendosi consentire tuttavia, in forza di un mero calcolo statistico, che il paziente non venga edotto di rischi, anche ridotti, che incidano gravemente sulle sue condizioni fisiche o, addirittura, sul bene supremo della vita [...]".

Del tutto recentemente il criterio della "prevedibilità" del rischio da comunicare è stato sostituito dalla Suprema Corte [18] con quello della "notorietà", in base al quale "[...] anche gli esiti anomali o poco probabili – se noti alla scienza medica e non del tutto abnormi – debbono essere comunicati, sì che il malato possa consapevolmente decidere se correre i rischi della cura o sopportare la malattia, soprattutto nei casi in cui non si tratti di operazione indispensabile per la sopravvivenza [...]".

13.9.1
La comunicazione dei rischi

Nessun dubbio sussiste ormai tra gli operatori sanitari sul dovere di informare il paziente in merito all'eventualità di reazioni allergiche gravi fino allo shock anafilattico come conseguenza di un esame TC con mezzo di contrasto (frequenza dell'ordine di 1/10.000) oppure di perforazione intestinale a seguito di un clisma opaco (frequenza dell'ordine di 1/12.000). Analoga consapevolezza non sembra invece presente negli operatori relativamente al dovere di informare i pazienti sui rischi connessi alla esposizione a radiazioni ionizzanti, la cui probabilità, pur con un ampio margine di incertezza, non è trascurabile (rischio addizionale di tumore per esame TC torace nell'adulto: 1/1200, con un intervallo di confidenza compreso tra 1/360 e 1/3600) ma che, diversamente dai precedenti, sono ampiamente sottostimati secondo quanto risulta da autorevoli contributi di letteratura. Le schede informative utilizzate nelle nostre Aziende Sanitarie e molte di quelle prodotte da autorevoli Società Scientifiche internazionali contengono informazioni molto generiche sui rischi connessi con le radiazioni ionizzanti. Questa strategia di comunicazione, che corrisponde al modello *understatement* di un noto contributo in argomento [19], non tiene conto della sostanziale differenza, in termini di rischio, tra un esame TC eseguito sull'adulto o su bambino e, al contempo, rassicura il paziente in modo spesso superficiale, a fronte di un tasso di inappropriatezza stimato in circa il 30% degli esami/procedure.

È evidente che una simile strategia non è rispettosa del diritto di autodeterminazione tutelato dalla Costituzione e affermato dalla giurisprudenza in quanto impedisce un effettivo coinvolgimento del paziente nelle scelte che riguardano la sua salute, secondo la moderna concezione di "alleanza terapeutica". Le attuali evidenze scientifiche in tema di effetti dannosi delle radiazioni ionizzanti impongono una strategia di comunicazione trasparente, equilibrata, senza reticenze né false rassicurazioni (modello *full disclosure* [19]) e al contempo priva di toni terroristici. La predisposizione di materiale informativo (i classici moduli ma anche audiovisivi, opuscoli, ecc.) facilita certamente il compito del medico, ma è da considerarsi integrativa e non sostitutiva del rapporto interpersonale, attraverso il quale si realizza una efficace partnership basata sulla fiducia, sulla trasparenza e su una corretta comunicazione. La comunicazione – e, in particolare, quella inerente i rischi del trattamento – è uno dei compiti più difficili per il medico, che ha a disposizione tempi sempre più contenuti per il colloquio con il paziente e, al contempo, è abilità essenziale nell'attuale contesto sanitario, che dovrebbe essere oggetto di insegnamento e aggiornamento.

Anche la valutazione del rapporto rischio/beneficio, nodo centrale del processo di giustificazione, deve essere comunicata al paziente affinché egli possa consapevolmente accettare di sottoporsi a un'indagine da cui ragionevolmente ci si attende un beneficio ben superiore ai rischi.

L'adozione di idonee strategie di comunicazione dei rischi, come di recente suggerito anche dalla Food and Drug Administration [20] e dalla IAEA [21], rappresenta elemento strategico per la valutazione della qualità dei servizi e dovrebbe diventare requisito essenziale ai fini dell'accreditamento delle strutture.

13.10
Responsabilità per omessa o incompleta informazione sui rischi connessi con le radiazioni ionizzanti

Il decreto legislativo 187/2000 stabilisce l'obbligatorietà dell'informazione sui rischi delle radiazioni ionizzanti solo in pochi casi: i pazienti e i loro familiari in caso di trattamento con radionuclidi, donne con gravidanza non escludibile o in atto, volontari esposti per assistere o confortare i pazienti, partecipanti a trattamenti sperimentali o di ricerca. In tutti gli altri casi si introduce una discutibile e attualmente anacronistica discrezionalità nell'informazione, che potrà essere fornita dallo specialista "se del caso" (art. 2 comma 2 lett. c) al paziente o alle altre persone interessate.

Tale discrezionalità è contraria allo spirito della nostra Costituzione e del Codice di Deontologia Medica, che tutelano il diritto all'autodeterminazione e, quindi, alla scelta libera e consapevole del paziente, debitamente informato, ed è in contrasto anche con i più recenti orientamenti della Commissione per la Radioprotezione dell'International Atomic Energy Agency (IAEA) che – in occasione di una Consensus Conference tenutasi a Vienna nel novembre del 2008, i cui risultati sono stati recentemente pubblicati [22] – ha ribadito il diritto del paziente all'informazione sui rischi delle radiazioni ionizzanti e il dovere per il medico di acquisirne il consenso, il cui grado di evidenza documentale dipenderà dall'entità della dose efficace e, quindi, del rischio ad essa correlato. La IAEA ha inoltre sottoposto a revisione i propri standard di radioprotezione emanando un documento, tuttora in discussione a livello internazionale, nel quale si prevede (*Requirement 36*): che le esposizioni mediche siano appropriate e giustificate dal radiologo; che il medico richiedente fornisca tutte le informazioni anamnestiche utili e, se necessario, si raccordi con il radiologo; che il paziente sia stato informato in modo appropriato dei benefici attesi e dei rischi connessi con l'uso delle radiazioni ionizzanti.

Nelle Raccomandazioni del 2007 anche la Commissione Internazionale per la Protezione Radiologica [21] aveva sostenuto la necessità dell'informazione e del consenso a procedure mediche che impiegano radiazioni ionizzanti, espresso dal paziente o dal suo tutore legale con diversi livelli di evidenza e sulla base di un'informazione che comprenda non solo il beneficio previsto, ma anche i rischi potenziali della procedura. La quantità di informazioni fornite per ottenere il consenso informato, secondo la ICRP, varia a seconda del livello d'esposizione (di tipo diagnostico, interventistico, o terapeutico) e delle eventuali sequele che ne possono derivare. Sempre nel 2007, la Società Scientifica American College of Radiology [23] formulava un piano d'azione per garantire l'uso sicuro delle radiazioni ionizzanti che prevedeva, tra l'altro, interventi di educazione sanitaria rivolti alla popolazione, attraverso la creazione di un sito internet (RadiologyInfo) contenente informazioni su rischi e benefici delle principali procedure radiologiche.

Gli effetti negativi per la salute del paziente, nel caso delle radiazioni ionizzanti, sono diluiti nel tempo e difficilmente riconducibili, secondo rigorosa criteriologia medico-legale, a pregresse esposizioni radiologiche; tuttavia, qualora una simile dimostrazione fosse possibile, quantomeno su base probabilistica [24], il medico e la struttura non potrebbero che essere ritenuti responsabili di tali effetti ove venisse accertata la violazione dei principi cardine della radioprotezione e/o del diritto alla informazione del paziente in merito al rischio radiogeno.

13.11
Strategie di governo clinico per coniugare qualità, appropriatezza e sicurezza nell'utilizzo dell'imaging radiologico e prevenire il contenzioso

13.11.1
Formazione

La diffusa sottostima tra i professionisti (medici di famiglia, pediatri, medici dell'emergenza-urgenza, radiologi) del rischio connesso con un utilizzo inappropriato delle radiazioni ionizzanti deve essere prevenuta durante il percorso universitario, intensificando la formazione in tema di radioprotezione e, successivamente, colmata mediante corsi di aggiornamento obbligatori per tutti gli operatori che, a vario titolo, sono coinvolti nella prescrizione o nell'esecuzione di accertamenti/procedure che comportano esposizione a radiazioni ionizzanti. La formazione continua deve riguardare non solo gli aspetti radioprotezionistici ma tutte le tematiche rilevanti per la buona pratica radiologica: l'utilizzo di nuove tecnologie, le tecniche di corretta refertazione, la comunicazione dei rischi, il consenso informato, la gestione dei reperti occasionali.

13.11.2
Implementazione di linee guida e buone pratiche

Un altro importante strumento a supporto dell'appropriatezza e della qualità è rappresentato dall'implementazione di linee guida e buone pratiche basate sulle migliori evidenze scientifiche, che rispondono agli obiettivi di contenere la variabilità ingiustificata dei comportamenti, garantire ai cittadini trasparenza e informazione sui ragionamenti scientifici a sostegno delle scelte riguardanti la loro salute, favorire l'appropriatezza, fornire ai professionisti strumenti di educazione continua e di tutela rispetto ai rischi medico-legali. Ed è proprio l'esercizio della medicina difensiva che negli ultimi anni ha moltiplicato ingiustificatamente il numero di esami/accertamenti, spesso prescritti per soddisfare le richieste dei pazienti ed evitare potenziali addebiti, talora eseguiti in mancanza di una richiesta adeguatamente motivata. Un importante contributo all'inappropriatezza è insito nel sistema di remunerazione delle prestazioni, basato su criteri di quantità ed efficienza, che non misura la qualità in termini di coerenza con le regole di buona pratica diagnostica.

Negli ultimi anni, autorevoli Società Scientifiche internazionali hanno focalizzato l'attenzione sull'appropriatezza promuovendo lo studio e la raccolta di evidenze scientifiche ed elaborando algoritmi di comportamento; nel nostro Paese il Ministero della Salute e delle Politiche Sociali nel 2004 ha emanato, in collaborazione con le Società Scientifiche, con l'Agenzia per i Servizi Sanitari Regionali e con l'Istituto Superiore di Sanità, linee guida nazionali di riferimento con l'obiettivo primario di ridurre il numero di esami radiologici inappropriatamente richiesti ed eseguiti, limitare lo spreco di risorse e al contempo contenere i tempi di attesa [26].

13.11.3
L'*audit* clinico: uno strumento per verificare appropriatezza e rispetto dei principi della radioprotezione

L'*audit* è uno degli strumenti più importanti del Governo Clinico, attraverso il quale si concretizza la partecipazione dei professionisti al sistema di monitoraggio e di garanzia della qualità assistenziale, nell'ottica del confronto, della crescita culturale e del miglioramento della qualità delle prestazioni. Questo prezioso e ormai collaudato strumento di analisi, inizialmente definito e sistematizzato dal National Institute for Clinical Excellence (NICE) [25], è stato introdotto anche nei settori della radiodiagnostica e della medicina nucleare al fine di verificare il rispetto del principio di giustificazione, la corretta applicazione delle linee guida di riferimento ed evitare esposizioni inutili e inappropriate. Secondo la definizione contenuta nella Direttiva EURATOM 97/43, l'*audit* clinico utilizzato in questo specifico ambito professionale è "una revisione sistematica, a carattere multidisciplinare ed interprofessionale, delle procedure mediche che utilizzano radiazioni ionizzanti, finalizzata al miglioramento della qualità e dell'esito delle cure attraverso un'analisi strutturata dei

processi e dei risultati, valutati rispetto a standard condivisi di buona pratica radiologica, a seguito della quale, se indicato, si implementano modifiche delle pratiche
in essere e, se necessario, si applicano nuovi standard".

La Commissione Europea [26] e la IAEA [27] hanno emanato linee guida che
individuano i principali criteri di verifica: l'organizzazione e la definizione delle responsabilità, l'esistenza di programmi di formazione continua in tema di radioprotezione, l'adozione e il rispetto delle linee guida di riferimento, l'adeguatezza delle
richieste, la tracciabilità e la trasparenza del processo di giustificazione, la trasmissione di informazioni clinico-anamnestiche dal medico prescrivente allo specialista
esecutore, la puntuale valutazione da parte di quest'ultimo dell'anamnesi, delle controindicazioni, del rapporto rischio/beneficio e delle eventuali alternative all'esame,
l'informazione del paziente e le modalità di acquisizione del consenso informato, la
qualità tecnica degli accertamenti e il rispetto del principio di ottimizzazione, le modalità di gestione degli eventi avversi e le iniziative intraprese per la loro prevenzione. Le linee guida citate sostengono inoltre l'utilità dell'*audit* sia come strumento
di analisi interno alla struttura sia come momento di verifica finalizzato alla certifi-
cazione di eccellenza ad opera di organismi esterni quali la IAEA, che organizza su
richiesta programmi di *audit* che prevedono la verifica delle strutture interessate
sulla base di criteri di buona pratica radiologica da parte di una commissione di
esperti formata da un radiologo, un fisico sanitario e un tecnico di radiologia. Il rispetto del principio di giustificazione e l'adesione a programmi per il miglioramento
continuo della qualità sono certamente importanti indicatori di qualità e appropriatezza e dovrebbero rappresentare il principale parametro di riferimento per l'accreditamento e la remunerazione delle strutture, come suggerito anche dalla IAEA.

13.11.4
Registrazione delle esposizioni: la cartella radiologica

Uno dei principali ostacoli per la valutazione del rischio individuale cumulativo e per
una corretta giustificazione delle procedure basate su radiazioni ionizzanti è la fram-
mentarietà o addirittura, in molti casi, la mancanza dei dati di esposizione relativi alla
storia radiologica del paziente. L'anamnesi radiologica spesso non viene considerata
dal prescrivente, che pure dovrebbe esserne a conoscenza, né di fatto viene ricostruita
o approfondita dallo specialista esecutore, che nell'attuale modello organizzativo dei
servizi (basato su requisiti di efficienza produttiva e non su obiettivi di qualità professionale) è assillato dalla morsa del tempo e del numero di prestazioni.

La disponibilità di informazioni sulla storia radiologica del paziente rappresenta,
pertanto, uno dei supporti decisionali più importanti sia per il medico prescrittore
che per lo specialista esecutore, in mancanza del quale il processo di giustificazione
dell'indagine non può che essere incompleto e carente.

13.11.5
Informazione sui rischi: possibili strategie per uscire dall'inferno comunicativo

L'informazione del paziente sui possibili rischi del trattamento sanitario proposto e sulle eventuali alternative rappresenta, come abbiamo visto, il presupposto imprescindibile per l'espressione di un consenso/dissenso veramente consapevole. Il percorso informativo "ideale" prevede due fasi, cronologicamente distinte: quella del colloquio con il paziente, che si colloca nella fase di programmazione o di proposta del trattamento sanitario, e quella dell'espressione di volontà, che viene raccolta dopo adeguata riflessione, nell'immediatezza del trattamento sanitario, in ottemperanza al requisito di contestualità invocato concordemente da dottrina e giurisprudenza consolidata.

L'utilizzo di modulistica specifica (dettagliata) a supporto del processo informativo, prassi ormai seguita in molte Aziende Sanitarie, confortata anche da autorevoli indirizzi giurisprudenziali, risponde all'esigenza di fornire al medico una traccia utile durante il colloquio e al paziente uno strumento di riflessione per riconsiderare, anche al di fuori dell'ambito ospedaliero, i contenuti già proposti durante il colloquio, rivalutandoli magari con il supporto dei familiari o del proprio medico curante. Al contempo la scheda informativa, recante in calce la formula per l'espressione di volontà del paziente attraverso la sottoscrizione, contestuale a quella del medico, rappresenta un utile strumento per documentare, in caso di contenzioso, la diligenza del medico e l'impegno della struttura a garanzia dei diritti del paziente.

È importante comunque sottolineare che il significato "legale" del modulo non è certo quello di "prova" della valida espressione di volontà da parte del paziente: non esiste infatti uno strumento idoneo a dimostrare, in caso di contenzioso, l'effettiva comprensione dell'informazione e l'efficacia del consenso prestato. Il modulo informativo deve quindi essere inteso come una "testimonianza" indiretta dell'avvenuto colloquio, attestante l'impegno del professionista e della struttura a garanzia della libertà di scelta dei pazienti; è pertanto necessario che sia ben fatto, elaborato da un gruppo di lavoro multidisciplinare e validato, come suggerito da autorevole letteratura in tema di consenso informato [28].

La scheda informativa potrebbe, inoltre, essere corredata da grafici e tabelle utili per illustrare al paziente, durante il colloquio informativo, la relazione lineare tra dose e rischio e i diversi livelli di rischio connessi con i vari tipi di esame/procedura. Si potrebbe, infine, delineare una strategia di comunicazione e di supporto al colloquio medico-paziente che preveda modalità diversificate in base all'entità del rischio:

- brochure informative da distribuire ai medici curanti, da consegnare ai pazienti all'atto della prenotazione e da collocare nelle sale d'attesa delle Radiodiagnostiche;
- poster informativi da affiggere nelle Sale d'attesa (utili per tutti gli esami/procedure effettuati, soprattutto per la RX tradizionale);
- materiale audiovisivo da proiettare nelle Sale d'attesa o da distribuire ai medici curanti;
- schede informative con formula di consenso per esami che comportano un rischio di tumore radioindotto dell'ordine di almeno 1/1000-1/10000 o comunque dosi di esposizione >1 mSv, per esami TC in età pediatrica o giovanile.

Bibliografia

1. Department of Health (1997) White Paper. The new NHS: modern, dependable. Department of Health, presented to Parliament by the Secretary of State for Health by Command of Her Majesty,

HM Stationery Office, London
2. Berlin L (2009) Malpractice issues in radiology, res ipsa loquitur. AJR Am J Roentgenol 193:1475–1480
3. Schillirò F (2007) Attività complementari: responsabilità e inquadramento legislative. Il Radiologo 4:250–251
4. Berlin L (2000) Pitfalls of the vague radiology report. AJR Am J Roentgenol 174:1511–1518
5. American College of Radiology (2010) ACR practice guideline for communication of diagnostic imaging findings, revised 2010, http://www.acr.org/secondarymainmenucategories/quality_safety/guidelines/dx/comm_diag_rad.aspx. Ultimo accesso 9 aprile 2012
6. PNLG (2004) La diagnostica per immagini. Linee Guida Nazionali di riferimento.
7. Schillirò F, Leonessa F, Miloro G et al (2011) L'esposizione medica: aspetti di responsabilità. Tecnica Ospedaliera, pp. 62–65
8. Berlin L (2003) Potential legal ramifications of whole-body CT screening: taking a peek into Pandora's box. AJR:317–322
9. Picano E (2004) Sustainability of medical imaging. BMJ 328:578–580
10. Cass. Penale Sez. VI n. 11641 del 4-04-06
11. Cass. Penale Sez. IV n. 11335 del 16-01-08
12. Cass. Penale Sez. Unite n. 222437 del 18-12-2008
13. Cass. Civile Sez. III sz n. 5444 del 14-03-2006
14. Cass. Civile Sez. III sz n. 2847 del 9-02-2010
15. Cass. Civile Sez. III sz n. 7237 del 30-03-2011
16. Cass. Civile Sez. III sz n. 16543 del 28-07-2011
17. Cass. Civile Sez III sz n. 14638 del 30-07-2004
18. Cass. Civile Sez III sz n. 24853 del 09-12-2010
19. Picano E (2004) Informed consent and communication of risk from radiological and nuclear medicine examinations: how to escape from a communication inferno. BMJ 329:849–851
20. Center for Devices and Radiological Health, U.S. Food and Drug Administration (2010) Initiative to Reduce Unnecessary Radiation Exposure from Medical Imaging. http://www.fda.gov/downloads/Radiation-EmittingProducts/RadiationSafety/RadiationDoseReduction/UCM200087.pdf. Ultimo accesso 9 aprile 2012
21. ICRP (2007) Recommendations of the International Commission on Radiological Protection, ICRP Publication 103. Ann. ICRP 37(2–4)
22. Malone J, Guleria R, Craven C et al (2011) Justification of diagnostic medical exposures, some practical issues: report of an International Atomic Energy Agency Consultation. Br J Radiol, Epub ahead of print
23. Amis SE, Butler PF, Applegate KE et al (2007) American College of Radiology White Paper on radiation dose in medicine. J Am Coll Radiol 4:272–284
24. Trenta G, Righi E (2002) La probabilità di causa e la Medicina Legale. In: Barni M (ed) Consulenza medico-legale e responsabilità medica. Impegno medico-scientifico in divenire. Giuffrè, Milano
25. NICE (2002) Principles for best practice in clinical audit. Radcliff Medical Press, Oxford
26. Radiation protection n. 159. European Commission guidelines on clinical audit for medical radiological practices (diagnostic radiology, nuclear medicine and radiotherapy), http://ec.europa.eu/energy/nuclear/radiation_protection/doc/publication/159.pdf. Ultimo accesso 9 aprile 2012
27. IAEA Human Health Series n. 4. Comprehensive clinical audits of diagnostic radiology practices: A tool for quality improvement. Quality assurance audit for diagnostic radiology improvement and learning, http://www-pub.iaea.org/MTCD/publications/PDF/Pub1425_web.pdf (QUAADRIL) IAEA. Ultimo accesso 9 aprile 2012
28. Coulter A, Entwistle V, Gilbert D (1998) Informing Patients: an assessment of the quality of patient information materials, Kings Fund, London

Finito di stampare nel mese di aprile 2012

Printed in the United States
By Bookmasters